KURSBUCH HAUT

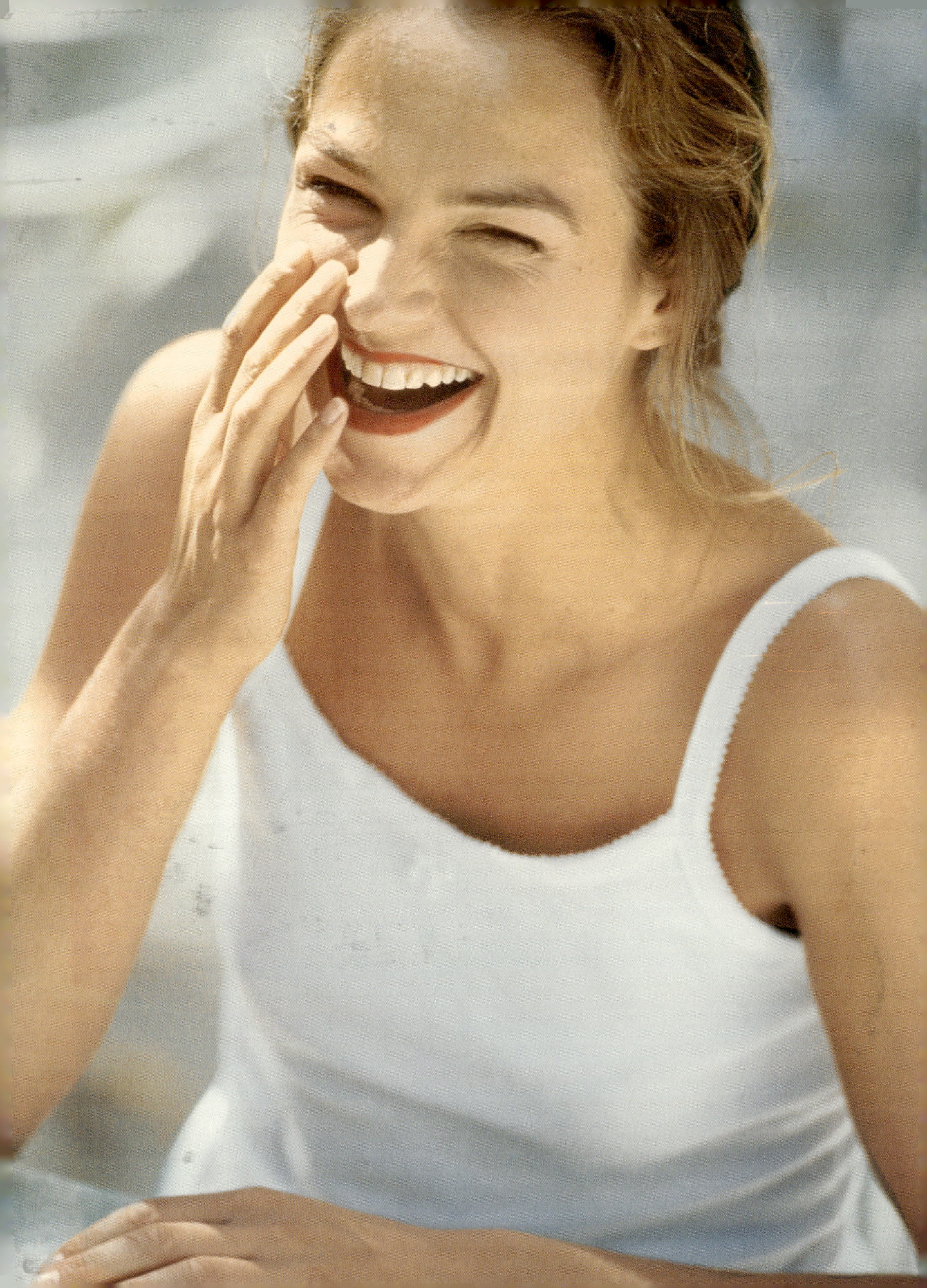

Dr. med. Heike Kovács / Monika Preuk

# KURSBUCH HAUT

## Hauterkrankungen sanft behandeln und natürlich heilen

SÜDWEST

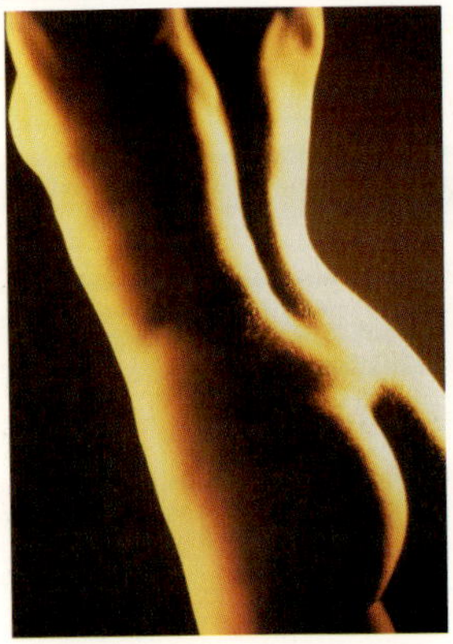

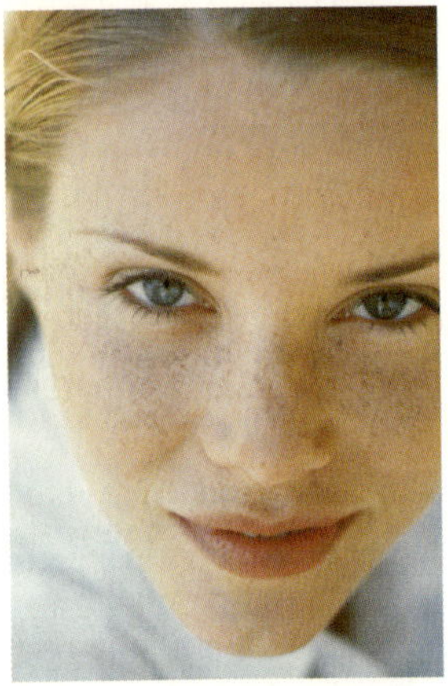

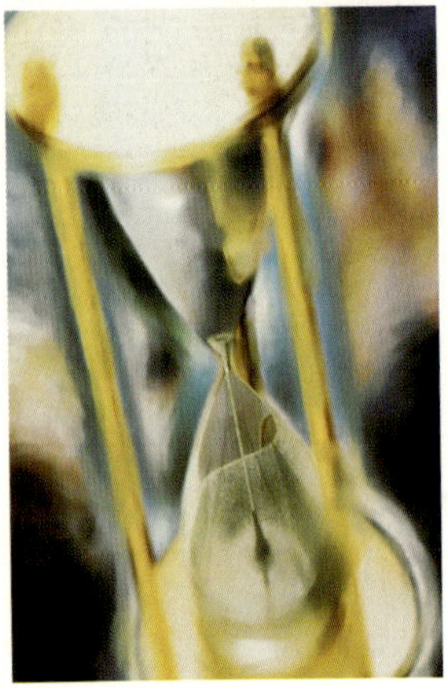

# INHALT

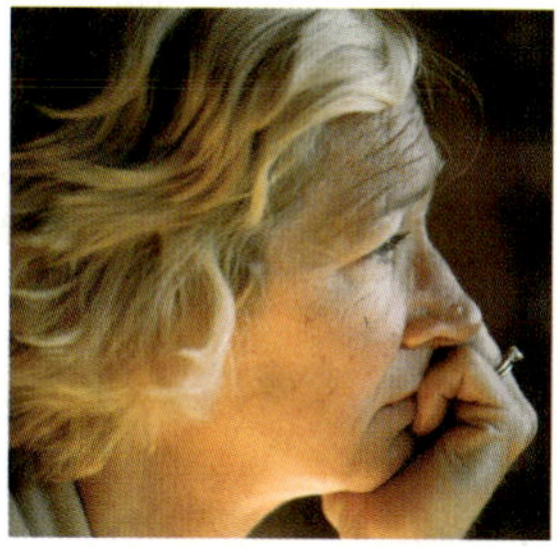

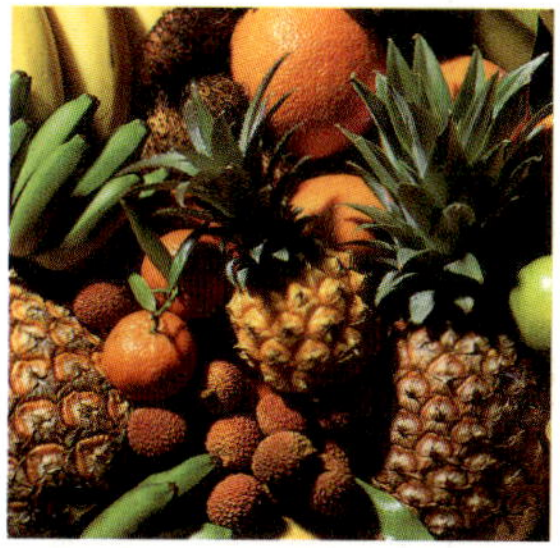

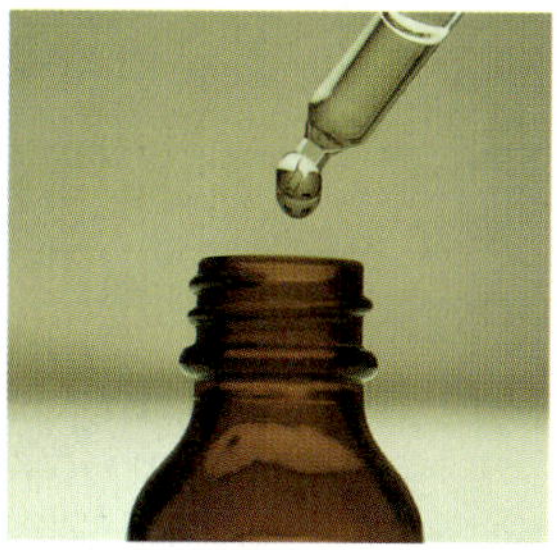

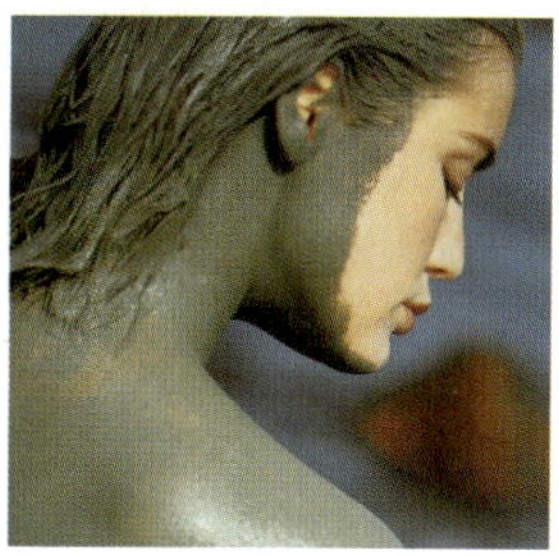

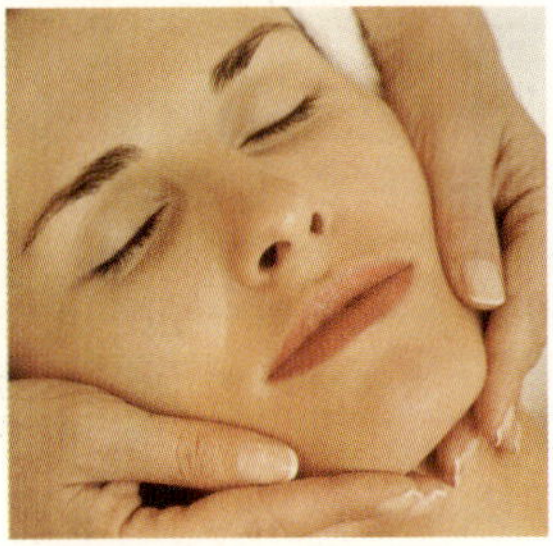



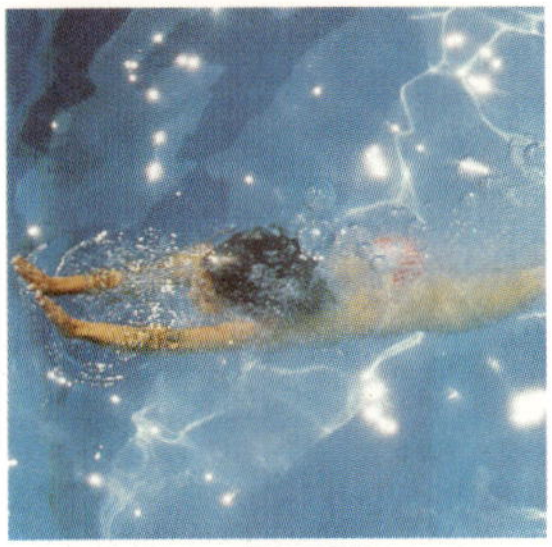

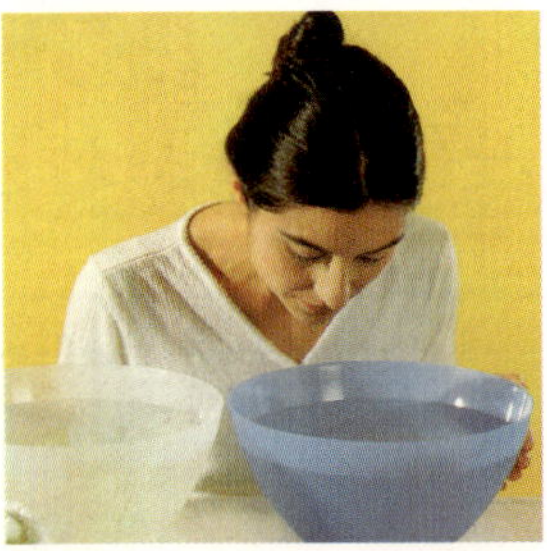

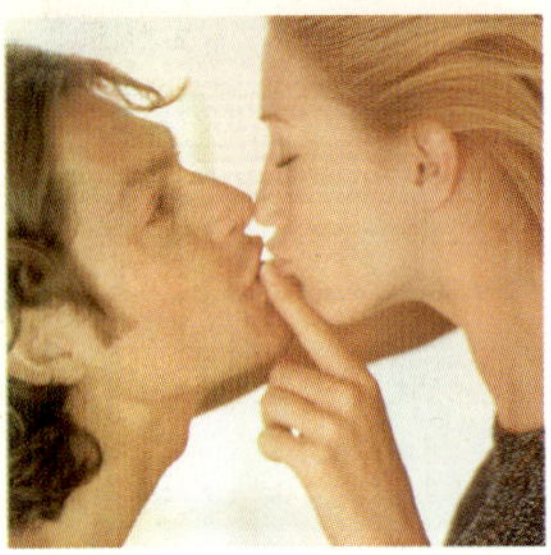

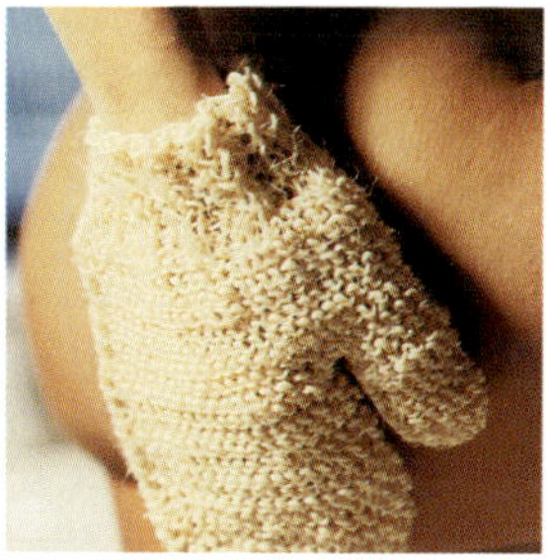

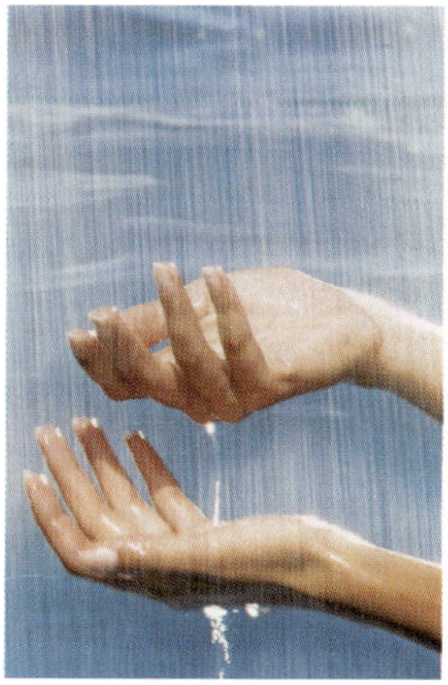

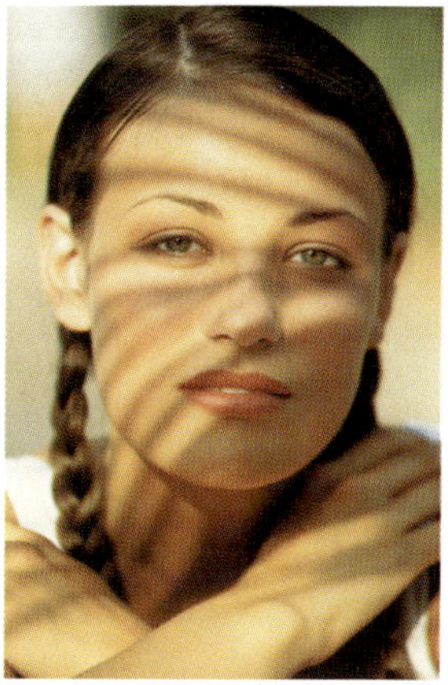

# Vorwort

Immer mehr Menschen leiden unter Hautkrankheiten. Schon Neugeborene haben schmerzhafte Ekzeme; beinahe jeder Erwachsene hat vorübergehend oder sogar anhaltend mit Hautproblemen zu tun. Kein anderes Organ ist vom Tag der Geburt an so gefordert wie die Haut. Sonneneinstrahlung, Umweltgifte, Schadstoffe in der Nahrung, Stress: Das alles setzt der Haut zu, schwächt sie, macht sie müde oder gar krank.

## Hautschutz ganzheitlich angehen

**Die Haut ist das komplexeste Organ des menschlichen Körpers. Sie bildet die Grenze zwischen Organismus und Umwelt und übernimmt wichtige Aufgaben in der Vermittlung zwischen diesen beiden Medien.**

Hautleiden wie Neurodermitis nehmen dramatisch zu und beeinträchtigen die Lebensqualität der Betroffenen. Das überrascht nicht, wenn man sich einmal vor Augen führt, wie sehr unsere Haut den unterschiedlichsten Belastungen ausgesetzt ist und wie deutlich die Angriffe auf die Haut in den letzten Jahrzehnten zugenommen haben.
Wie kann man sich vor Hauterkrankungen schützen? Was erhält die Haut gesund und jung? Ist konsequenter Hautschutz der Schlüssel zu gesunder Haut? Die Bereitschaft, gezielt etwas für unsere Haut zu tun, ist ohne Zweifel vorhanden. Denn immerhin geben die Verbraucher in Deutschland etwa vier Milliarden DM pro Jahr für Produkte zur Hautpflege aus. Trotzdem sind die meisten Menschen mit dem Erscheinungsbild ihrer Haut unzufrieden. Immer neue Mittel und Therapien werden ausprobiert – dabei wird leicht übersehen, dass gezielte Pflege und wirksame Behandlung bei Hautstörungen niemals eingleisig funktionieren können.
Gerade der Zustand der Haut ist nämlich von vielen ganz unterschiedlichen Faktoren abhängig. Heute weiß man, dass die Haut nicht nur der Spiegel der Seele ist, wie ein altes Sprichwort sagt, sondern in engem Zusammenhang mit wichtigen organischen Abläufen im Körper steht. Eine große Rolle spielen dabei etwa Ernährung und Verdauung. Deshalb sollte man sich bei Hautpflege und Hautbehandlung am besten von ganzheitlichen Prinzipien leiten lassen, die den Menschen so sehen, wie er ist – als Einheit von Geist und Körper.

## Der sanfte Weg zum langfristigen Erfolg

Beispiele dafür, wie wenig es wirkt, wenn man ein bestimmtes Hautproblem ausschließlich mit einer einzigen, chemischen Substanz behandelt, gibt es viele. Das bekannteste von ihnen ist sicher Kortison. Es soll auch hier als hochwirksame Arzneimittelsubstanz bei strenger Indikation auf keinen Fall verteufelt werden – viele Schwerkranke sind auf seine Hilfe angewiesen. Aber früher wurde Kortison, einfach, weil man es noch nicht besser wusste, gegen die verschiedensten, meist banalen Hautprobleme verschrieben. Die Wirkung war ohne Frage verblüffend, das Ekzem, die Akne oder der Ausschlag waren oft schon nach kurzer Behandlung mit Kortisonsalbe verschwunden. Doch nach Abschluss der Therapie trat das Hautproblem erneut auf. Als unangenehme Begleiterscheinung stellten sich bei längerer Verwendung der Creme oder Lotion auch noch Nebenwirkungen ein, wie etwa sichtbares Dünnerwerden der Haut.

**Das Wohlergehen der Haut ist von vielen Faktoren abhängig. Deshalb wirken Hautpflege oder die Therapie von Hauterkrankungen meist dann am besten, wenn sie sich an ganzheitlichen Methoden orientieren.**

## Unterschiedliche Pflegebedürfnisse beachten

Erst vor kurzem hat man damit begonnen, Hautprobleme differenzierter anzugehen, sie als vielschichtige Erscheinung zu sehen und auch so zu behandeln. Aggressive Therapieformen werden dabei abgelehnt, sanfte und natürliche Methoden setzen sich immer weiter durch. Dass sie auch helfen, gleichzeitig aber viel schonender und nebenwirkungsärmer sind, ist inzwischen unumstritten. In zahlreichen wissenschaftlichen Studien konnte der Nachweis ihrer Wirksamkeit erbracht werden. Milde, verträgliche Hautkosmetik hat sich deshalb langsam etabliert. Für viele Menschen ist bei der Wahl der Hautpflegekosmetik auch der Verzicht auf Tierversuche ausschlaggebend. Natürliche Kosmetika kommen meist ohne diese Testverfahren aus, weil sie in der Regel sehr gut verträglich sind und nur bewährte Wirkstoffe aus der Naturmedizin enthalten.

Doch es ist leider nicht damit getan, einfach prinzipiell auf jede industriell hergestellte Hautpflege zu verzichten. Unverträglichkeitserscheinungen sind ganz individuell und können auch durch Naturstoffe ausgelöst werden. So sind z. B. Allergien gegen Kamillenblüten gar nicht so selten. Kamille hat aber dennoch bei den meisten Menschen eine sanft hautberuhigende und antientzündliche Wirkung. Jede Haut zeigt also andere Bedürfnisse.

# Schwächen und Stärken der Haut erkennen

Die ganzheitliche, natürliche Pflege und Therapie der Haut kann jeder für sich in Anspruch nehmen und somit das Beste für sich tun. Voraussetzung ist aber, dass man sich etwas Zeit nimmt. Zeit, um sich erstmal genau zu beobachten, um festzustellen, was die Haut ganz individuell braucht, und danach zu entscheiden, wie man den Pflegeplan aufbauen möchte. Dabei sollte man auch seine Lebensweise einmal genau unter die Lupe nehmen. Denn für viele Hautprobleme sind wir indirekt selbst verantwortlich, etwa durch falsche Ernährung, hausgemachten Stress oder ungünstige Angewohnheiten wie übertriebene Hygiene. Wer seine Hautprobleme also grundlegend angehen und seiner Haut die beste Pflege gönnen möchte, muss ganzheitlich denken und handeln.

**Auch für die Behandlung von Hauterkrankungen werden immer mildere Mittel eingesetzt, um die Haut mit so wenig Chemie wie möglich zu belasten.**

Dazu gehört auch die Einsicht, dass wir mit unserem Körper nicht einfach über eine Maschine verfügen, die in regelmäßigem Turnus nach festem Schema »gewartet« wird und dann reibungslos funktioniert. Stattdessen besteht ein kompliziertes Beziehungsgeflecht zwischen unserer Persönlichkeit, unseren Lebensumständen und unserem Körper. Es ist nicht verwunderlich, dass die Haut, die die äußere Grenze zu unserer Umwelt bildet, diese Wechselbeziehungen in besonders hohem Maße anzeigt – sei es durch strahlende Gesundheit oder auch Reizungen und krankhafte Veränderungen. Eine Balance zwischen den wechselnden Einflüssen herzustellen, muss also der Anfang jeder konsequenten Hautpflege sein.

## Nur gesunde Haut kann schön sein

Neben den rein gesundheitlichen Aspekten ist auch der Wunsch nach Schönheit und jugendlichem Aussehen fast allen Menschen ein wichtiges Anliegen. Kein Wunder, dass die Kosmetikindustrie ganze Kaufhausetagen mit Produkten füllen kann, die diesem Zweck dienen sollen. So wie alle Einflüsse von außen zunächst auf unserer Haut eintreffen, ist sie auch unser »Aushängeschild« gegenüber unseren Mitmenschen. Ob wir gängigen Schönheitsidealen nacheifern oder uns von Äußerlichkeiten unabhängig fühlen – wir können nichts daran ändern, dass wir unzählige Male am Tag unwillkürlich nach unserem Äußeren beurteilt werden. Und dieses wird in hohem Maß vom

Zustand unserer Haut bestimmt. Kein noch so gekonntes Make-up kann über eine vernachlässigte, gereizte oder vorzeitig gealterte Haut hinwegtäuschen. Ob bewusst oder unbewusst – durch unsere Haut machen wir immer auch eine Aussage über uns selbst. Sie sollten es sich wert sein, dafür etwas Zeit und Mühe aufzuwenden. Die entsprechenden Mittel müssen weder teuer noch umständlich sein – Sie müssen sie nur gezielt anwenden.

**Hautpflege hat nicht nur gesundheitliche Aspekte – das Geschäft mit der Eitelkeit blüht und bringt immer neue Kosmetika auf den Markt. Gründliche Informationen über Funktion und Bedürfnisse der Haut erleichtern die Qual der Wahl aus dem breiten Angebot.**

## Heilen und pflegen – gewusst wie

Ein fundiertes Wissen über Funktionen und Bedürfnisse der eigenen Haut ist die beste Garantie dafür, sie lange schön und gesund zu erhalten. In diesem Ratgeber bekommen Sie umfassende Informationen über die häufigsten Beeinträchtigungen der Haut und deren Behandlungsmöglichkeiten. Die Palette reicht von leichten Irritationen, z. B. trockener oder empfindlicher Haut, bis hin zu krankhaften Hautveränderungen wie Ekzemen. In den Schwerpunktkapiteln erfahren Sie, wie Sie Ihre Hautgesundheit ganzheitlich erhalten und verbessern können. Dazu werden Ihnen zahlreiche praktische Tips für den gezielten Hautschutz von innen und außen gegeben sowie sanfte Therapiemethoden aus der Naturmedizin vorgestellt.

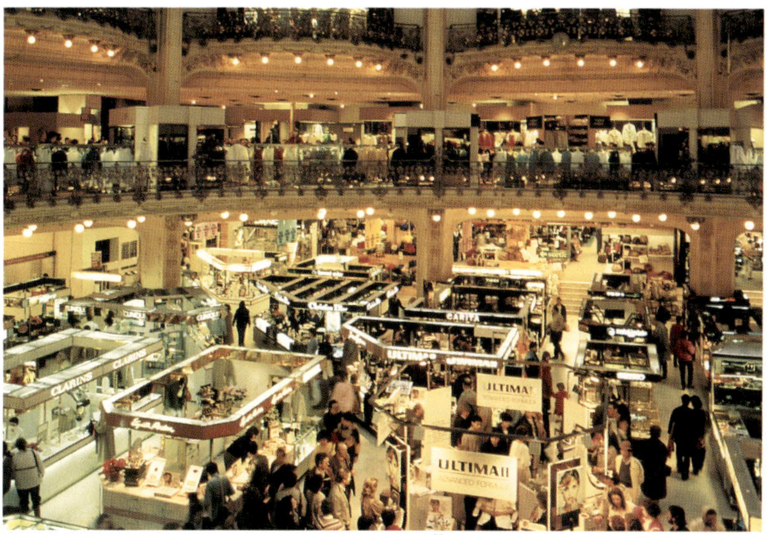


*In kaum einem anderen Wirtschaftszweig wird so intensiv um die Gunst der Käufer geworben wie in der Kosmetikindustrie. Immer mehr und immer teurere Produkte in eleganten Parfümerien und Kaufhausabteilungen verheißen vermeintlich käufliche Schönheit.*

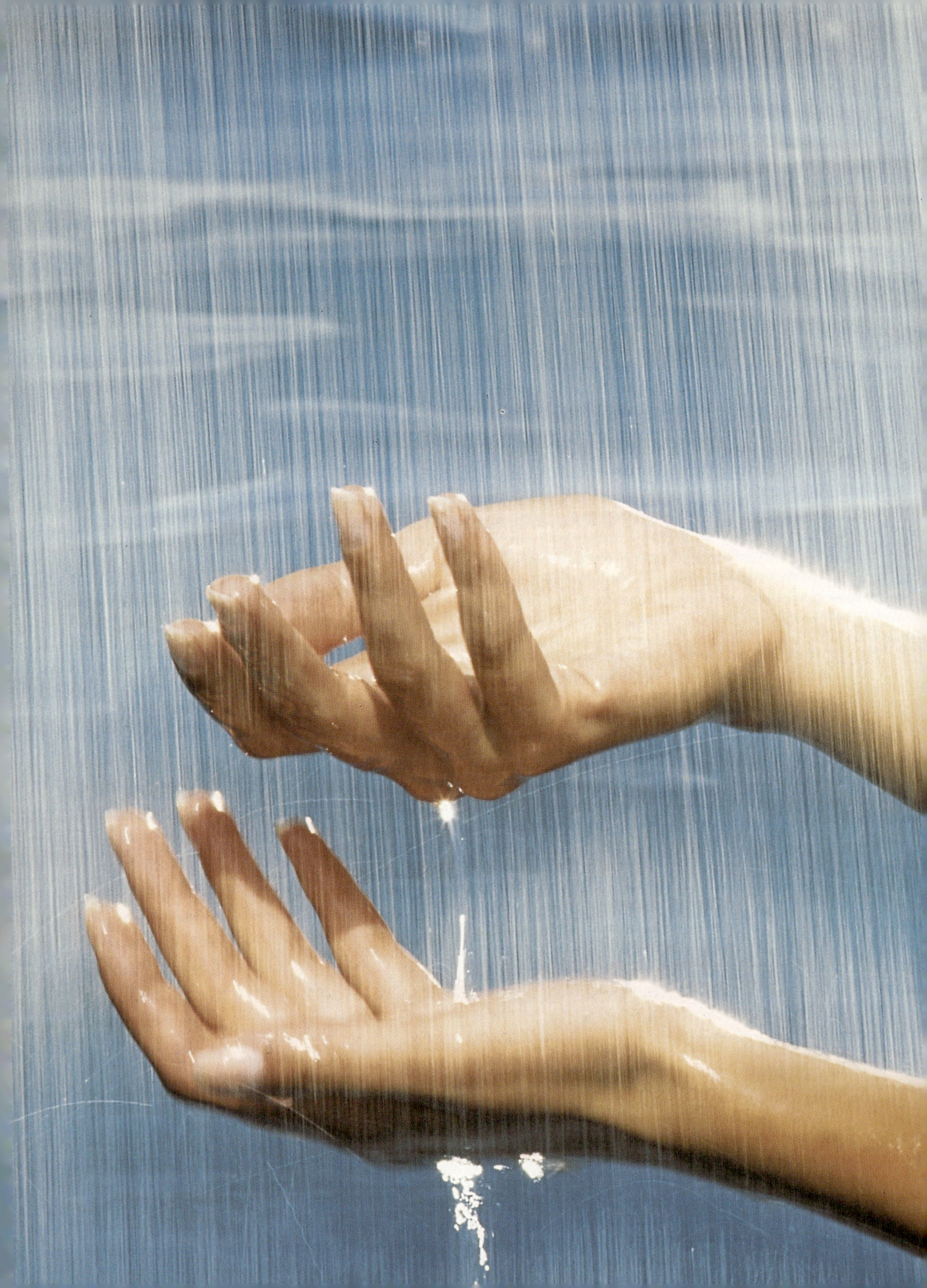

# DIE HAUT – DAS MULTITALENT

Mit einer Fläche von eineinhalb bis zwei Quadratmetern und einem Gewicht von ungefähr 14 Kilogramm ist die Haut das größte Körperorgan. Der Haut als Grenze zwischen Körper und Außenwelt kommen zahlreiche Aufgaben zu. Herauszuheben sind hierbei die Funktionen der Haut als Schutzmedium sowie ihre Rolle als hochsensibles Sinnesorgan.

**Man weiß, dass jede Mutter ihr Baby mit geschlossenen Augen allein durch Hautberührung erkennen kann. Möglich wird dies durch das weit verzweigte Nervensystem mit ungefähr fünf Millionen Nervenenden. Sie leiten jede Berührung von der Haut über das Rückenmark zum Gehirn weiter. Besonders sensibel reagiert die Haut von Lippen, Zunge, Gesicht und Fingerspitzen.**

## Der Aufbau der Haut

Auf die Frage, welches unser größtes Organ ist, würden sicher nur die wenigsten richtig antworten. Nicht das Herz, nicht die Leber oder der Darm, sondern unsere Körperhülle ist das größte Organ des gesamten Organismus. Ebenso überraschend ist die Bandbreite der verschiedenen Hautfunktionen.

Nach unserem bisherigen Wissen dient die Haut als:

- Schutzhülle des Körper gegen die Umwelt
- Kälte- und Hitzeschild
- Schutz vor Krankheitserregern
- Schutz vor Strahlung
- Unersetzliches Sinnesorgan
- Speicher für Nährstoffe und Wasser
- Ausscheidungsorgan für Abbauprodukte des Stoffwechsels

### Das Grundgerüst

Dank der modernen Technik weiß man heute sehr genau, wie die komplizierte Struktur der Haut im Einzelnen aufgebaut ist. Erst diese Kenntnisse machen es möglich, die Arbeitsweise dieses Organs wirklich zu verstehen und Störungen zu erkennen.

**Die drei Schichten der menschlichen Haut**

- Oberhaut (Epidermis)
- Lederhaut (Korium)
- Unterhaut (Subkutis)

Die Haut besteht aus drei Schichten, die ganz verschiedene Aufgaben bewältigen müssen und dementsprechend unterschiedlich aufgebaut sind. Es handelt sich bei diesen Schichten um die Oberhaut, auch Epidermis genannt, die Lederhaut oder Korium und die Unterhaut, die in der Fachsprache Subkutis heißt. Aufbau und Funktionen dieser Schichten werden in den folgenden Abschnitten vorgestellt.

## Die Oberhaut – Erneuerung im Monatstakt

**Der Farbstoff Melanin existiert in verschiedenen Farbnuancen. Er kann dunkel oder hell sein, eher ins Rotbraune oder mehr ins Gelblich Braune spielen. Das erklärt die unterschiedlichen Hauttypen, die sich beim Menschen finden.**

Die Epidermis oder Oberhaut bildet die oberste Hautschicht. Diese besteht aus festen Hornzellen, die sich ständig erneuern. Dazu werden in den tiefer liegenden Bereichen der Epidermis laufend Zellen gebildet, die innerhalb eines Monats an die Oberfläche wandern und dort eine neue Hornschicht bilden. Die alten Hautzellen sterben nach und nach ab und werden abgestoßen. Das kann man sehr gut beobachten, wenn man z.B. seine Haut abschrubbt: Die abgestorbenen Hautzellen fallen als helle Schüppchen einfach ab.

### Schutz gegen Verletzung und Strahlung

Dieser Abschlussbereich der Haut bildet eine mechanische Schutzbarriere gegen die Umwelt. Durch eine elastische Schiebeschicht zwischen den verhornten äußersten Hautzellen und der tieferen Epidermis können Stöße bis zu einem gewissen Grad aufgefangen und ausgeglichen werden, damit die Haut nicht verletzt wird.

Eine weitere wichtige Funktion der Epidermis ist es, die Haut vor Sonnenstrahlung zu schützen. Pigment bildende Zellen, der medizinische Fachausdruck dafür lautet Melanozyten, sind im unteren Bereich der Oberhaut angesiedelt. Ihre Aufgabe ist es, den Farbstoff Melanin zu bilden. Dieser Farbstoff schützt die Hautzellen vor den

UV-Strahlen, indem er sie ganz umhüllt. Auf diese Weise wird der Zellkern gegen schädliche Strahlung abgeschirmt. Die so veränderte und noch fester und widerstandfähiger gewordene Hornschicht nennt man Lichtschwiele.
UV-Strahlen regen die Produktion von Melanin an. Dadurch wird der UV-Schutz optimiert. Melanozyten sind deshalb vor allem in den Hautbereichen anzutreffen, die dem Sonnenlicht besonders ausgesetzt sind – also im Gesicht sowie an den Händen und Schultern. Ob ein Mensch eher ein hell- oder dunkelhäutiger Typ ist, hängt davon ab, wie das Melanin beschaffen ist und in welcher Menge es jeweils ausgeschüttet wird.

## Die Lederhaut – Empfang für Umweltreize

Die mittlere Hautschicht heißt Lederhaut oder Korium. Sie hat die unterschiedlichsten Funktionen. Die Lederhaut wird aus Bindegewebe gebildet; dieses besteht aus elastischen Fasern. Bindegewebsfasern haben die Fähigkeit, Feuchtigkeit zu speichern, und sind zu einem großen Teil dafür verantwortlich, wie geschmeidig und elastisch die Haut im Ganzen wirkt und wie anfällig sie für vorzeitige Faltenbildung ist.

**Es ist inzwischen wissenschaftlich belegt, wie beruhigend Hautkontakt, Streicheln und Massage wirken und wie viel Angst, Stress oder Aggression rohe Berührungen wie etwa Schläge auslösen können.**

### Die Außenwelt erfahren

Zwischen den Bindegewebsfasern sind in dieser Hautschicht verschiedene Sinneszellen angesiedelt: Wärme-, Kälte-, Schmerz- und Tastrezeptoren. Die Wärme- und Kältesinneszellen registrieren schon kleinste Temperaturschwankungen. Bei Wärme dehnen sich die Blutgefäße reflexartig aus. Das verhindert einen schädlichen Wärmestau, die Wärme wird sozusagen in andere Körpergebiete abgeleitet. Bei Kälte ziehen sich die Gefäße dagegen zusammen, die Durchblutung wird so vermindert. Der Körper bietet der Kälte dadurch weniger Einflussmöglichkeit. Deutlich wird das bei der Gänsehaut, durch die sich die Hautoberfläche verringert und so der Außentemperatur eine kleinere Angriffsfläche bietet.
Auch die Tast- und Schmerzrezeptoren sind überaus empfindlich. Vor allem in den Lippen und Fingerkuppen sind diese Sinneszellen in

großer Anzahl vorhanden. Das ist zweckmäßig, weil uns diese Körperbereiche sozusagen wie Fühler erlauben, unsere Umgebung durch Tasten zu erfahren.
So unterschiedlich die äußeren Einflüsse auch sein mögen – all diese Rezeptoren funktionieren im Grunde sehr ähnlich. Sie nehmen die Reize auf und leiten sie über das Rückenmark zur Großhirnrinde. Von dort wird die Botschaft dann ins Gehirnzentrum, zum Thalamus, weitergeführt. Sofort nach der Ankunft des Reizes beginnen die durch ihn erregten Gehirnbereiche zu arbeiten. Je nach seiner Art sind das der Hypothalamus oder das limbische System. Von diesen Gehirnbereichen geht die Produktion spezieller Hormone aus, die Stress oder Glücksgefühle auslösen können und Organ- und Sexualfunktionen steuern. Über diese Mechanismen werden beim Menschen bestimmte Stimmungen geschaffen. Die Lederhaut mit ihren Rezeptoren ist dabei immer die erste Station zwischen Umwelt und Organismus.

**Der pH-Wert gibt an, ob eine Substanz sauer oder alkalisch reagiert. Der ideale pH-Wert der Haut liegt im leicht sauren Bereich. Er garantiert eine optimale Bakterienbesiedlung, die der Haut hilft, ihre Schutzfunktion gegenüber angreifenden Schadstoffen wahrzunehmen. Häufiges Waschen mit alkalischen Seifen schwächt diesen Säureschutzmantel der Haut.**

## Schweiß – Kühlung für den Körper

Talg-, Schweiß- und Duftdrüsen sind in der Lederhaut ebenfalls in großer Zahl vorhanden. Dabei finden sich die Schweißdrüsen vor allem in den Achselhöhlen sowie an den Hand- und Fußflächen. Pro Tag schwitzen wir im Durchschnitt einen halben Liter Wasser aus. Diese Menge kann wesentlich mehr werden, wenn wir uns großen körperlichen Anstrengungen aussetzen oder wenn der Körper starke Hitze aushalten muss. Durch die Schweißabsonderung soll die Körpertemperatur konstant gehalten werden. Schweiß besteht aus Wasser, Salzen, Harnstoff und Fettsäuren. Wenn er aus den Schweißdrüsen austritt, ist er noch geruchlos. Erst durch die Bakterien, die auf der Haut leben und den Schweiß chemisch verändern, entsteht der typische Schweißgeruch.

## Der Säureschutzmantel

Die Bakterien gehören zum Säureschutzmantel der Haut. Sie benötigen ein saures Milieu, um in ausreichender Zahl existieren zu können. Idealerweise liegt der pH-Wert der Haut zwischen vier und sechs. Im Säureschutzmantel der Haut befinden sich bestimmte Eiweißstoffe, die von außen kommende Krankheitserreger am Eindringen hindern oder sie sogar unschädlich machen können.

**Der ganz persönliche Duft**
In der Lederhaut befinden sich auch die Duftdrüsen. Gesteuert von Sexualhormonen, bilden sie normalerweise einen ganz speziellen Duft, der für jeden Menschen einzigartig und typisch ist. Dieser Duft wird von anderen wahrgenommen, ohne dass es ihnen bewusst wäre, und beeinflusst z. B. spontane Gefühle wie Sympathie und Antipathie. Duftdrüsen sondern in winzigen Mengen ein leicht fettiges Sekret ab. Sie sind vor allem in den Achselhöhlen und im Schambereich angesiedelt. Übertriebene Hygiene kann ihnen schaden.

Der Säureschutzmantel ist ein sehr kompliziertes und ausgeklügeltes System, das die Haut vor Schaden bewahren kann. Bakterien, Viren und Pilzsporen haben bei einem gesunden Säureschutzmantel keine Chance. Die Haut ist dadurch das erste Bollwerk des Immunsystems. Ihr empfindliches Gleichgewicht von Mikroorganismen kann allerdings durch Krankheiten, vor allem aber durch falsche Pflege und übertriebene Hygiene, gestört werden.

## Die Unterhaut – Halt und Elastizität

An der Grenze zwischen Lederhaut und Unterhaut verläuft ein Netz aus kleinsten Lymph- und Blutgefäßen. Sie versorgen die Haut mit Nährstoffen und führen Schlackenstoffe ab. Wichtige Stoffwechselvorgänge finden hier statt. So kann die Haut Vitamin D, das in der Natur nur relativ selten vorkommt, selbst herstellen. Ausgangspunkt ist eine Verbindung des Cholesterins; der chemische Prozess der körpereigenen Vitamin-D-Produktion wird jedoch nur in Gang gesetzt, wenn die Haut genügend lange dem Tageslicht ausgesetzt ist. Besonders im Winter entsteht daher leicht ein Mangel.
Die wichtigsten Bestandteile der Unterhaut sind Fett und Wasser. Sie stützen das gesamte Hautgefüge. In der Unterhaut wurzeln aber auch die Haare, die wie die Hornschicht der Haut in einem sich ständig wiederholenden Prozess neu aufgebaut werden.

**Der individuelle Geruch ist auch daran beteiligt, dass ein und dasselbe Parfum bei jedem Menschen unterschiedlich duftet.**

**Wahrscheinlich ist Rotwerden noch einer der Reflexe aus der menschlichen Frühzeit, als ein rotes Gesicht für Kraft und Aktivität stand. Auf die gleichen Wurzeln geht wohl auch das Zusammenziehen von Haut- und Haarmuskeln zurück, als Reflex auf einen großen Schrecken bzw. Ekel oder als Ausdruck von Aggressivität und Kampfbereitschaft.**

### Fett – Kälteschutz und Energiespeicher

Die Unterhaut enthält fast die gesamten Fettzellen der Haut. Dabei sind einzelne Fettzellen immer mit mehreren anderen verbunden und bilden auf diese Weise kleine Inseln. Diese Fettinseln sind von Bindegewebe, den so genannten Kollagenfasern, umgeben. Durch diese Konstruktion erhält die Haut ihren festen Aufbau, der zugleich größte Elastizität ermöglicht. Die dünne Fettschicht in der Unterhaut soll vor Kälte schützen, dient aber natürlich auch als Energiespeicher. Die verschiedenen Hautregionen des Körpers speichern Fett allerdings in sehr unterschiedlichem Ausmaß. Die Augenpartie und die Haut an der Halsvorderseite haben z. B. eine extrem dünn ausgebildete Unterhaut. Sie sind also schlecht gepolstert, und man kann an diesen Stellen ganz besonders schnell Falten bekommen. Die Speicherorte des Fetts sind aber auch durch Hormone vorgegeben. So ist inzwischen bekannt, dass Frauen Fettdepots vor allem im Bereich der Hüften, des Gesäßes und der Oberschenkel ausbilden; Männer dagegen lagern ihr Fett direkt um die Leibesmitte herum ab.

### Wasserspeicher für den Körper

Eine weitere wichtige Funktion dieser untersten Hautschicht ist die Speicherung von Wasser. Ungefähr ein Drittel des gesamten Wasservolumens im Körper ist hier abgelagert. Auch die Wasservorräte werden ständig ausgetauscht und erneuert. Funktioniert dieser Vorgang nicht richtig, können sich unangenehme Wassereinlagerungen bilden, die man Ödeme nennt. Das bekannteste Beispiel dafür sind die geschwollenen Beine bei heißem Wetter. Die Hitze erweitert die Gefäße, mehr Flüssigkeit setzt sich nach unten ab, und der Rücktransport wird schwieriger.

## Spiegel der Seele

Eine ganz besondere Rolle spielt die Haut als Spiegel unserer Gefühle und unseres Seelenzustands. Jeder kennt die Anzeichen, wenn man etwa vor Freude, aus Scham oder Wut errötet. Die Durchblutung der Gesichtshaut wird dabei durch bestimmte Hormone, die durch Emotionen aktiviert werden, für kurze Zeit rasant in die Höhe getrieben.

Im Gegensatz dazu wird man blass vor Schreck, weil der Blutfluss zum Herzen reflexartig verstärkt wird. Besonders sensible Menschen kennen aber auch das Gefühl von wohligem oder unangenehmem Schauer, der ihnen schon durch das passive Erleben bestimmter Situationen – etwa beim Ansehen eines gruseligen Films – über den Rücken rieselt. Wenn sich vor Schreck die Haare aufstellen, wird dies ebenfalls durch ein jähes Zusammenziehen der Haut verursacht.
Neben diesen kurzfristigen Effekten gibt es jedoch auch wesentlich länger anhaltende Beeinträchtigungen der Haut, die durch unser seelisches Befinden verursacht werden. Da bekommt eine an sich normale, ausgeglichene Haut rote Flecken, oder sie reagiert übersensibel auf bestimmte Umwelteinflüsse, man verträgt die gewohnte Creme nicht mehr oder bekommt kleine Pusteln von seinem Parfum. Auslöser dafür können Stress, Trauer oder andere Belastungen der Seele sein. Auch Hautunreinheiten können durch eine belastete Psyche mitverursacht werden. Umgekehrt wirken sich positive Stimmungen natürlich auch positiv auf die Haut aus. Wer besonders ausgeglichen und glücklich ist, scheint von innen heraus zu strahlen, die Haut blüht richtig auf. Ursache für diese Phänomene ist das komplizierte Wechselspiel zwischen der emotionalen Stimmung und der Hormonproduktion im Gehirn, die wiederum die Organfunktionen – und damit auch das Erscheinungsbild unserer Haut – beeinflusst.

**Wenn Sie zu den Glücklichen mit normaler Haut gehören, sollten Sie trotz ihrer scheinbaren Unempfindlichkeit sehr sorgsam und schonend mit ihr umgehen, um den feinporigen, glatten, gut durchbluteten Zustand zu erhalten.**

## Idealfall gesunde Haut

Der ideale Hauttyp erscheint feinporig und zart, gut durchblutet und sehr elastisch. Keine Hautunreinheiten, kein fettiger Glanz, keine frühzeitigen Fältchen und Schuppen stören das Aussehen. Fett- und Schweißdrüsen arbeiten normal und sondern nicht zu wenig und nicht zu viel Sekret ab. Die Haut ist belastungsfähig, ihr Säureschutzmantel funktioniert optimal. Allerdings haben nur die wenigsten Menschen diesen Idealtyp einer so genannten normalen Haut. Denn ähnlich wie Menschen nur ausnahmsweise von Natur aus ihr Idealgewicht haben und es mit Leichtigkeit halten können, ist dieser problemlose Hauttyp ebenfalls leider nur selten anzutreffen.

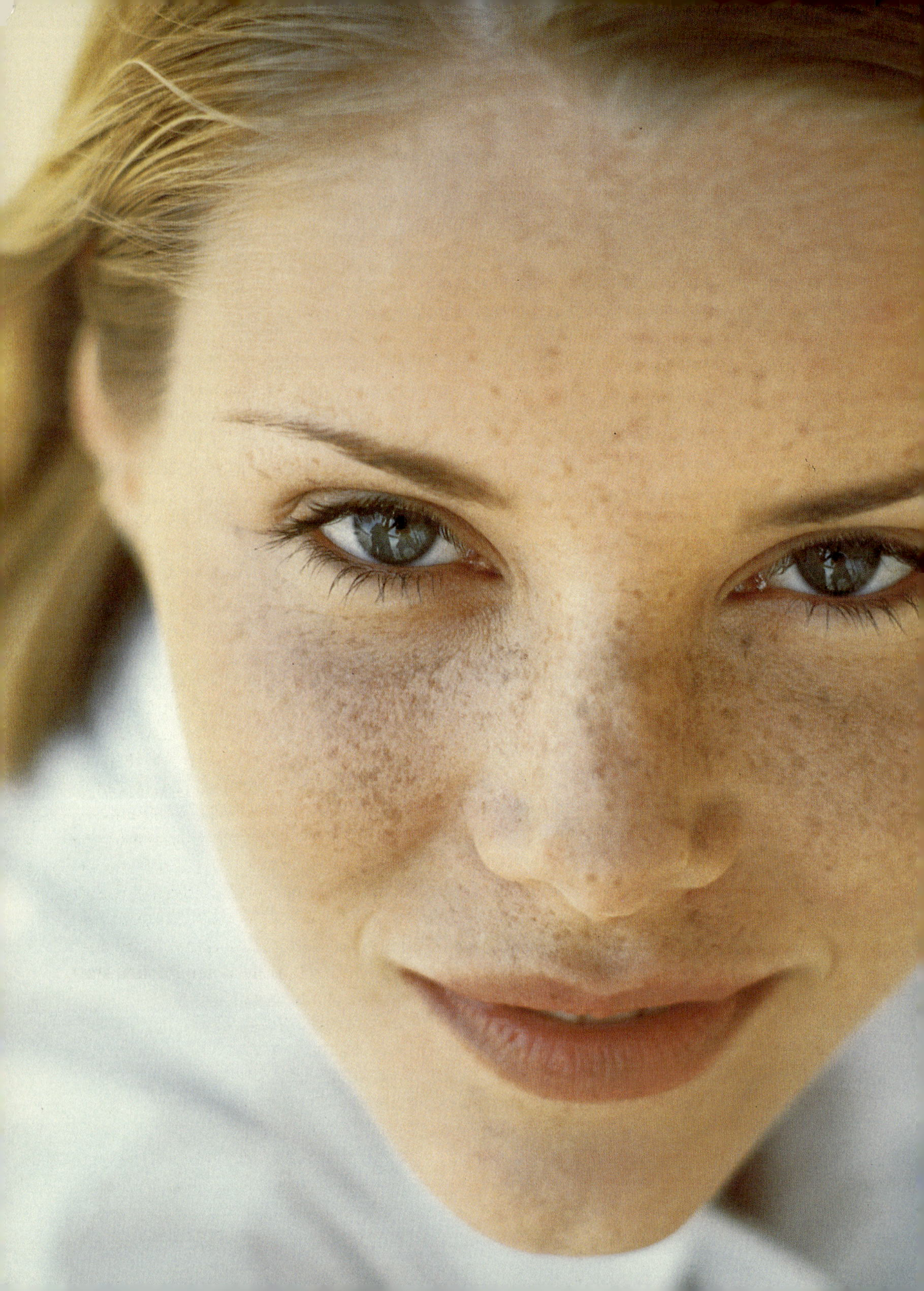

# DIE VIER HAUTTYPEN UND IHRE PROBLEME

Optimale Pflege hält die Haut schön und gesund. Aber nicht jede Haut ist gleich, und jeder Hauttyp erfordert eine speziell auf ihn zugeschnittene Pflege. Lernen Sie im Folgenden Ihren Hauttyp kennen. Das hilft Ihnen auch, Hautprobleme wie Rötungen, Schuppen, Pickel oder Mitesser besser einzustufen und die entsprechenden Pflege- und Heilprodukte darauf abzustimmen.

**Mischhaut verändert sich im Laufe des Lebens, aber auch saisonale Einflüsse tragen dazu bei. Im Winter neigt die Mischhaut wie jeder andere Hauttyp zu Trockenheit. Im Sommer dagegen produzieren die Talgdrüsen mehr Talg. Die Mischhaut ist in der Jugend meist ausgeprägter; in späteren Jahren findet sehr häufig eine Angleichung der verschiedenen Partien statt.**

## Normale Haut ist Mischhaut

Haut ist an den unterschiedlichen Körperstellen sehr verschiedenartig beschaffen. Dies ist abhängig davon, welchen Belastungen sie ausgesetzt ist und welche Aufgaben der Haut in diesem Bereich vorrangig sind. Auch im Gesicht weist die Haut in den verschiedenen Regionen unterschiedliche Charakteristika auf. Vereinfacht heißt dies, dass in der Gesichtsmitte eher eine fettige Haut vorherrscht gegenüber den restlichen, eher trockenen Partien. Die fettigere Hautbeschaffenheit in der Gesichtsmitte verläuft vom Kinn über die Nase zur Stirn und breitet sich dort als T-Balken über den Augenbrauen aus. Deshalb wird dieser Bereich auch als T-Zone bezeichnet.

Eine so beschaffene Mischhaut ist ideal, weil sie den Anforderungen der Umwelt am ehesten gerecht wird. Die Zonen im Randbereich, die den direkten Einwirkungen von Wind, Regen, Sonne, Kälte oder Hitze in geringerem Maße ausgesetzt sind, haben weniger Talgdrüsen, weil sie nicht so stark geschützt werden müssen. In der Gesichtsmitte dagegen ist ein intensiverer Schutz notwendig. Deshalb sind hier im Hautgewebe die Talgdrüsen sehr zahlreich. Sie produzieren den Hauttalg, der die Haut mit einem schützenden Film überzieht, damit sie Wind und Wetter trotzen kann und keinen Schaden nimmt. Kleinere Hautunreinheiten können in dem T-Areal schon mal auftreten. Im Allgemeinen sind sie jedoch nicht sehr ausgeprägt und verschwinden bei entsprechender Pflege schnell wieder.

## Die Pflege der normalen Haut

**Normale Haut oder Mischhaut ist problemlos in der Pflege und stellt nicht viele Ansprüche. Übertriebene Hygiene und Pflege können ihr eher schaden als nützen. Gegen eine gelegentliche Spezialpflege ist aber nichts einzuwenden – sie tut auch der Seele gut.**

Morgens reicht es, Gesicht, Hals und Dekolletee mit reichlich lauwarmem bis kühlem Wasser zu reinigen. Anschließend lassen Sie das Wasser abtropfen, oder Sie tupfen die Haut sanft mit einem weichen Frotteetuch trocken. Wenn Hautunreinheiten bestehen oder die Haut über Nase und Stirn sehr ölig ist, verteilen Sie einen Schuss Gesichtswasser mit einem Wattebausch auf den Partien der T-Zone. Nun tragen Sie eine Pflegecreme auf. Sie sollte reichlich feuchtigkeitsspendende Inhaltsstoffe enthalten. Die Creme wird in der Mittelzone des Gesichts sparsam verwendet, die Wangenknochen, die Augenpartie und der Hals hingegen benötigen etwas mehr.

Am Abend muss die Haut gründlicher gereinigt werden. Nur klares Wasser genügt nicht, denn die Haut war den ganzen Tag über den verschiedensten Belastungen ausgesetzt. Staub- und Schmutzpartikel müssen sorgfältig entfernt werden. Verwenden Sie dazu ein Reinigungspräparat für normale oder Mischhaut, z.B. Reinigungsmilch oder -gel oder eine pH-neutrale Waschlotion. Diese wird mit klarem Wasser aufgeschäumt, Gesicht und Halspartie werden mit dem Schaum gesäubert. Widmen Sie der T-Zone und den Winkeln an den Nasenflügeln besondere Aufmerksamkeit. Anschließend werden Schaum und gelöster Schmutz mit warmem Wasser abgenommen.

## Spezialbehandlung für die Mischhaut

Eine Portion Extrapflege bekommt Ihre Haut durch eine Maske. Der Trick dabei ist, dass Sie nicht ein Präparat für das gesamte Gesicht benutzen, sondern für die T-Zone eine spezielle Reinigungsmaske für fettige Haut, z.B. mit dem Zusatz von Mandelkleie. Diese Maske wird nach einer Einwirkzeit von ca. zehn Minuten abgerubbelt, die verbliebenen Reste waschen Sie mit klarem Wasser ab. Auf die Seitenbereiche des Gesichts geben Sie eine Maske, die Feuchtigkeit spendet, z.B. ein Meerwasserpräparat oder ein Hydrogel. Diese Maske wird nach der Einwirkzeit ebenfalls mit reichlich klarem Wasser abgespült.

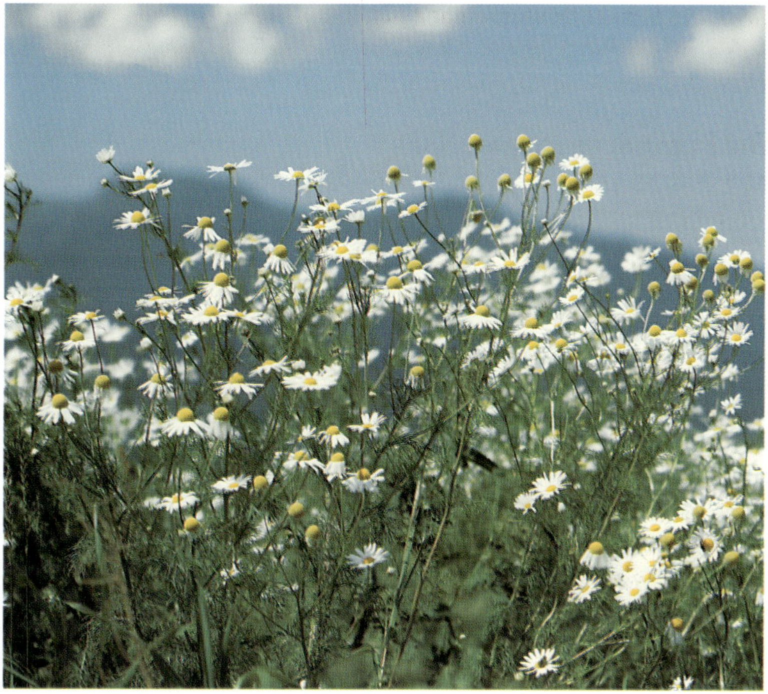

***Kamillenauszüge eignen sich zur Pflege jeden Hauttyps. Die ätherischen Öle beruhigen und beugen Entzündungen vor.***

# Milch und Mandelöl schützen und nähren

Die ganzheitlich ausgerichtete indische Gesundheitslehre Ayurveda empfiehlt für die Pflege der Mischhaut Milch und Sahne, die als Waschung schonend reinigen und nähren, ohne den Säureschutz der Haut anzugreifen. Bei Unreinheiten der T-Zone helfen Kamillentee oder Hamameliswasser, die entzündungshemmend wirken, aber nicht austrocknen. Einige Tropfen Mandel- oder Sesamöl können nach der Reinigung die Tagescreme ersetzen. Diese besonders hautfreundlichen Öle schützen die trockenen Partien der Haut und wirken Knitterfältchen um die Augen entgegen. Aber auch auf Stirn, Nase und Kinn gleichen sie im Gegensatz zu stark entfettenden Mitteln die übermäßige Talgproduktion aus. Mit fortschreitendem Alter harmonisiert sich meist der Unterschied zwischen T-Zone und Randpartien, da die fettigen Zonen dann langsam trockener werden.

**Auch altbewährte Naturstoffe wie wertvolle pflanzliche Öle oder Pflanzenextrakte können die Palette Ihrer Pflegemittel wirkungsvoll ergänzen.**

**Am besten wiederholen Sie den Test mehrmals, da die Talg- und Schweißproduktion der Haut starken Schwankungen unterliegt. Sie nimmt z. B. in der Nacht ab und bei Frauen vor der Menstruation zu. Solche Faktoren können Ihr Testergebnis verfälschen.**

## Großer Test: So erkennen Sie Ihren Hauttyp

### Vorbereitung des Tests

- Legen Sie ein Butterbrot- oder Löschpapier bereit.
- Reinigen Sie Gesicht und Hals mit Ihren gewohnten Reinigungsprodukten.
- Etwa eine halbe Stunde später stellen Sie sich vor einen großen, gut beleuchteten Spiegel, und betrachten Sie Ihre Haut ganz genau.
- Drücken Sie das Butterbrot- oder Löschpapier auf Nase, Wangen und Stirn. Nehmen Sie das Papier wieder ab.
- Nun kreuzen Sie bitte diejenigen Aussagen an, die auf Ihre Haut zutreffen.
- Zählen Sie anschließend zusammen, wie oft Sie A, B oder C markiert haben, und lesen Sie das Testergebnis.

### Die Testfragen

| | |
|---|---|
| • Das Butterbrot oder Löschpapier zeigt deutliche Fettspuren | A ❑ |
| • Die Haut wirkt etwas stumpf | B ❑ |
| • Die Haut ist kleinporig | B ❑ |
| • Die Haut weist große Poren auf | A ❑ |
| • Der Teint wirkt glänzend | A ❑ |
| • Ihr Teint wirkt eher rosig und glatt | B ❑ |
| • Der Teint ist etwas fahl und teigig | A ❑ |
| • Die Haut spannt und juckt nach dem Waschen | C ❑ |
| • Ihre Haut reagiert häufig schon beim Waschen mit klarem Wasser gereizt | C ❑ |
| • Um den Mund herum finden sich kleine rote Flecken | C ❑ |
| • Über der Nasenwurzel finden sich leichte Hautschüppchen, oder die Haut wirkt sehr trocken | B ❑ |
| • Sie haben immer wieder Mitesser | A ❑ |

## Großer Test: So erkennen Sie Ihren Hauttyp

- Um die Augen herum zeigen sich kleine rötliche Flecken, und Ihre Augenbrauenränder wirken eher licht C ❑
- Sie haben schon die Erfahrung gemacht, dass Sie viele Kosmetikprodukte nicht vertragen C ❑
- Nach dem Eincremen zieht die Creme sofort ein, es bleiben keine Reste auf der Haut B ❑

### Auswertung

**Sie haben überwiegend A angekreuzt**

Sie neigen zum fettigen Hauttyp. Es kann also sein, dass bei Ihnen öfter einmal Mitesser und Hautunreinheiten auftreten – dafür hat fettige Haut jedoch den Vorteil, dass sie nicht so schnell Falten bekommt.

**Sie haben überwiegend B angekreuzt**

Sie tendieren zu trockener Haut. Das bedeutet, dass Ihre Haut viel Pflege, vor allem mit feuchtigkeitsspendenden Produkten benötigt. Allerdings haben Sie dafür fast nie Probleme mit dem Teint. Pickel und Mitesser kennen Sie so gut wie gar nicht.

**Sie haben überwiegend C angekreuzt**

Bei Ihnen liegt ein empfindlicher Hauttyp vor. Das bedeutet, dass Sie mit Pflege- und Reinigungspräparaten sehr aufpassen müssen und es länger dauern kann, bis Sie endlich die Mittel gefunden haben, die Sie gut vertragen. Dann sollten Sie aber auch bei diesen bleiben und die Haut mit keinen zusätzlichen Experimenten reizen. Richtig gepflegt, wirkt die empfindliche Haut besonders zart.

**Sie haben alle Buchstaben etwa gleich häufig angekreuzt**

Sie haben die klassische Mischhaut. Dieser Hauttyp ist am weitesten verbreitet und gilt als normale Haut. Die Pflege ist unkompliziert, die meisten Mittel werden gut vertragen.

**Wenn Sie nicht sicher sind, zu welchem Typ Ihre Haut gehört, hilft eine Fachkosmetikerin gerne weiter. Sie berät Sie auch, wie Problemzonen der Haut effektiv und schonend behandelt werden können.**

# Fettige Haut

Fettige Haut ist meist nicht, wie manche glauben, durch falsche Pflege oder andere äußere Einflüsse entstanden. Ursache für die Fettproduktion sind die in der Haut vorhandenen Talgdrüsen. Sie werden durch bestimmte Stoffe, u.a. durch Hormone, angeregt oder gehemmt. Winzige Rezeptoren in den äußeren Bereichen der Zelle nehmen die von diesen Stoffen ausgehenden Signale auf und leiten sie an die inneren Zellen der Drüse weiter. Diese Signale steuern die Produktivität der Talgdrüse. Beim fettigen Hauttyp reagieren diese Rezeptoren besonders stark. Schon geringste Reize durch Hormone werden weitergeleitet, und die Talgproduktion wird dann mehr als nötig angeregt.

## Hormonelle Einflüsse als Auslöser

**Fettige Haut ist oft eher ein robuster, unempfindlicher Hauttyp. Durch den Fettfilm hat sie einen wirksamen Schutz gegen äußere Einflüsse. Richtig gepflegt, bleibt sie besonders lange jung, weil sich Falten schwerer bilden können.**

Diese Empfindlichkeit der Rezeptoren ist in der Regel erblich. Fettige Haut bildet sich schon in der Vorpubertät etwa ab dem neunten Lebensjahr aus. Denn zu diesem Zeitpunkt beginnt sich der Hormonhaushalt umzustellen. Besonders das männliche Sexualhormon Testosteron aktiviert die Fettproduktion in den Talgdrüsen. Fettige Haut betrifft aber nicht nur Jungen, auch der weibliche Körper bildet ab Beginn der Pubertät, neben vielen anderen Hormonen, Testosteron. Der hierdurch ausgelöste Fettschub ist während der Pubertät besonders intensiv, er kann im Laufe des Lebens – parallel zur abnehmenden Hormonbildung – etwas geringer werden.
An der Stirn, der Nase, dem Kinn, dem Dekolletee sowie an Schultern und Rücken kann man das besonders gut beobachten, weil hier die meisten Talgdrüsen in der Haut vorhanden sind. In diesen Bereichen neigen die Poren auch zu Verstopfung. Dann können sich Pickel und Mitesser bilden. Durch die überschießende Fettproduktion erweitern sich schließlich die Hautporen, denn bestimmte Fettsäuren im körpereigenen Hautfett regen die Haut zu schnellerer Verhornung an. Sie verstärkt die äußersten Hautschichten, und die Poren werden größer. Fettige Haut ist nur ein Problem in jungen Jahren, jenseits der 30 findet sie sich höchstens noch in den mittleren Gesichtspartien. Ihr Vorteil: Sie bleibt lange glatt und faltenfrei.

### Die Pflege der fettigen Haut

Reinigung ist für fettige Haut besonders wichtig, damit Hautunreinheiten vermieden werden. Mit einer Reinigungslotion, einer Reinigungscreme oder einem Syndet wird die Haut kräftig eingeschäumt, anschließend spülen Sie mit klarem Wasser nach. Es gibt kleine, runde Kosmetikbürsten, mit denen man das Gesicht besonders gründlich, aber trotzdem sanft reinigen kann. Erfrischen Sie anschließend die Haut mit einem leicht alkoholhaltigen Gesichtswasser.

Nun tragen Sie eine spezielle Creme für fettige Haut auf. Für tagsüber eignen sich eine leichte Feuchtigkeitscreme oder ein Hydrogel, das absolut fettfrei ist. Ein bekanntes Mittel, um fettige Haut nicht zu sehr glänzen zu lassen, ist Puder. Sie können ihn zusätzlich zu einer getönten Tagescreme oder einem leichten Make-up auf die besonders glänzenden Stellen stäuben. Die meisten kosmetischen Puder sind heute so mikrofein, dass sie die Poren nicht verschließen, aber trotzdem den Glanz unauffällig binden.

Abends können Sie nach der Reinigung ebenfalls eine Feuchtigkeitscreme verwenden. Manchmal ist die Haut jedoch ganz besonders fettig. Bei vielen Frauen produziert sie z. B. kurz vor dem Einsetzen der Menstruation sehr viel Talg. Auch hier spielt der Hormonspiegel eine entscheidende Rolle. In solchen Fällen reicht die abendliche Reinigung ohne anschließendes Eincremen aus.

**Extratip: Reinigen Sie Ihre Haut zweimal pro Woche ganz intensiv. Beginnen Sie die Reinigung mit einem Kamillendampfbad; dabei werden auch verengte Poren geöffnet. Die Haut wird entfettet und auf ein sanftes Peeling vorbereitet. Verwenden Sie ein mildes Cremepeeling, das Sie nach Vorschrift einmassieren, einwirken lassen und dann mit viel klarem Wasser abnehmen.**

## Ekzeme der fettigen Haut

### Das seborrhoische Ekzem

Das seborrhoische Ekzem ist vor allem ein Hautproblem jüngerer Erwachsener im Alter zwischen 18 und 40 Jahren. Hauptsächlich am Kopf, am Hals und am Brustbein sowie zwischen den Schulterblättern und in den Leistenbeugen entstehen kleine gelb-rote Ekzemherde. Diese breiten sich vor allem um die Ausführungsgänge der Talgdrüsen aus und können zu größeren Flächen zusammenfließen. Typisch ist, dass die Ekzemherde zu einer fettigen Schuppung neigen. Ein Juckreiz besteht im Gegensatz zu Ekzemen der trockenen Haut sowie allergischen Ekzemen nicht oder nur ganz selten. Im Winter

## Die Behandlung des seborrhoischen Ekzems

Zur Behandlung eines seborrhoischen Ekzems stehen verschiedene Medikamente zur Verfügung, die vor allem örtlich in Form von Cremes, Shampoos oder Lotionen angewendet werden. Mit bestimmten teerhaltigen Präparaten lässt sich die Entzündung mildern, mit Wirkstoffen wie Salizylsäure oder Selensulfid können die fettigen Schuppen abgelöst werden. Bei ausgeprägten Ekzemen ist manchmal auch eine Therapie mit Kortisonpräparaten angezeigt, die in den meisten Fällen lokal eingesetzt, also auf die Haut aufgetragen werden.

**Fettig-schuppige Ekzeme bei Babys lassen sich mit Paraffinöl oder Olivenöl sowie mit einer speziellen Vaseline mit Salizylsäurezusatz aufweichen. Handwarme Bäder mit Ölzusatz oder das Einreiben mit Babyöl lassen die Hautveränderungen gut abheilen. Sollten größere Körperflächen befallen sein, kann der Arzt eine Zinkschüttelmixtur verordnen.**

verschlimmert sich die Krankheit meist, im Sommer trocknen die Herde vor allem bei erhöhter Sonnenbestrahlung häufig aus und werden blasser.
Die Ursachen des seborrhoischen Ekzems sind nicht ganz genau bekannt. Eine Überaktivität der Talgdrüsen, wie sie auch bei der Akne beobachtet wird, scheint wesentlich an der Krankheitsentstehung beteiligt zu sein. Daneben spielen aber auch hormonelle Faktoren sowie möglicherweise unterschwellige Infektionen beispielsweise der Haarfollikel eine Rolle.

## Gneis – fettig-schuppiges Ekzem bei Babys

Das seborrhoische Ekzem kann auch schon im Säuglingsalter vorkommen. Es wird dann als Gneis bezeichnet und tritt fast ausschließlich in den ersten drei Lebensmonaten auf. Als Ursache vermutet man hormonelle Umstellungen im Blut nach der Geburt. Diese Krankheit wird öfter mit Milchschorf, dem ersten Stadium der Neurodermitis, verwechselt. Gneis ist eine harmlose Hauterkrankung. Es bilden sich fettig-gelbliche Schuppen auf geröteter Haut, die sich zu landkartenartigen Herden ausdehnen. Meist ist die Kopfhaut befallen von flächenartigen Schuppen, vor allem am Scheitel, an der Stirn-Haar-Grenze und hinter den Ohren. Nach Ablösung der Schuppen kommt eine gerötete, nässende Haut zum Vorschein. Die Schuppen auf dem Kopf sollte man nicht entfernen, solange sie noch festkleben und sich nicht zumindest teilweise gelöst haben.

# Akne – das Leiden der Jugend

Akne betrifft fast ausschließlich Jugendliche und junge Erwachsene. Vor allem in der Pubertät, der Zeit, in der sich alles ändert – der Körper, das Wesen, die Stimme –, wandelt sich auch die Haut. Plötzlich beginnen die Pickel zu sprießen. Eine mögliche Therapie gegen diese lästigen, aber harmlosen Störenfriede wäre schlichtes Abwarten, doch das können und wollen viele Jugendliche nicht, denn sie leiden auch seelisch unter dem Hautproblem. Ihnen muss geholfen werden, und dafür gibt es zahlreiche Mittel und Möglichkeiten.

**Androgene, die Gruppe der männlichen Geschlechtshormone, regen die Talgproduktion an. Das ist ein Grund dafür, dass Jungen stärker von Akne betroffen sind als Mädchen. Trotzdem tritt die Hautstörung auch bei diesen auf, da ja auch bei Frauen männliche Hormone im Körper zirkulieren.**

## Hormone lassen Pickel sprießen

Akne ist eine Erkrankung der Talgdrüsen. Dort bilden sich – wenn mehrere Faktoren zusammentreffen – zunächst Mitesser und, wenn diese sich entzünden, Pickel und Pusteln. Wie stark die Haut blüht, hängt wesentlich von ihrer Beschaffenheit ab, die durch die genetische Veranlagung bestimmt wird. Auf fettiger Haut mit vermehrter Talgproduktion entsteht Akne viel eher als auf trockener. Haben beide Elternteile in ihrer Jugend fettige Haut und Akne gehabt, ist die Wahrscheinlichkeit sehr groß, dass auch die Kinder von dieser lästigen Kombination betroffen sein werden.

Aber warum tauchen die Pickel ausgerechnet in der Pubertät auf? In dieser Phase durchlebt der Körper eine massive Hormonumstellung, die vor allem die männlichen Geschlechtshormone betrifft. Diese so genannten Androgene, zu denen auch Testosteron gehört, regen die Talgdrüsen zu einer verstärkten Talgproduktion an – und das lässt die Pickel sprießen.

Leider betrifft Akne besonders häufig gerade die Körperpartien, die man am wenigsten verbergen kann: das Gesicht, den Nacken, den Rücken und das Dekolletee. Dort befinden sich besonders viele Talgdrüsen, und je aktiver diese Drüsen die fettige Substanz produzieren, desto ausgeprägter treten die Pickel auf.

## Akne – kosmetische Störung oder ernsthafte Erkrankung?

Glücklicherweise kommt bei den Teenagern und jungen Erwachsenen fast ausschließlich der Aknetyp vor, der aus Mitessern entsteht und von den Fachleuten als Komedonenakne bezeichnet wird.

Diese Form kann zwar kosmetisch sehr störend sein, bedeutet jedoch keine Beeinträchtigung der Gesundheit. Häufig problematisch hingegen verläuft ein anderer Aknetyp, die Akne conglobata. Wenn mehrere große Pickel miteinander verschmelzen und sich zwischen den Follikeln Eitergänge bilden, kann das die Haut in den betroffenen Arealen zerstören und zur Bildung von Narben führen. Um solche Folgeschäden zu verhindern, aber auch, um das durch die Akne oft geschwächte Selbstwertgefühl wieder zu stärken, ist eine Therapie durch einen qualifizierten Hautarzt angezeigt.

**Die so genannte Mallorca-Akne ist eine besondere Hautstörung, die bei empfindlichen Menschen in Zusammenhang mit starker UV-Strahlung und Sonnenschutzmitteln auftritt. Auch Schmieröle sowie bestimmte Stoffe wie Jod, Brom oder Chlor können spezielle Formen der Akne auslösen (Chlorakne).**

## Die Stadien der Pickelentstehung

**Stadium 0** Das Talgdrüsensäckchen – Follikel genannt – hat noch eine normale Größe; es wird vor allem durch Hormone dazu angeregt, vermehrt Talg zu bilden.

**Stadium 1** Der Talg vergrößert den Follikel. In dem dicker werdenden Talgdrüsensäckchen lagern sich Hornzellen und Bakterien ab und verstopfen den Ausführungsgang des Follikels. Obwohl die Öffnung nach außen noch geschlossen ist, sieht man schon ein weißes Pünktchen als Zeichen der Talgansammlung.

**Stadium 2** Wenn die Ablagerung von Hautfett und Hornzellen im Follikel weiter fortschreitet, öffnet sich der Ausführungsgang. Auf der Haut ist nun der klassische Mitesser mit dem schwarzen Köpfchen sichtbar. Fälschlicherweise wird oft angenommen, der schwarze Mitesser habe mit mangelnder Reinlichkeit zu tun. Das stimmt jedoch nicht: Die dunkle Farbe stammt von dem Hautpigment Melanin.

**Stadium 3** Durch Bakterien im Inneren des Follikels wird eine Entzündung hervorgerufen. Es bildet sich Eiter, der nach außen als verhärteter roter Pickel mit gelb-weißem Zentrum erkennbar wird. Bei schwerer Akne können die Follikelwände reißen, und die Entzündung setzt sich in das angrenzende Hautgewebe fort. Akneformen mit entzündeten Pickeln heißen Akne papulosa. Bilden sich schwere eitrige Akneknoten (wenn die Entzündung sich unter der Haut immer weiter ausbreitet), wird dies als Akne conglobata bezeichnet.

## Maßnahmen bei Akne

Eine abwechslungsreiche Ernährung mit viel frischem Obst, Gemüse sowie Vollkornprodukten, möglichst ausgeglichene Lebensgewohnheiten mit viel Bewegung und ausreichend Schlaf sowie eine konsequente Hautpflege ohne übertriebene Hygiene tragen zum allgemeinen Wohlbefinden bei – und davon profitiert auch die Haut. Sonne, in Maßen, tut der Haut gut und lässt die Unreinheiten verschwinden.

**Auch wenn Akne zu den häufigsten Hautstörungen gehört und fast jeder junge Erwachsene mehr oder weniger stark von ihr heimgesucht wird, auch wenn die Pickel und Pusteln irgendwann von selbst wieder verschwinden: Akne ist eine belastende Krankheit, die den Jugendlichen schwer zu schaffen macht – nicht nur körperlich, sondern vor allem auch seelisch.**

## Psychische Betreuung

Zur Behandlung der Akne gehört auch, sich für die seelischen Belange der Aknepatienten Zeit zu nehmen und mit Vorurteilen aufzuräumen, die sich leider immer noch hartnäckig halten: Akne sei ansteckend, Akne würde durch zu viele Süßigkeiten hervorgerufen und – besonders grotesk – Akne bekäme man durch Selbstbefriedigung!

- Akne ist nicht ansteckend. Die entzündlichen Pickel entstehen zwar durch Bakterien, doch diese Keime, es sind meist die so genannten Propionibakterien, befinden sich auf der Haut jedes Menschen und sind in keiner Weise Überträger infektiöser Erkrankungen.
- Die Ernährung hat keinen oder nur einen ganz geringen Anteil an der Entstehung von Akne – dies ist wissenschaftlich erwiesen. Das soll jedoch kein Freibrief für Unmengen von Süßigkeiten und Fastfood sein, denn eine gesunde, vitaminreiche Ernährung ist für den gesamten Körper und damit auch für die Haut wichtig. Den Jugendlichen aber abzuverlangen, künftig auf jede kleine Nascherei zu verzichten, ist Unsinn, denn von ein bisschen Schokolade oder ein paar Gummibärchen sprießen die Pickel mit Sicherheit nicht stärker, als sie es sonst auch täten.
- Andere Falschmeinungen zur Entstehung von Akne, wie die viel zitierte Selbstbefriedigung als Ursache, gehören natürlich ins Reich der Phantasie.

## Kosmetische Behandlung der Akne

Die Versuchung, an Pickeln herumzudrücken und Mitesser auszuquetschen, ist ungeheuer groß. Man sollte aber unbedingt die Finger davon lassen, denn das kann mehr Schaden anrichten als Nutzen bringen. Ist der Druckwinkel falsch, oder wird die Haut beispielsweise

**Zu viel Waschen strapaziert die ohnehin schon anfällige Haut. Bei der Auswahl der Pflege- und Reinigungsprodukte müssen Sie vielleicht ein bisschen herumexperimentieren, bis Sie diejenigen Mittel gefunden haben, die Sie am besten vertragen.**

durch zu lange Fingernägel gereizt oder gar leicht verletzt, können die Pickel erst richtig zu blühen beginnen – Entzündungen und Narben sind dann oft die Folge. Wenn überhaupt, sollte die Entfernung von Mitessern und Pusteln daher von einer Kosmetikerin vorgenommen werden, die professionell und mit einer entsprechenden Hautdesinfektion die Komedonen beseitigt. Außerdem gibt es Kosmetikpräparate speziell für die Aknehaut, z.B. desinfizierende Abdeckstifte, die auf den individuellen Hautton abgestimmt werden können. Entgegen früherer Meinungen ist auch gegen ein Make-up nichts einzuwenden. Allerdings sollten diese Produkte ebenfalls für Aknehaut empfohlen sein, damit sie keine Stoffe enthalten, die die Poren verstopfen und damit die Mitesserbildung anregen.

## Medizinische Hilfe gegen Aknepickel

Es gibt verschiedene Möglichkeiten, den Pickeln zuleibe zu rücken, allerdings benötigen die meisten Therapien viel Zeit, das bedeutet, der sichtbare Erfolg stellt sich oft erst nach Wochen und Monaten ein. Es ist wichtig, dies den jungen Patienten zu vermitteln, denn meist gehen sie mit großer Erwartungshaltung an die Behandlung heran und sind dann enttäuscht, wenn die Akne nicht schon am zweiten Tag verschwunden ist.

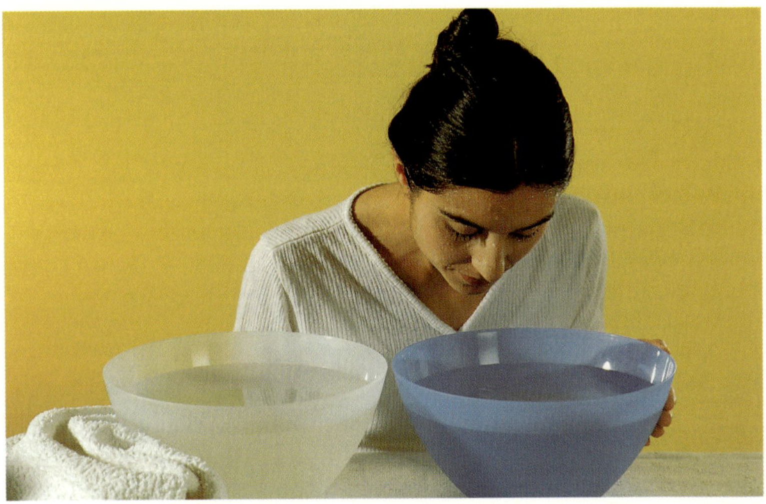

*Durch Dampfbäder öffnen sich die Poren, und die Haut wird sanft gereinigt. Man kann die Haut anschließend mit kaltem Wasser erfrischen; das schließt die Poren wieder und fördert außerdem die Durchblutung.*

## Maßnahmen der Aknetherapie

- *Zink:* Dieses Spurenelement hat im Körper wichtige Funktionen. Es ist an zahlreichen Stoffwechselvorgängen beteiligt, spielt in der Immunabwehr eine große Rolle und ist notwendig für den Aufbau und die Funktion der Haut. Etwa 20 Prozent des Zinks im Körper befinden sich in der Haut. Bei ausgewogener Kost nehmen wir normalerweise ausreichend Zink mit der Nahrung auf. Besonders bei entzündlichen Akneformen kann es jedoch sinnvoll sein, zusätzlich Zinkpräparate einzunehmen.
- *Schälkur:* Mit Substanzen wie Salizylsäure, Glykolsäure, Benzoylperoxid oder Retinoiden (Vitamin-A-Säure-Mittel) wird die Haut so lange ausgetrocknet, bis die Mitesser verschwinden und die Entzündung zurückgeht. Oft ist die Haut am Anfang der Behandlung stärker gereizt und sieht daher vielleicht sogar kurzzeitig noch deutlicher krank aus.
- *Antibiotika:* Ist die Entzündung sehr ausgeprägt, verordnet der Arzt manchmal zusätzlich zur Schälkur noch Antibiotika zum Auftragen oder Einnehmen. In der Regel handelt es sich dabei aber nur um eine kurzzeitige, niedrig dosierte Behandlung, so dass kaum Nebenwirkungen zu befürchten sind.
- *13-Cis-Retinoid:* Dieser Wirkstoff ist ein Abkömmling der Vitamin-A-Säure und wird innerlich angewandt. Die Substanz zeigt eine starke Wirksamkeit und wird bei schweren Akneformen eingesetzt, vor allem, wenn andere Therapien versagt haben. 13-Cis-Retinoid bremst die übermäßige Talgproduktion, beseitigt die Verhornungsstörung und mildert die Entzündung. Allerdings hat die hochwirksame Substanz auch Nebenwirkungen und ist nicht für Schwangere geeignet. Bei falscher Dosierung können schwere Hautschäden auftreten.
- *Hormone:* Jungen Frauen kann eine Behandlung mit Antiandrogenen helfen. Diese Substanzen hemmen die Wirkung der männlichen Geschlechtshormone und verhindern damit, dass die Talgdrüsenaktivität zu sehr angeregt wird. Die Antiandrogentherapie ist nicht geeignet für Jungen und Männer, da ihr Hormonhaushalt durch die Wirkstoffe gestört werden würde.

**Vorsicht ist geboten, wenn Sie bestimmte Aknemedikamente einnehmen müssen. Bei manchen kann es unter Sonneneinwirkung zu unerwünschten Wechselwirkungen kommen.**

# Trockene Haut

Trockene Haut bietet ein beneidenswertes Erscheinungsbild, wenn sie jung ist. Im Alter benötigt sie viel Pflege, aber bei richtiger Behandlung bleibt sie immer schön, denn Hautunreinheiten, Überempfindlichkeit, fettiger Glanz und große Poren sind ihr fremd. Bei guter Pflege bleibt ihr Aussehen immer fein, zartporig, gleichmäßig und samtig weich. Ihr einziges Minus ist die Tatsache, dass sie von Natur aus Talgdrüsen hat, die zu wenig Fett produzieren. Wie bei fettiger Haut ist auch diese Veranlagung meist vererbt.

Wenn Talgdrüsen zu wenig Fett absondern, bleibt der notwendige Schutzmantel der Haut aus Fett und Schweiß zu dünn. Darunter leidet besonders die Hornschicht der Haut. Die einzelnen Hautzellen grenzen nicht mehr so dicht aneinander, es bilden sich mikroskopisch kleine Lücken. Durch diese Lücken verliert die Haut Feuchtigkeit, und schädliche Umwelteinflüsse können sie beinahe ungehindert erreichen. Das besonders schnelle Austrocknen der Haut führt dazu, dass sich schon früh Falten bilden. Das kann jedoch durch eine optimale Pflege weitgehend verhindert werden.

## Die Pflege der trockenen Haut

**Nachtcreme für trockene Haut sollte feuchtigkeitsbindende Wirkstoffe und hochwertige Fette enthalten. Aloe vera oder Jojobaöl bieten sich hierfür beispielsweise an.**

Nach der morgendlichen Gesichtswäsche mit lauwarmem Wasser tupfen Sie die Haut mit einem alkoholfreien, also reizarmen Gesichtswasser ab. Das ist wichtig, weil sonst Kalkreste aus dem Leitungswasser auf der Haut zurückbleiben, die sie zusätzlich austrocknen können. Danach ist die Haut auch besonders gut vorbereitet für die Aufnahme einer intensiven Pflegecreme. Sie sollte mit natürlichen Ölen angereichert sein, die gut angenommen und verwertet werden können. Besonders geeignet hierzu sind ungesättigte Ölsäuren wie z. B. die Linolsäure.

Abends säubern Sie die Haut mit einer sanften Reinigungsmilch, die am besten schon pflegende Wirksubstanzen enthält. Es gibt beispielsweise Präparate mit Mandel- oder Avocadozusätzen, die nicht nur reinigend, sondern auch pflegend und aufbauend wirken. Anschließend waschen Sie die Haut ab und klären sie mit einem milden Gesichtswasser. Nun tragen Sie eine reichhaltige Nachtcreme auf.

### Extrapflege bei besonderen Belastungen

Trockene Haut reagiert besonders empfindlich auf Reize wie Sonne, trockene Heizungsluft und auch Sauna. Sie erfordert daher besondere Beachtung und Pflege. Vor allem im Winter, wenn Heizungsluft und Kälte ihr zusetzen, verlangt die trockene Haut nach intensiver Pflege. Gönnen Sie ihr zweimal pro Woche eine Pflegemaske, die sie mit Fett und Feuchtigkeit versorgt. Dafür eignen sich etwa Zubereitungen aus Weizenkeimöl.

Auch im Sommer ist trockene Haut besonderen Belastungen ausgesetzt. Sicher haben Sie schon gemerkt, dass Ihre trockene Haut beim Sonnenurlaub am Meer ziemlich strapaziert wird. Oft gibt es dann nach dem Urlaub unliebsame Überraschungen, wenn man bemerkt, dass sich auf einmal viel mehr Falten als vor der Reise zeigen. Schützen Sie Ihre Haut mit Sonnenschutzpräparaten, die einen hohen Lichtschutzfaktor (mindestens zwölf) aufweisen, und benutzen Sie nach dem Sonnenbad ein hochwertiges After-Sun-Produkt. Es verhindert, dass die Haut noch weiter austrocknet und sich schließlich Fältchen bilden. Lange Spaziergänge im Regen ermöglichen ihr, viel Feuchtigkeit zu tanken. Trockene Haut erholt sich unter solchen Bedingungen sichtbar.

Auch Sauna ist für jeden, der trockene Haut hat, nicht ideal. Zwar ist Sauna für Kreislauf und Gefäße eine echte Gesundheitskur. Doch die Haut verliert in der heißen, trockenen Luft zu viel Feuchtigkeit und Fett. Wer trotzdem die Heiß-Kalt-Reize nicht missen möchte, sollte ein irisch-römisches Dampfbad vorziehen. Hier ist der heiße Wasserdampf nicht nur für Gefäße und Kreislauf gesund, sondern versorgt die Haut auch noch zusätzlich mit Feuchtigkeit.

**Eine wahre Wohltat für trockene Haut ist die Vitamin-E-Massage. Ein bis zwei Kapseln Vitamin E aus der Apotheke oder dem Reformhaus werden mit einer Nadel angestochen, das Öl wird auf die Haut geträufelt. Nun massiert man das Öl sanft ein. Es darf allerdings nicht in die Augen kommen.**

## Trockene Ekzeme und Juckreiz

Während Menschen mit eher fettiger Haut und der Neigung zu Pickeln und Mitessern sich häufig in ihrem Aussehen stark beeinträchtigt fühlen, leiden solche mit trockener Haut oft mehr unter der körperlichen Beeinträchtigung. Die Haut ist rauh und spröde, sie spannt und juckt manchmal extrem. Schon durch einen kurzen Aufenthalt unter der Dusche oder in der Badewanne trocknet die Haut

**Wer mit starker Xerosis zu tun hat, sollte einmal seine Schilddrüse untersuchen lassen. Eine Schilddrüsen-unterfunktion kann nämlich ebenfalls an trockener Haut mit Ekzemen schuld sein.**

noch weiter aus; auch Seife setzt ihr gehörig zu. Im Winter verstärkt sich das Problem der trockenen Haut oft so sehr, dass sich manchmal sogar Ekzeme bilden können.

Die Neigung zu trockenen Hautekzemen wird vererbt. Dabei kann die Xerosis, so der medizinische Fachausdruck, zu jedem Zeitpunkt im Erwachsenenalter auftreten, allerdings sind ältere Menschen meist stärker davon betroffen. Das liegt daran, dass die Talgdrüsensekretion mit zunehmendem Alter nachlässt und die Haut deshalb zusätzlich an Geschmeidigkeit und Spannkraft verliert. Zunächst werden die xerotischen Ekzeme als rötliche, unscharf begrenzte Herde sichtbar. Sie finden sich vor allem an den Unterschenkeln, aber auch an den Streckseiten der Arme, an den Schultern und im Gesicht. Teilweise bilden sich trockene Schüppchen, die einen starken Juckreiz hervorrufen können. Bleibt die Trockenheit aufgrund eines Mangels an Hautfetten bestehen und werden kein Fett und keine Feuchtigkeit von außen zugeführt, können sich auf der Oberfläche der Ekzeme Risse bilden, die manchmal sogar bluten und schmerzen. Da die Haut an diesen Stellen ihre wichtige Barrierefunktion verloren hat, können nun leichter Schadstoffe von außen eindringen. Die Haut wird anfälliger für Allergien und Infektionen.

Auch die trockene Haut mit Ekzemneigung ist zwar eine Sache der Veranlagung, steckt also in unseren Genen. Doch können auch andere Faktoren zu diesem Hautproblem führen, z.B. zu häufiges Baden, zu wenig Pflege mit fett- und feuchtigkeitsspendenden Präparaten oder trockene, überheizte Räume im Winter.

## Fett und Feuchtigkeit als optimale Therapie

Erfreulicherweise lassen sich trockene Hautekzeme meist sehr gut behandeln, oft sogar besser als die Probleme der fettigen oder empfindlichen Haut. Auf fetthaltige Cremes oder Salben sowie spezielle medizinische Ölbäder sprechen die Ekzeme im Allgemeinen ausgezeichnet an; sie verschwinden schon nach kürzester Zeit. Voraussetzung ist jedoch, dass die Behandlung konsequent durchgeführt wird: Bäder sollten nur mit Ölzusatz genommen werden, und nach jedem Waschen oder Duschen muss die Haut insbesondere an den Ekzemstellen gut eingecremt werden. Außerdem sollten Sie jede Irritation und alles, was die Haut austrocknen könnte, vermeiden.

**Maßnahmen, um Irritationen der trockenen Haut wirkungsvoll zu verhindern**

- Nicht mehr als unbedingt nötig waschen
- Seife immer sehr sparsam verwenden
- Auf gute Luftbefeuchtung achten (vor allem im Winter, wenn geheizt wird, in Räumen mit viel Holz wie Parkettboden, Holzdecken etc.)
- Baumwolle statt Wollkleidung tragen, besonders wenn die Kleidungsstücke direkten Hautkontakt haben

# Empfindliche Haut

Dieser Hauttyp zeichnet sich ähnlich wie die trockene Haut durch einen zartporigen, samtigen und glatten Teint aus. Denn empfindliche Haut neigt immer auch zu Trockenheit. Zusätzlich zu der geringen Fettproduktion ist die Haut von Natur aus sehr dünnschichtig und wenig pigmentiert.
Meistens sind es also hellhäutige und blasse Menschen mit blondem und rotblondem Haar, die diesen Hauttyp haben. Die Anlage dafür ist erblich. Aber auch wenn die Haut jahrelang schädlichen Umweltreizen wie Kälte, Wind, Sonne, Schadstoffbelastung und falscher Pflege ausgesetzt ist, kann aus einem trockenen Hauttyp mit der Zeit ein empfindlicher werden. Jucken, Spannungsgefühle und rötliche Hautflecken zeigen das an. Nicht zuletzt spielt beim Hauttyp auch die Seele eine große Rolle. Typisch für empfindliche Haut ist z. B., dass bei Stress oder Ärger sofort rote Flecken auf Gesicht, Hals und Dekolletee entstehen können.
Oft ist es auch die zu gut gemeinte, zu intensive Pflege, die empfindliche Haut reizt. Außerdem reagiert sie auf den häufigen Wechsel der Pflegeprodukte mit Irritation. Gerade diese Fehler werden jedoch häufig gemacht, weil man meint, die empfindliche Haut brauche eine Extraportion Fett und Feuchtigkeit. Dabei heißt das Schlüsselwort bei der Pflege dieses kapriziösen Hauttyps Schonung.

**Sparen Sie bei empfindlicher Haut besonders mit Wasser und Reinigungsmitteln. Sie trocknen die Haut zu sehr aus und fördern die Entstehung von roten Flecken und anderen Hautirritationen.**

## So testen Sie neue Kosmetikprodukte

Neue Pflegekosmetika sollten immer nur dann zum ersten Mal angewendet werden, wenn die Haut in ausgeglichenem Zustand ist. Benutzen Sie anfangs am besten eine Probe. Testen Sie diese Probe an drei aufeinander folgenden Tagen. Tragen Sie dazu das Präparat auf der Innenseite eines Ihrer Handgelenke auf. Dort ist die Haut besonders zart. Wenn nach vier Tagen an dieser Stelle keine Irritationen wie Jucken oder Brennen auftreten und keine Schuppen oder rote Flecken entstanden sind, können Sie das Produkt ohne Bedenken auch für Ihr Gesicht verwenden.

## Die Pflege der empfindlichen Haut

**Bei stark gereizter Haut können Sie zweimal pro Woche eine beruhigende Maske anwenden. Spezielle Wirkstoffe sind z.B. Bisabolol (aus Kamillenöl), Salbei oder Lindenblüten. Achtung, bei empfindlicher Haut kann jeder Wirkstoff, der sich normalerweise durch gute Verträglichkeit und Reizarmut auszeichnet, vorübergehend auch unverträglich sein.**

Morgens erfrischen Sie die Haut mit lauwarmem Wasser und tragen eine leichte Tagescreme auf. Es gibt eine breite Palette pflegender Kosmetika für diesen Hauttyp, die sich durch leichte, beruhigende Wirkstoffe, wie z.B. Panthenol und Ringelblume, auszeichnen. Achten Sie bei der Wahl Ihrer Kosmetika darauf, dass die Präparate möglichst wenig verschiedene Wirkstoffe enthalten. Es gibt Kosmetika, die aus mehr als 40 Substanzen zusammengesetzt sind. Die Chance, dass die empfindliche Haut einen dieser Stoffe nicht verträgt, ist hier besonders hoch. Weniger ist mehr, lautet deshalb der Rat für empfindliche Haut. Falls Sie nach der Tagescreme Make-up verwenden, sollten Sie ein cremiges Produkt benutzen, Puder oder Kompakt-Make-up sind zu trocken.
Abends reinigen Sie die Haut sanft mit einem milden Waschsyndet für empfindliche Haut, tupfen Ihr Gesicht trocken und verwenden ein Gesichtswasser ohne Alkohol. Danach tragen Sie eine Nachtcreme für empfindliche Haut auf. Gut geeignet ist z.B. leichte Sheabutter. Das ist ein natürliches Fett aus den Früchten der Palme.

## Soforthilfe bei irritierter Haut

Empfindliche Haut reagiert bei äußeren Reizen, z.B. ungewohnter, neuer Kosmetik, oder auch nervlicher Beanspruchung schnell mit Jucken, Spannen und roten Flecken. Dann ist ein Umschlag mit kaltem Wasser (bitte nicht eiskalt, sondern erfrischend kühl) die beste

Soforthilfe. Ein weiches, sauberes Handtuch wird in kaltem Wasser ausgedrückt und auf das angespannte Gesicht gelegt. Gönnen Sie sich dabei auch gedanklich ein paar Minuten Ruhe, und schließen Sie die Augen. Wenn die Auflage entfernt wird, sollte das Gesicht nicht abgewischt oder trockengetupft werden, sondern an der Luft trocknen. Gegen das nun sofort wieder eintretende Spannungsgefühl tragen Sie am besten Ihre gewohnte Gesichtscreme auf. Danach hat sich die Haut meistens wieder beruhigt, Hitzegefühl und rote Flecken sind verschwunden.

### Intensive Reize vermeiden

Vermeiden Sie, so weit es geht, alles, was Ihre Haut reizen könnte. Setzen Sie Ihre Haut nicht lange der Sonne aus, schützen Sie sie mit Sonnenkosmetik, die einen hohen Lichtschutzfaktor (ab LSF 20) hat; für besonders empfindliche Hautpartien empfiehlt sich ein Sunblocker. Das Gleiche gilt für die kalte Luft im Winter. Es gibt spezielle Kälteschutzcremes, die Sie vor jedem Spaziergang in kalter Winterluft auftragen sollten.

Abgesehen von diesen äußeren Einflüssen gibt es aber auch innere Reize, die Ihrer Haut zusetzen können. Neben seelischer Belastung sind das Nahrungsmittel wie Koffein, Alkohol und scharfe Gewürze. Jeder hat sicher schon einmal beobachten können, dass besonders empfindliche Menschen schon nach einem Glas Wein oder einem scharf gewürzten Gericht rote, hektische Flecken auf dem Gesicht bekommen haben. Auch solche Reize sollten Sie Ihrer Haut ersparen. Denn sanft, sicher und schonend gepflegt, kann sich die empfindliche Haut nach und nach wieder zu einem widerstandsfähigeren Hauttyp wandeln. Zwar wird er in der Regel immer eher trocken sein. Doch diesen Mangel kann man mit ausgewählten Pflegepräparaten hervorragend ausgleichen.

**Extratip:
Ein Leinentuch, das mit lauwarmem Tee aus Malve und Kamille befeuchtet ist, wird zwei Stunden lang auf die betroffenen Hautstellen gelegt: Das lindert den Ekzemschmerz.**

## Allergische Ekzeme und Ausschlag

Viele Menschen sind davon überzeugt, dass eine empfindliche Haut immer auch dazu neigt, allergisch zu reagieren. Sie interpretieren jede kleine Hautveränderung, z. B. Pickelchen oder Rötungen um die

Augen oder den Mund herum, als Hautallergie. Das stimmt so jedoch nicht. Zwar kommen bei empfindlicher Haut Allergien wie Heuschnupfen oder Nahrungsmittelallergie tatsächlich überdurchschnittlich häufig vor, doch viele Hauterscheinungen sind nicht Zeichen einer klassischen Allergie, sondern Ausdruck dafür, dass die Haut von bestimmten Stoffen einfach nur stärker gereizt wird. In der Dermatologie unterscheidet man deshalb auch zwischen echten allergischen Hauterkrankungen und so genannten Intoleranzreaktionen. Allerdings sind die Übergänge zwischen diesen beiden Krankheitstypen fließend, und es können auch Mischformen vorkommen.

## Echte Allergien

**Im Unterschied zur allergischen Hautstörung wird die Intoleranzreaktion nicht über typische immunologische Vorgänge aufgebaut. Die Unverträglichkeitsreaktion erfolgt wahrscheinlich eher durch direkte Reizeinwirkungen. Die genauen Abläufe, die diesen Mechanismen zugrunde liegen, sind aber noch unbekannt.**

Bei allergischen Hautstörungen ist immer das Immunsystem direkt beteiligt. Die Körperabwehr reagiert dabei überempfindlich auf bestimmte Stoffe, die so genannten Allergene. Das können die verschiedensten Substanzen sein – Gräser- und Blütenpollen, Hausstaubmilben, Schimmelpilze, Metalle, Nahrungsbestandteile, Tierhaare u.v.a.m. Dabei gibt es die typischen Hautallergene, wie z.B. Nickel, Textilfarbstoffe oder bestimmte Substanzen in Waschmitteln und Weichspülern, die über den direkten Hautkontakt die Allergie auslösen.

Doch können auch ganz andere Allergene, die etwa durch Aufnahme von Nahrungsmitteln oder durch das Einatmen in den Organismus gelangen, neben Magen-Darm-Problemen oder Atembeschwerden schließlich auch Hauterscheinungen verursachen. In seiner Abwehr der Allergene schießt das Immunsystem weit über das Ziel hinaus, und die Kaskade der allergischen Reaktion wird in Gang gesetzt. Alle Abwehrzellen und -stoffe werden mobilisiert, auch die so genannten Mediatoren. Das sind körpereigene Stoffe wie z.B. Histamin. Sie führen im Gewebe und auf der Haut zu entzündlichen und allergischen Veränderungen. Wenn der Organismus einmal auf ein Allergen aufmerksam geworden ist, reagiert er bei jedem weiteren Kontakt mit der betreffenden Substanz mit Krankheitserscheinungen. Dabei spielt es eine untergeordnete Rolle, in welcher Menge der allergieauslösende Stoff vorhanden ist; es genügen oft schon Spuren, um juckende Hautekzeme oder auch Symptome wie Husten, Schnupfen, Niesen und tränende Augen zu provozieren.

**Mögliche Auslöser für ein allergisches Kontaktekzem**
- Metalle: Nickel, Kobalt, Chromate
- Salbengrundlagen: Lanolin, Perubalsam
- Konservierungsmittel: Formaldehyd, Parabene
- Naturmaterialien: Leder, Gummi
- Pflanzliche Stoffe: z.B. in exotischen Hölzern

## Allergische Hautreaktionen

Die allergischen Hautreaktionen können sich auf unterschiedlichste Weise und an ganz verschiedenen Stellen des Körpers zeigen. Häufig treten Rötungen auf, die entweder scharf begrenzt sind oder sich aus vielen kleinen Pünktchen zusammensetzen, die ineinander übergehen und unscharfe Konturen bilden. Sie bleiben manchmal auf dem Hautniveau, können sich aber auch deutlich abheben oder anschwellen und sich als kleine Pickel oder Knötchen zeigen.
Charakteristisch ist der hartnäckige Juckreiz, der von allergischen Hautstörungen ausgeht. Nahezu jeder Körperteil kann davon befallen sein: die Kopfhaut, das Gesicht, der Hals und der Nacken, aber auch der Rumpf und die Extremitäten.

**Die Beschwerden bei einem ausgeprägten allergischen Ekzem können mit speziellen Arzneistoffen gemildert werden. Antihistaminika beispielsweise, die auch als lokal anzuwendende Präparate in Form von Salben und Gels erhältlich sind, stillen den Juckreiz und fördern den Heilungsprozess.**

## Das allergische Kontaktekzem

Das allergische Kontaktekzem ist eine der häufigsten hautallergischen Reaktionen. Es kann durch zahlreiche Stoffe ausgelöst werden (siehe Kasten). An der Stelle des Körpers, wo der Kontakt mit dem Allergen stattfindet, bildet sich das Ekzem. Viele kennen z.B. das Problem, dass der nickelhaltige Verschluss eines Uhrenarmbands am Handgelenk oder der Jeansknopf auf dem Bauch zu brennender und juckender Rötung führt. Die Reaktion kommt dabei durch winzige Moleküle der auslösenden Substanz zustande. Diese Stoffe haben spezielle elektrische und biochemische Eigenschaften, die es ihnen leicht machen, die oberste Hornschicht der Haut zu durchdringen. So gelangen sie in tiefere Regionen, wo sie sich mit körpereigenen Proteinen verbinden und dadurch erst ihre allergene Eigenschaft entwickeln. Das Immunsystem reagiert auf den Fremdstoff, indem es Botenstoffe aussendet, die ihn bekämpfen sollen. Diese Botenstoffe,

u. a. Histamin, bewirken dann die typischen, lokal begrenzten Symptome des Kontaktekzems. Besteht kein Kontakt mehr mit dem auslösenden Stoff, verblasst das Ekzem und verschwindet schließlich wieder ganz. Je nachdem, wie ausgeprägt die Hauterscheinung war, kann das mehrere Tage, manchmal sogar einige Wochen in Anspruch nehmen. Während bei allergischen Kontaktekzemen die Chance groß ist, dass die Hautveränderung auf ein bestimmtes Areal begrenzt bleibt, können manche Allergien sich auf die gesamte Hautoberfläche auswirken. Vor allem bei akuten allergischen Reaktionen entwickelt sich ein typischer Ausschlag mit zahlreichen Quaddeln – kleinen Bläschen –, die extrem jucken.

**In besonders schweren Fällen der Allergie verordnet der Hautarzt gelegentlich kortisonhaltige Medikamente, die dem entzündlichen und allergischen Prozess vehement entgegenwirken.**

Oft kommt es auch noch zur Wasseransammlung im Gewebe, zu so genannten Ödemen, die zur Quaddelbildung führen. Diese Form der allergischen Hautstörung wird auch als Nesselsucht bezeichnet.
Für die Intoleranzreaktion, die übrigens durch zahlreiche Medikamente, Konservierungs- und Farbstoffe in Nahrungsmitteln sowie durch verschiedene andere Substanzen verursacht werden kann, ist der Bläschenausschlag ebenfalls sehr typisch. Manchmal kann er so heftig auftreten, dass Medikamente wie Kortison sogar gespritzt werden müssen, um Beschwerden wie Juckreiz, Rötung, Schwellung und Quaddelbildung zu stoppen.

## Das Immunsystem harmonisieren

Da es sich bei allen allergischen Hauterscheinungen um eine heftige Reaktion der Immunabwehr handelt, setzen zahlreiche Naturheilverfahren mit ihrer Behandlung an diesem Punkt an. Das Immunsystem soll harmonisiert werden, um einerseits die Abwehr zu stärken, andererseits aber auch übermäßige Reaktionen zu hemmen. Hier einige der bei allergischen Hautkrankheiten angewendeten Therapien:

- **Hyposensibilisierung** Dieser Behandlung geht die genaue Bestimmung des auslösenden Allergens durch verschiedene Testverfahren voraus. Wenn der Übeltäter gefunden ist, werden die auslösenden Stoffe, die so genannten Antigene, dem Körper in geringen Mengen durch Injektionen zugeführt, um den Organismus behutsam an sie zu gewöhnen und eine Toleranz zu entwickeln. Meist wird zunächst alle 14 Tage in den Oberarm unter die Haut gespritzt, dann werden die Intervalle größer. Die Behandlung kann sich über Jahre hinziehen und darf wegen möglicher Überreaktionen nur von einem erfahrenen Arzt durchgeführt werden.

- **Systemische Enzymtherapie** Enzyme sind an vielen wichtigen Körperfunktionen beteiligt, so auch an der Stimulation des Immunsystems. In hohem Maß sind sie in einigen tropischen Früchten wie z. B. Papayas und Ananas enthalten; der Körper selbst produziert Enzyme u. a. in der Bauchspeicheldrüse. Die gezielte Einnahme von Enzymen in Tablettenform soll bei dieser Behandlung die Abwehrkräfte des Körpers harmonisieren.
- **Akupunktur** Diese seit Jahrtausenden in China praktizierte Therapie wird auch bei allergischen Hautkrankheiten unterstützend eingesetzt. Dazu werden feine Nadeln in genau festgelegte Punkte der Haut gesetzt, die in einer besonderen Wechselwirkung mit inneren Organen stehen sollen. Bei Allergien werden gezielt diejenigen Punkte behandelt, die den Stoffwechsel beeinflussen können.
- **Immuntherapie mit Thymuspräparaten** Die Thymusdrüse spielt eine zentrale Rolle für die Steuerung unseres Immunsystems. Durch die zusätzliche Zufuhr von Thymuspeptiden soll die Funktion dieses Organs gestärkt und reguliert werden, damit es nicht zu Fehlreaktionen der Körperabwehr kommt.

**Die für die Immunabwehr so wertvollen Enzyme können Sie sich natürlich auch zuführen, indem Sie möglichst häufig frisches Obst, Gemüse und Milchprodukte auf den Tisch bringen.**

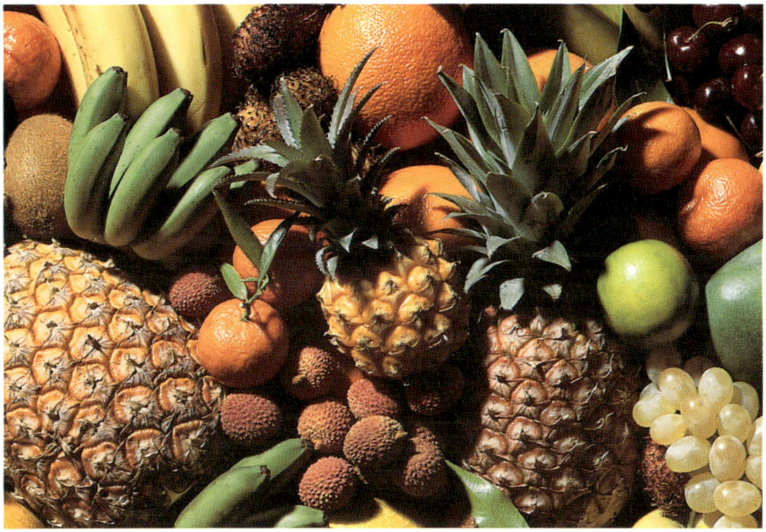

*Frische Früchte sind mit ihren Vitalstoffen Hautpflege von innen. Die Ananas beispielsweise enthält das wertvolle Enzym Bromelain, das u. a. sehr hautpflegend wirkt.*

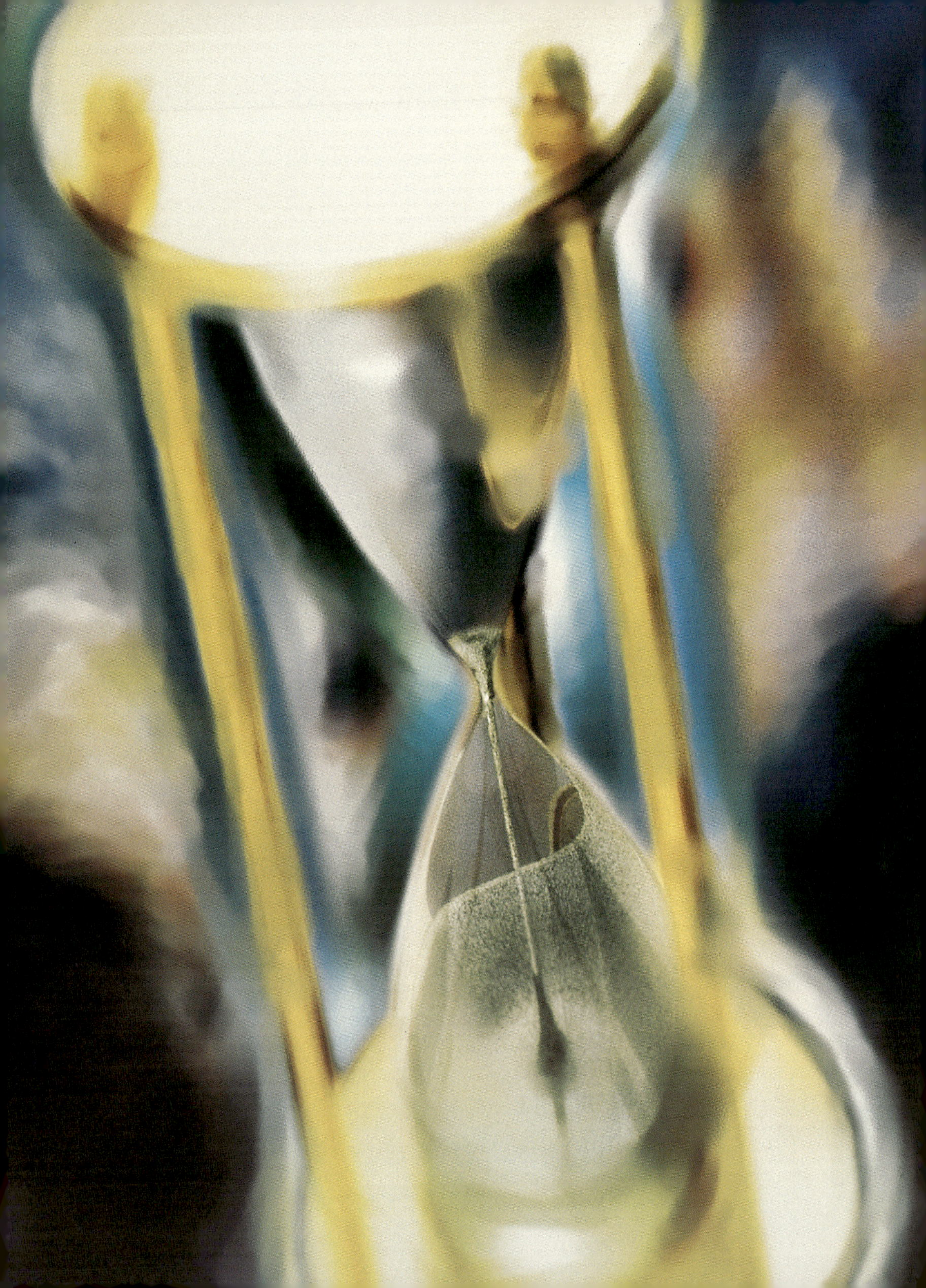

# HAUTALTERUNG – SPUREN DER ZEIT

Altern gehört zum Leben des Menschen. Schon im Alter von Ende 20, Anfang 30 setzt ein langsamer und zunächst unauffälliger Alterungsprozess ein. Die Stoffwechselvorgänge im Organismus laufen nicht mehr auf Hochtouren, erste Verschleißerscheinungen können sich zeigen. Den Zeiger der Zeit einfach anzuhalten ist leider unmöglich. Kein Mensch kann für immer jung bleiben, wenn auch zu allen Zeiten nach entsprechenden Wundermitteln geforscht wurde. Aber man kann Alterserscheinungen etwas hinausschieben oder zumindest vorzeitige vermeiden. Jeder von uns kennt in diesem Zusammenhang Menschen, die durch gesunde und vernünftige Lebensweise, durch konsequente und gezielte Pflege wesentlich jünger wirken, als sie tatsächlich sind.

**Neben Falten gibt es auch noch andere Hautveränderungen, die vom Alter abhängig sind. So wandeln sich etwa die Gesichtskonturen bei vielen Menschen im Laufe der Zeit. Weil das Bindegewebe schwächer wird, wirkt die Haut nicht mehr so straff und verliert an Halt.**

## Falten – Zeichen reifer Haut

Sichtbarste Zeichen der Zeit sind Falten, die sich mit den Jahren bilden. Das ist ein natürlicher Prozess, der in verschiedenen Phasen verläuft und von unterschiedlichen Faktoren abhängt:

- Als erstes erscheinen feine Linien zwischen Nase und Mund, an den Augen und auf der Stirn. Das sind die so genannten Mimikfalten. Sie graben sich durch immer wiederkehrende Gesichtsbewegungen ein. Dabei wird durch die Gesichtsmuskeln, z. B. beim Lachen, jedesmal aufs Neue die gleiche Region mit elastischen Fasern im Bindegewebe beansprucht. Dadurch verlieren sie ihre Elastizität, winzige Furchen in der Hautoberfläche bleiben.
- Die Kollagenfasern, die zusammen mit den elastischen Fasern das Bindegewebe wie ein vielverzweigtes Netz durchlaufen, nehmen mit den Jahren ab. Das hat zur Folge, dass weniger Feuchtigkeit in der

**Reinigung und Pflege sind wichtige Grundvoraussetzungen, um die Haut lange frisch und jugendlich zu erhalten. Ein Zuviel schadet ihr jedoch. Das richtige Augenmaß ist hier von besonderer Bedeutung. Wie dem ganzen Körper, so schadet auch der Haut eine »Überdosis« an Nährstoffen.**

Haut gespeichert werden kann. Deshalb sieht die Haut dann nicht mehr so samtig und glatt aus.

- Die Fähigkeit der Haut, sich ständig zu erneuern, lässt nach. Die Zellen der Oberhaut teilen sich bei einem 50-jährigen Menschen nur noch halb sooft wie bei einem 20-jährigen. Dementsprechend ist die Hornschicht nicht mehr so intakt und stark wie bei junger Haut. Ältere Haut bekommt dadurch eher Knitterfältchen.
- Die Talg- und Schweißdrüsen in der Haut arbeiten nicht mehr so intensiv. Man geht davon aus, dass sie im Alter bis zu einem Drittel weniger Sekret produzieren als in der Jugend. Auch dadurch wird die Haut trockener, der Säureschutzmantel verändert sich. Knitterfältchen entstehen, und die Haut kann sich nicht mehr so gut gegen schädliche Einflüsse wehren.

Doch diese Alterserscheinungen müssen nicht derart ausgeprägt sein. Nicht jeder altert gleich schnell. Manche Menschen sehen noch mit 50 Jahren wie 40 aus, andere dagegen werden immer älter eingeschätzt, als sie wirklich sind. Denn es ist in unseren Genen verankert, wie schnell wir altern. Diese erbliche Vorbelastung beeinflusst zu 50 Prozent, wie jung oder alt wir wirken. Die anderen 50 Prozent liegen ganz in unserer Hand. Das bedeutet: gezielte Pflege und vernünftige Lebensweise.

# Pflegefahrplan für die reife Haut

## Reinigung

Beginnen Sie die Gesichtspflege mit einer sanften Reinigung. Wenn Sie chemische Seifen oder Syndets benutzen möchten, empfehlen sich Präparate im leicht sauren Bereich mit einem niedrigen pH-Wert um 5,5. Sie unterstützen den Säureschutzmantel der Haut, alkalische Seifen hingegen würden ihn belasten. Noch besser geeignet für die reife Haut ist eine Reinigungscreme. Diese Zubereitungsform enthält im Gegensatz zu den anderen Reinigungspräparaten besonders viel Fett, und das ist ideal für die reife Haut. Massieren Sie die Creme sanft ein, und spülen Sie mit klarem, lauwarmen Wasser nach. Dann trocknen Sie Ihre Haut mit Baumwollpads sanft ab.

### Intensive Pflege

Mit einem milden Gesichtswasser bereiten Sie nun die Haut auf die Pflege vor. Das Tonikum für die reife Haut sollte keinen Alkohol enthalten, denn dieser trocknet die Haut weiter aus oder führt sogar zu Reizungen. Es gibt eine große Auswahl von gut verträglichen, sanften Gesichtswässern mit natürlichen, milden Wirksubstanzen, z. B. Lavendel oder Hamamelis.

Jetzt folgt die intensive Pflege, die gerade der reifen Haut so gut tut. Die Tagescreme sollte die Haut mit Fett und Feuchtigkeit versorgen und sie dabei unterstützen, diese Substanzen auch zu speichern. Auch ein UV-Filter ist inzwischen unentbehrlich geworden und sollte mindestens den Lichtschutzfaktor vier haben, denn UV-Strahlung gehört zu den aggressivsten Feinden der Haut. Sie lässt die Haut schneller altern und trägt direkt zur Faltenbildung bei. Die meisten Tagescremes enthalten mittlerweile einen UV-Filter, wenn auch leider häufig der genaue Schutzfaktor nicht angegeben ist.

**Die Qualität von Hautpflegemitteln zeichnet sich auch dadurch aus, dass sie sinnvoll zusammengesetzt sind. So sind z. B. viele Duftstoffe in einer Gesichtscreme überflüssig. Die Haut wird sonst nur unnötig belastet.**

Während eine Tagescreme die Haut pflegen und schützen soll, hat eine Nachtcreme für die reife Haut die Aufgabe, diese bei der Erholung und Regeneration zu unterstützen. Neue Erkenntnisse aus der Erforschung der Zellteilungsmechanismen haben ergeben, dass die Zellteilungen der Haut vor allem in den ersten Nachtstunden ablaufen. Das bedeutet, die Haut ist dann besonders damit beschäftigt, sich zu erneuern. So können jetzt die Stoffe, die Sie Ihrer Haut zuführen, effektiver verwertet werden als zu den anderen Tageszeiten. Die Nachtcreme sollte deshalb besonders viele Nährstoffe und Fett enthalten, um diesen Regenerationsprozess zu unterstützen.

## Die Inhaltsstoffe der Pflegeprodukte

Durch gut definierte und vom Gesetzgeber genau festgelegte Vorschriften zur Deklaration des Inhalts sind die zur Herstellung verwendeten Substanzen auf jedem Hautpräparat vermerkt; die meisten kennt man und kann sie gut einordnen. Andere sind zwar als Fremdwort aus der Kosmetikwerbung jedem geläufig; was sich jedoch hinter diesen Bezeichnungen verbirgt, wissen die wenigsten. Deshalb sind im Folgenden die wichtigsten Wirkstoffe näher erklärt.

**Die neuerdings hochgelobten AHA-Säuren sind in den handelsüblichen Pflegemitteln nur in so geringer Konzentration enthalten, dass ihre hauterneuernde Kraft nicht überschätzt werden darf. Höhere Dosierungen dürfen wegen der starken Reizwirkung nur von erfahrenen Kosmetikerinnen und Hautärzten angewendet werden.**

## Die wichtigsten Wirkstoffe in Hautpflegepräparaten

- Urea (Harnstoff) gehört zu den Stoffen, die Feuchtigkeit binden können. Selbst extrem schuppige und trockene Haut wird durch eine Basiscreme, der Harnstoff zugesetzt ist, wieder glatt.
- Liposome sind Moleküle, die so fein sind, dass sie auch in tiefere Hautschichten eindringen können. Deshalb werden sie in vielen Pflegeprodukten für die reife Haut verwendet. Sie transportieren Wirkstoffe wie etwa Kollagen in die Haut. Früher war es ein Problem, Wirkstoffe der Haut so zuzuführen, dass sie von ihr auch genutzt werden konnten. Denn die Wirkstoffe blieben größtenteils auf der Oberfläche und konnten nicht aktiv werden. Mit den Liposomen hat man einen Weg gefunden, die Haut auch in tieferen Schichten zu pflegen.
- Hyaluronsäure wird vom Körper auch selbst gebildet, ist also ganz natürlich. Sie kann extrem viel Feuchtigkeit speichern. Pflegeprodukte mit Hyaluronsäure sind für die reife Haut besonders geeignet, weil sie die Feuchtigkeitsversorgung der trockenen Haut verbessern.
- AHA-Säuren (Alpha-Hydroxysäuren) sind Frucht- und Milchsäuren, wie sie auch in der Natur vorkommen: Apfelsäure, Zitronensäure und Glykolsäure aus Zuckerrohr gehören dazu. Das besondere Talent dieser kurzkettigen Säuren liegt darin, dass sie die Haut besonders gut durchdringen können. Dabei gehen sie etwas anders als die Liposome vor. Denn die AHA-Säuren können die Hautoberfläche beleben, alte Hautschuppen werden schneller abgestoßen, neue kommen rascher nach. Die Haut wirkt frischer und glatter. Im Bindegewebe können sie das Kollagen günstig beeinflussen. AHA-Säuren wirken also in der ersten und zweiten Hautschicht.
- D-Panthenol kann Feuchtigkeit speichern und hat bei Hautreizungen und leichtem Sonnenbrand eine heilende Wirkung, weshalb es gern in Lotionen verarbeitet wird, die nach dem Sonnenbad die Haut beruhigen sollen. Es ist eine spezielle Form des Vitamins B5.

## Besonders pflegebedürftig

Es gibt drei Problemzonen, die das Alter besonders schnell verraten, weil sie besonders anfällig für Falten sind. Das sind die Halsvorderseite, der Augenbereich und die Handoberflächen. Die Haut in diesen Partien ist etwas dünner, mit nur gering ausgebildetem Unterhautfett- und Bindegewebe. Talg- und Schweißdrüsen, die der Haut Flüssigkeit und Fett spenden, fehlen beinahe ganz. Dieses Defizit lässt sich aber mit gezielter Extrapflege ausgleichen. Deshalb sollten Sie diesen Zonen besondere Aufmerksamkeit schenken.

### Problemzone Hals

Gönnen Sie dieser Hautpartie immer mindestens genauso viel Pflege wie dem Gesicht. Das bedeutet, die Pflegecreme nicht nur aufs Gesicht aufzutragen, sondern immer auch den Hals damit zu behandeln, am besten auch noch das gesamte Dekolletee. Verwenden Sie nährstoffreiche und fetthaltige Pflegeprodukte, die Sie vorsichtig einklopfen, ohne dabei das empfindliche Gewebe zu zerren. Denken Sie daran, den Hals immer möglichst gerade zu halten und nicht das Kinn hängen zu lassen. Durch schlechte Haltung können am Hals schon in frühen Jahren Falten entstehen.

**Extrapflege für die Hände bietet der Cremehandschuh. Tragen Sie dafür vor dem Zubettgehen eine fette Creme dick auf die Handrücken auf. Ziehen Sie dann saubere, leichte Baumwollhandschuhe an. Über Nacht regeneriert sich die Haut der Hände damit besonders gut.**

### Problemzone Augen

Auch die extrem dünne Haut um die Augen herum braucht eine besondere Pflege. Gegen Augenfältchen gibt es spezielle nährstoffreiche Cremes mit sehr intensiven Wirkstoffen. Besonders wichtig bei der Pflege dieser empfindlichen Partie ist jedoch die Anwendung. Denn das feine Bindegewebe an dieser Stelle kann durch zu starkes Reiben und zu festes Massieren kleinste Einrisse bekommen. Das merkt man anfangs noch nicht, doch später können dadurch Schwellungen und Tränensäcke entstehen.

### Problem Hände

Auch für die Hände gilt: pflegen, pflegen, pflegen. Nach jedem Händewaschen tragen Sie am besten eine nährstoffreiche Handcreme auf, bei der Arbeit mit hautreizenden Stoffen – Waschen, Putzen, Gartenarbeit etc. – schützen Handschuhe. Besonders angenehm sind solche, die innen mit Baumwolle ausgekleidet sind.

# Pflege für den gesamten Körper

**Scheren und scharfe Hobel sollten zur Entfernung von Hornhaut möglichst nicht verwendet werden, denn verletzte Hornhaut kann sich kaum zusammenziehen, und auch kleinere Verletzungen können lang anhaltende Blutungen zur Folge haben.**

Doch nicht nur das Gesicht und die Problemzonen verlangen nach Pflege. In den reiferen Jahren wird auch die besondere Hautpflege des gesamten Körpers immer wichtiger. Die reife Haut verlangt nach sanfter, aber intensiver Behandlung von Kopf bis Fuß. So bilden sich z. B. trockene, rauhe Hornschichten an den Ellenbogen. Mit einer täglichen Ölmassage können sie gemildert werden. Auch an den Fußsohlen hat man mit diesen Verdickungen mehr zu kämpfen als in jungen Jahren. Gezielte Fußpflege mit einem Fußbad, vorsichtige Entfernung der Hornhaut durch Abschmirgeln und eine anschließende Massage mit einer Fußcreme lassen die Haut wieder geschmeidiger werden.

Es ist eine ganz natürliche Alterserscheinung, wenn die Haut am ganzen Körper trockener wird. Schweiß- und Talgdrüsen arbeiten nicht mehr so intensiv, die Hauterneuerung ist auf der gesamten Hautoberfläche verlangsamt. Das kann man vor allem nach dem Duschen feststellen, wenn die Haut dann richtig schuppt, etwas juckt und angespannt erscheint. Dagegen gibt es intensiv wirkende Hautlotionen,

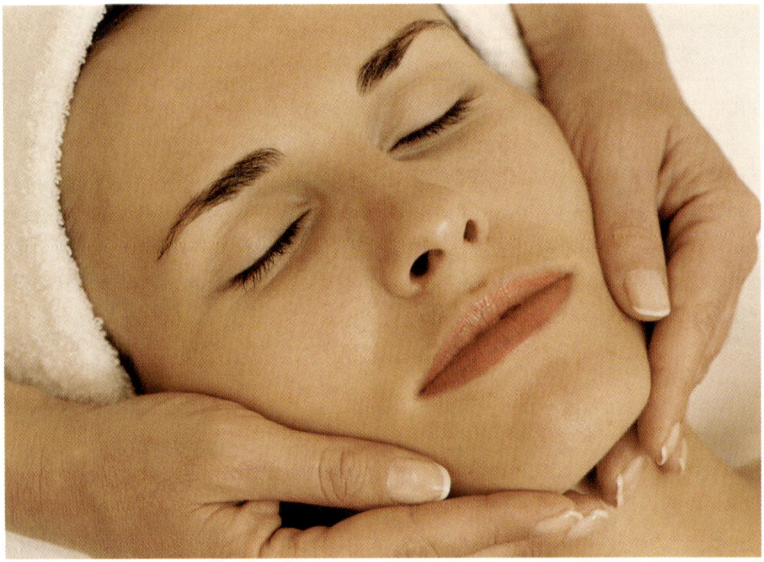

***Gesichtsmassagen sind ausgesprochen entspannend und können vorzeitige Faltenbildung verhindern.***

z. B. mit Harnstoff (Urea), die der Haut Feuchtigkeit zuführen und sie wieder geschmeidig machen. Besonders bewährt hat sich auch die Trockenbürstenmassage, die vor dem Duschen mit einer nicht allzu harten Naturbürste ausgeführt werden sollte. Dabei massieren Sie immer in kreisenden Bewegungen vom rechten Fuß bis zur Leiste hinauf, anschließend wird das linke Bein vom Fuß bis zur Leiste gebürstet. Es folgen der Bauch und das Gesäß und anschließend die Arme, zuerst rechts, dann links von unten bis oben. Zum Abschluss massieren Sie Rücken und Brust. Die Trockenbürstenmassage steigert die Durchblutung der Haut, alte Schlacken werden eher abtransportiert, die Haut wirkt jugendlicher und frischer.

**Trockenbürstenmassagen beginnen immer an den Gliedmaßen und arbeiten sich dann in Richtung Herz vor. Sie steigern die Durchblutung der Haut und verbessern die Funktion des Blutkreislaufs. Wer nach dem Trockenbürsten noch Wechselduschen mit kaltem und warmem Wasser macht, hat seiner Gesundheit insgesamt etwas Gutes getan.**

## Gesichtsmassage gegen Falten

Eine Gesichtsmassage tut nicht nur der reifen Haut gut. Sie ist eine wahre Wohltat auch in jungen Jahren und führt darüber hinaus zu einer angenehmen Entspannung. Durch eine richtig ausgeführte Gesichtsmassage können feine Linien geglättet werden, die weitere Faltenbildung wird frühzeitig gebremst. Wichtig sind die richtige Massagetechnik, ein hochwertiges Hautöl – am besten angereichert mit den Schutzvitaminen A, C und E – und etwas Ausdauer. Der richtige Zeitpunkt für Ihre Gesichtsmassage ist der Abend, nach der Reinigung, wenn Sie Zeit und Muße haben.

## Die wichtigsten Griffe einer gekonnten Gesichtsmassage

### 1. Stirn

Beginnen Sie an der Stirn. Massieren Sie mit den Fingerspitzen beider Hände langsam von der Stirnmitte parallel nach außen. Massieren Sie danach von den Augenbrauen nach oben zum Haaransatz. Gegen die steilen Willensfalten an der Nasenwurzel wirkt folgender Griff: Nehmen Sie diese Hautregion vorsichtig horizontal zwischen Daumen und Zeigefinger, und massieren Sie einen Extratropfen Öl mit hin- und herschiebenden Bewegungen ein.

### 2. Augen

Wegen der schon erwähnten Zartheit des Untergewebes ist besondere Vorsicht bei der Massage geboten. Beginnen Sie an den Schläfen, und massieren Sie ovalförmig um die Augen herum. Dazu streichen Sie von der Schläfe aus sanft unten an den Augen entlang nach innen in Richtung Nase und dann über den oberen Lidbereich wieder nach außen in Richtung Schläfe. Wiederholen Sie dieses Ausstreifen mehrmals, und gehen Sie am Gesichtsrand über die Schläfen hinaus bis zum Haaransatz. Danach trommeln Sie ganz leicht mit Zeige- und Mittelfinger um die Augen herum. Auch hier folgen Sie demselben Weg wie beim Ausstreichen. Durch das sanfte Trommeln werden Schlackenansammlungen im Gewebe gelockert und können so einfacher abtransportiert werden.

**Meist kann man nach einer guten Gesichtmassage spüren, dass die Gesichtskonturen straffer geworden, Wasseransammlung im Bereich der Backen und Augen vermindert sind.**

### 3. Nase

Arbeiten Sie sich mit kleinen Kreisen zu beiden Seiten des Nasenrückens von der Nasenspitze nach oben, und wiederholen Sie diese Bewegung mehrmals. Schenken Sie den Nasenflügeln und der Nasenspitze dabei besondere Beachtung. Hier sammeln sich ebenfalls oft Schlacken, die so gelöst werden können.

### 4. Wangen

Massieren Sie in kleinen Kreisen von den Nasenflügeln aus parallel über die Wangenknochen hinaus, und setzen Sie jedesmal etwas weiter unten an. So beziehen Sie nach und nach die Mundwinkel, die Partien unter den Mundwinkeln, das Kinn und die Kinnspitze in die Massagebewegung mit ein.

### 5. Falten zwischen Nase und Mundwinkeln

Früher nahm man an, dass Menschen, die schon frühzeitig Falten zwischen Nase und Mundwinkeln ausbilden, Magenprobleme hätten und eher griesgrämige Menschen seien. Das ist natürlich Unsinn. Tatsache ist, dass fast alle Menschen an dieser Stelle eine tiefe Falte haben. Man kann sie mildern, indem man sie mit kreisenden Bewegungen massiert und zu den Wangen hin ausstreicht.

### 6. Mundregion

Vor allem über der Oberlippe bilden sich häufig kleine Fältchen. Sie entstehen durch das Spitzen des Mundes. Diese Bewegung wird vor allem beim Ziehen an der Zigarette täglich häufig ausgeführt. Arbeiten Sie sowohl über als auch unter den Lippen immer von der Mitte nach außen, und führen Sie kleine, ausstreichende Bewegungen durch. Das mindert diese unschöne Begleiterscheinung des Rauchens etwas ab. Allerdings kann auch die Angewohnheit, bei Anspannung die Lippen zu kräuseln, zu Mundfältchen führen.

### 7. Kinn und Wangenabschluss

Hier erschlafft das Gewebe besonders schnell. Nehmen Sie das kleine Gewebepolster am Kinn zwischen Ihre beiden Zeigefinger, und massieren Sie es mit hin- und hergleitenden Bewegungen horizontal. Legen Sie dann die Spitzen aller Finger außer der Daumen auf das Kinn, und massieren Sie dem Unterkieferknochen folgend in kleinen Kreisen vom Kinn zu den Ohren. Auch dieser Vorgang wird mehrmals wiederholt.

### 8. Hals

Streichen Sie beidseitig sanft den Hals entlang, und bewegen Sie die Hände vom Halsansatz nach oben, in Richtung auf die Knochen des Unterkiefers hin.

Nachdem Sie diese Massageschritte ausgeführt haben, streichen Sie noch ein paar Mal ruhig, in großzügigen Bewegungen über Ihr Gesicht. Entfernen Sie das Öl, das die Haut nicht aufgenommen hat, mit sauberen Baumwolltupfern, und tragen Sie die gewohnte Nachtcreme auf. Achten Sie dabei besonders darauf, dass um die Augen herum kein Öl zurückbleibt. Es wandert leicht über kleine Fältchen in die Augen und kann dort die Bindehaut reizen.

**Bei der Halsmassage ist darauf zu achten, dass die Schilddrüse nicht zu stark gedrückt wird.**

### Regeln für eine erfolgreiche Gesichtsmassage

- Massieren Sie mit den Fingerspitzen.
- Beginnen Sie immer an der Stirn, und arbeiten Sie sich langsam bis zum Dekolletee vor. Das unterstützt den Lymphfluss, und Schlacken werden so schneller abtransportiert. Zusätzlich wird die Durchblutung angeregt.
- Behandeln Sie Ihre Haut dabei immer sanft. Zerren, reißen und drücken Sie nicht.

## Fitness für die Gesichtsmuskeln

Was für die Muskulatur von Beinen, Gesäß und Bauch gilt, ist auch für die Muskeln des Gesichts richtig. Ein fester Muskelunterbau verhindert Erschlaffung, Fettablagerung und Faltenbildung. Bauen Sie Falten ab, und vermeiden Sie neue Faltenbildung so weit wie möglich mit Gesichtsgymnastik. Wie bei jedem Muskeltraining kommt es darauf an, dass man regelmäßig übt. Gesichtsgymnastik können Sie mehrmals pro Tag ausführen, immer wenn Sie ein bisschen Zeit haben. Die einzelnen Übungen sind speziell zur Milderung der häufigsten Falten ausgearbeitet. Das Training ist ganz einfach. Es funktioniert im Wechsel von Anspannung und Entspannung. Die Anspannung sollte jeweils ungefähr zehn Sekunden dauern. Wieder beginnen Sie, wie bei der Massage, im Stirnbereich und arbeiten sich Übung für Übung bis zur Halsregion vor.

### 1. Stirnfalten

Legen Sie die Finger beider Hände auf die Stirn. Versuchen Sie, gegen diesen leichten Druck die Augenbrauen hochzuziehen. Wiederholen Sie diese Übung zehnmal.

**Haben Sie keine Angst, Ihr Gesicht auch extrem zu verziehen: Je vielfältiger die Muskelbewegungen sind, umso weniger besteht die Gefahr der Faltenbildung.**

### 2. Willensfalten

Bedecken Sie Ihre Augenbrauen mit den Mittelfingern. Drücken Sie sanft auf die Augenbrauen, und versuchen Sie, sie gegen die Kraft Ihrer Finger ein bisschen zusammenzuziehen. Wiederholen Sie diese Übung zehnmal.

### 3. Augenfältchen

Legen Sie die Mittelfinger auf die Schläfen, und ziehen Sie die Unterlider von dort aus ganz vorsichtig nach hinten. Führen Sie diese Übung fünfmal durch, und achten Sie darauf, nicht zu viel Druck auszuüben!

### 4. Für feste Wangen

Legen Sie die Zeigefinger an die Augenwinkel und die Daumen unter die Wangen. Drücken Sie mit wenig Kraft. Versuchen Sie jetzt ein breites Lächeln. Dabei müssen sich die Muskeln der Wangen spürbar anstrengen. Wiederholen Sie die Übung zehnmal.

**5. Lippenfältchen**
Die Mittelfinger drücken sanft auf die Mundwinkel. Pressen Sie nun die Lippen zehnmal fest zusammen.

**6. Halsfalten**
Ziehen Sie die Unterlippe fest und angespannt nach unten, als wenn Sie sich vor etwas stark ekeln. Die Halsmuskeln werden dabei als richtige Stränge sichtbar. Diese Übung wird 15-mal wiederholt.

**Gesichtsgymnastik kostet Sie täglich nur wenig Zeit. Bei konsequentem Training kann man mit ihr aber einiges erreichen. Hier gilt also: kleiner Aufwand – große Wirkung.**

## Kleine Extras für die reife Haut

- Um der stärkeren Verhornung Ihrer Haut entgegenzuwirken, können Sie alle 14 Tage ein Peeling durchführen. Nehmen Sie dazu mit wenig Wasser zu einem Brei verrührte Mandel- oder Weizenkleie, die nicht nur die abgestorbenen Hautzellen abschilfert, sondern durch ihre Fettbestandteile auch mild pflegt. Es gibt außerdem mit Seesand vermischte Kleie, die Sie aber nur für das Körperpeeling verwenden sollten – die Gesichtshaut ist zu empfindlich für grobkörnige Schleifmittel.
- Gegen Pigmentflecken im Gesicht oder an den Händen soll eine Packung aus einer roh geriebenen Kartoffel helfen. Lassen Sie die Masse etwa 15 Minuten lang einziehen, und waschen Sie mit viel warmem Wasser nach.
- Um die Haut zu regenerieren, empfiehlt sich eine Maske. Vermischen Sie 1 Eigelb mit jeweils 1 Teelöffel Olivenöl und frischem Karottensaft. Tragen Sie die Paste unter Aussparung der Augenpartie auf das Gesicht auf, und lassen Sie sie 30 Minuten lang einwirken. Anschließend gründlich abwaschen.
- Gegen müde Augen helfen mit Kräuterlotion getränkte Wattepads, die Sie für etwa 10 Minuten auf die geschlossenen Augen legen. Mischen Sie dazu jeweils 1/2 Teelöffel Fenchelsamen, getrockneten Salbei, Rosmarin und Augentrost mit 1 Prise schwarzem Tee, und erwärmen Sie die Kräutermischung in 1/4 Liter destilliertem Wasser bis kurz vor dem Siedepunkt. Lassen Sie die Mischung 10 Minuten lang ziehen, bevor Sie die Lotion durchseihen und abkühlen lassen.

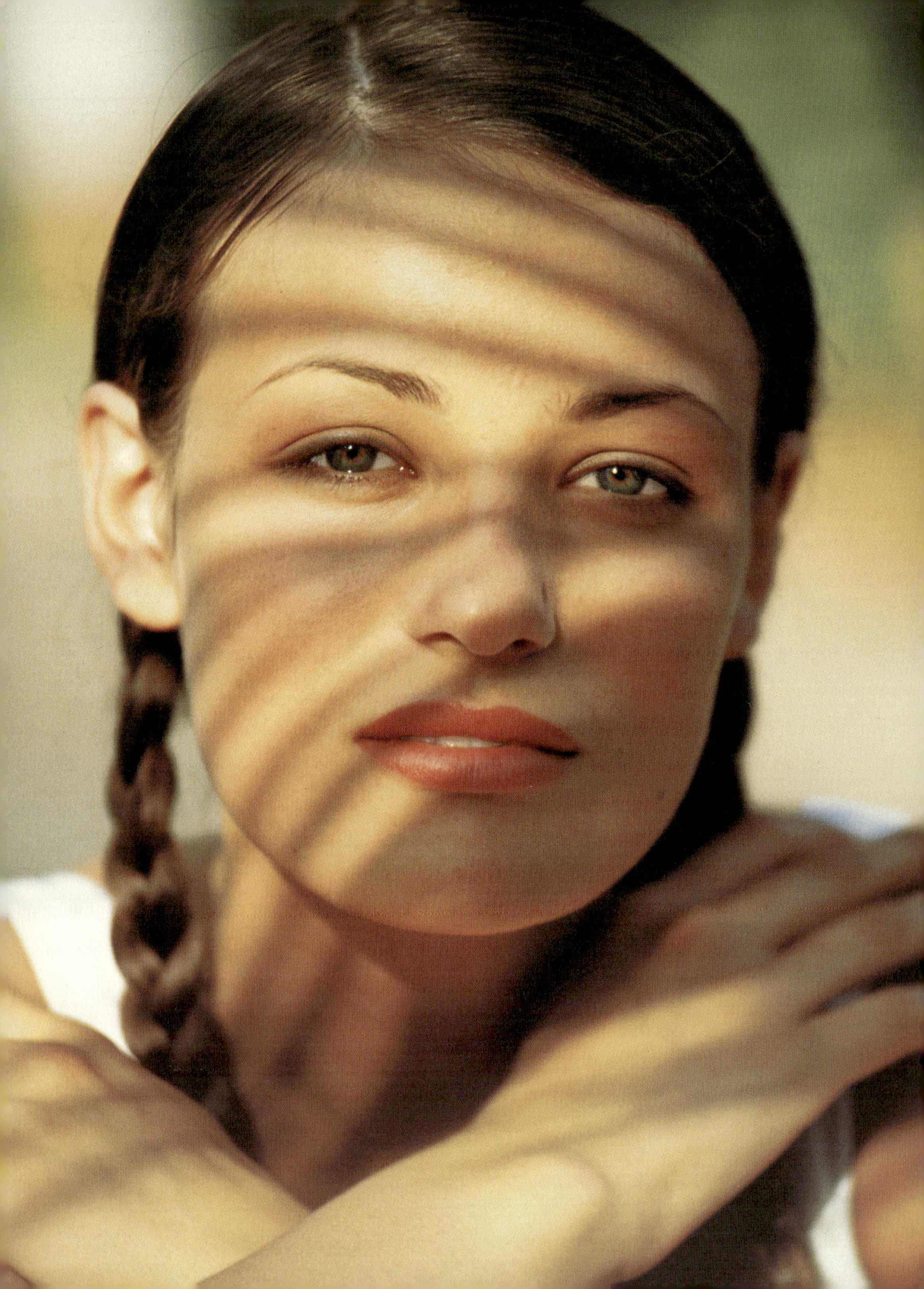

# SCHUTZ VOR SCHÄDLICHEN EINFLÜSSEN

Unsere Haut ist ein Multifunktionsorgan mit vielen verschiedenen Aufgaben. Da sie die unmittelbare Grenze zur Umwelt bildet, sind ihre Schutzfunktionen besonders ausgeprägt. Die Belastungen, denen die Schutzhülle Haut ein Leben lang standhalten muss, stellen eine große Herausforderung dar. Es ist erstaunlich und eigentlich ein großes Wunder, wie meisterhaft die Haut diese Aufgabe im Normalfall bewältigt. Voraussetzung ist allerdings, dass sie pfleglich behandelt wird und dass die negativen Einflüsse nicht überhand nehmen. Sie können die großartige Regenerationsfähigkeit der Haut überfordern, was sie nicht ohne unangenehme Folgen hinnehmen wird. Störungen und im schlimmsten Fall sogar chronische Hautkrankheiten drohen. Daher ist es wichtig zu wissen, was der Haut am meisten zusetzt und welche Möglichkeiten es gibt, diese Einflüsse zu vermeiden oder zumindest so weit zu reduzieren, dass die Haut keinen Schaden nimmt und lange schön bleibt.

**Die Haut reguliert Kälte und Wärme, hindert UV-Strahlen daran, in ihre tieferen Schichten einzudringen, erhält trotz Wasser und Seife den Feuchtigkeitsgehalt aufrecht, wehrt Schadstoffe ab und bekämpft Krankheitserreger.**

## Übertriebene Hygiene

Für die meisten von uns gehört die tägliche Körperpflege zur absoluten Selbstverständlichkeit. Ohne die Möglichkeit, sich zu waschen, sich von Staub, Schmutz und Schweiß zu befreien, würden wir uns nach kürzester Zeit extrem unwohl in unserer Haut fühlen und hätten Sorge, dass wir der Umwelt mit unangenehmen Körpergerüchen zur Last fielen. Hygiene, sowohl an uns selbst als auch in unserer Umgebung, ist nicht nur wichtig, um die Ausbreitung von Krankheitserregern zu verhindern und unsere Gesundheit zu erhalten, sie trägt auch wesentlich zu unserem Wohlbefinden bei und bildet die Grundlage für ein positives Auftreten gegenüber unseren Mitmenschen.

Doch wie viel Hygiene ist gut? Schadet vielleicht schon die tägliche Dusche? Wie häufig darf man baden? Welche Seifen oder Waschlotionen sind erlaubt? Was ist von Parfums, Intimsprays und Deodorants zu halten? Diese und viele andere Fragen werden immer wieder aufgeworfen und selten befriedigend beantwortet.
Tatsache ist, dass es keine einheitliche Regel gibt und dass die Körperpflege immer an die individuellen Bedürfnisse und die jeweilige Situation angepasst sein sollte. Wer morgens gerne unter die Dusche springt, um sich den Schlaf vom Körper zu waschen und mit einem kalten Wasserstrahl richtig wach zu werden, sollte diese Gewohnheit nicht aufgeben. Auch nach körperlicher Anstrengung, z.B. nach einem heißen Sommertag oder einer schweißtreibenden sportlichen Betätigung, ist nichts erquicklicher, als sich in ein reinigendes und erfrischendes Bad zu setzen. Trotzdem muss man wissen, dass der Haut bei jedem Kontakt mit Wasser und Reinigungsmitteln Feuchtigkeit entzogen und der Säureschutzmantel geschwächt wird. Wer also sehr häufig duscht oder badet, läuft Gefahr, dass die Haut an Elastizität verliert und austrocknet.

**Seife nimmt der Haut ihren natürlichen Lipidfilm – genauso wie Spülmittel die Fettrückstände auf dem Geschirr entfernt. Deshalb gibt es pH-neutrale oder leicht saure Reinigungspräparate, die die Haut nur wenig belasten und ihre Funktion kaum beeinträchtigen.**

## Waschen – gewusst wie

Wenn Sie also eher zu trockener Haut neigen, sollten Sie ein wenig zurückhaltender mit dem Baden sein, am besten nur einmal am Tag kurz duschen und Seife nach Möglichkeit ganz meiden. Anstelle von Seifen oder anderen alkalischen Reinigungsmitteln eignen sich milde Waschlotionen oder -cremes, die dem pH-Wert der Haut von ungefähr 5,5 angepasst sind und deshalb den Säureschutzmantel der Haut weniger angreifen. Spezielle Badezusätze auf Ölbasis können der Haut schon während des Badens entzogenes Fett zuführen. Nach jedem Duschbad sollten Sie sich konsequent eincremen. Verwenden Sie eine Körpermilch oder -lotion, die fett- und feuchtigkeitsspendende Wirkstoffe enthält. Substanzen wie Lanolin, Glyzerin oder Harnstoff haben die Fähigkeit, Wasser zu binden, und können somit die Feuchtigkeit länger an der Hautoberfläche festhalten. Viele Markenprodukte zur Körperpflege enthalten auch noch wertvolle Öle und Fette wie Jojobaöl, Kakao- oder Sheabutter und zusätzliche

Feuchtigkeitsfaktoren wie Panthenol oder Vitamin E, die der Haut Geschmeidigkeit geben und ihre natürliche Widerstandsfähigkeit stärken. Anhänger der Naturkosmetik können auch naturreine, möglichst kaltgepresste Pflanzenöle zur Rückfettung der Haut verwenden. Besonders empfehlenswert sind dazu Mandel-, Sesam- und Weizenkeimöl. Mit ein paar Tropfen eines ätherischen Öls, wie z.B. Geranium-, Rosen- oder Vetiveröl, können Sie eine persönliche Duftnote hinzufügen. An heißen Tagen ist Kokosöl durch seinen leicht kühlenden Effekt besonders angenehm auf der Haut.

## Duftende Frische – nicht ohne Risiko

Für viele Menschen gehören auch Deodorants und Intimsprays zur Körperhygiene, und sie fühlen sich in ihrer Haut noch wohler, wenn sie der feine Duft eines Parfums umhüllt. Deodorants gibt es in reicher Auswahl in Form von Sprays, Zerstäubern, Rollern oder Stiften. Sie wirken der Schweißbildung entgegen und neutralisieren den Geruch. Dazu enthalten sie verschiedene Stoffe wie Alkohol, Parfum und Zitronensäure. Außerdem finden sich in manchen Produkten auch Konservierungsstoffe. Bei empfindlichen Personen können diese Substanzen zu Reizungen oder sogar zu allergischen Reaktionen führen. Deshalb muss man prüfen, welches Deodorant man verträgt. Sind Hautreizungen vorhanden, sollte auf den Einsatz eines Deos verzichtet werden, das gilt besonders nach einer Rasur oder chemischen Entfernung der Achselhaare.

Auch Intimsprays enthalten im Allgemeinen Alkohole und Duftstoffe, die die empfindliche Schleimhaut in der Genitalregion reizen können. Sie sind daher nicht empfehlenswert, und die tägliche Körperpflege beim Duschen, Waschen oder Baden reicht zur Intimhygiene meist völlig aus.

**Deodorants setzen sich aus vielen unterschiedlichen Wirkstoffen zusammen. Das birgt immer die Gefahr einer allergischen Reaktion oder einer Unverträglichkeit. Bevorzugen Sie Markenartikel, die dermatologisch getestet und ohne Konservierungs- und Farbstoffe hergestellt wurden.**

## Gefährliche Mischung – Duft und Sonne

Mit der Verwendung von Parfums sollten Sie im Sommer vorsichtig sein, vor allem wenn Sie sich der Sonne aussetzen. Dann nämlich können die Inhaltsstoffe der Duftwässer zu Pigmentveränderungen und unschönen Hautflecken führen. Deshalb tragen Sie, wenn Sie zum Baden gehen, besser keine Parfums auf, sondern erst abends, wenn die Sonne untergegangen ist.

**Gerade bei Problemhaut sind besonders hautfreundliche, allergenarme und schonende Präparate zur Reinigung und Pflege notwendig.**

### Spezielle Reinigungs- und Pflegeprodukte für trockene und empfindliche Haut

- *Duschlotion ohne Schaum:* Eine neue Duschlotion, die speziell für trockene, empfindliche und gereizte Haut geeignet ist und ein Austrocknen der Haut verhindert, wurde von Dermatologen der Freiburger Universitätshautklinik entwickelt. Die zum Patent angemeldete Lotion enthält keine Schäumer, die den schützenden Fettfilm zerstören; außerdem geben spezielle Inhaltsstoffe der Haut die Wasserbindungsfähigkeit zurück. Die Duschlotion ist unter dem Namen »Veladerm« in allen Apotheken erhältlich.
- *Hautpflege mit Naturstoffen und Vitaminen:* Die Creme mit dem Namen »DermaVit Bioenergetic Creme« ist frei von chemischen Zusätzen wie Emulgatoren, Stabilisatoren, Farb- und Duftstoffen und soll besonders für die Hautpflege bei Neurodermitis, Akne und Psoriasis geeignet sein. Sie enthält pflegende und regenerierende Substanzen wie Gurke, Hamamelis, Jojobaöl, Sojaöl, Propolis sowie verschiedene Hautvitamine.
- *Hautregulation:* Auf der Basis der patentierten Mikroemulsionstechnik sollen mit dem Spezialspray »Capsoft« pflegende Stoffe besonders tief in die Hautschichten eingebracht werden, um dort direkt an den Zellen ihre regenerierende Wirkung zu entfalten. Eine Balancecreme unterstützt diese Behandlung zusätzlich, die besonders bei trockener und empfindlicher Haut empfohlen wird.

# Falsche Ernährung

Man kann ohne Übertreibung sagen, dass die Haut nicht nur der Spiegel der Seele, sondern auch der Spiegel der Ernährung ist. »Man ist, was man isst«, sagt ein Sprichwort, und das gilt für das Wohlbefinden, die Leistungskraft und das Aussehen. Wenn der Organismus insgesamt schlecht mit Nährstoffen versorgt wird, wenn den Zellen

wichtige Energiebausteine, Vitamine, Mineralstoffe und Spurenelemente fehlen, leidet auch die Haut unter Mangelerscheinungen – sie wirkt blass und müde, verliert an Vitalität und Geschmeidigkeit und wird anfälliger für Störungen und Krankheiten.
Oft sieht man Ernährungsfehler zuerst am Zustand der Haut. Wer zu viel Fettes und Zuckerhaltiges isst, wer mehr Fleisch und Wurst auf dem Teller hat als frisches Gemüse und Obst, wer Hamburgern, Hotdogs, Pommes frites, Colagetränken und süßen Limonaden den Vorzug gibt, aber Salate, Joghurt, Quark, Vollkornprodukte und frisch gepresste Obstsäfte links liegen lässt, der wird zwar in seinem Allgemeinbefinden zunächst vielleicht noch gar nicht übermäßig beeinträchtigt sein. Die Haut macht aber den Nährstoffmangel häufig schon deutlich sichtbar, indem sie fleckig wird, sich Pickel auf ihr ausbreiten und plötzlich eine Neigung zu trockener oder zu fettiger Haut mit verstärkter Talgabsonderung besteht.

**Oft geraten die Hautfunktionen aus der Balance, wenn viele Belastungsfaktoren zusammenkommen und die Haut stark überreizen. Dabei spielen selbstverständlich nicht nur Außeneinflüsse, sondern auch innere Faktoren eine Rolle, z.B. ungesunde, nährstoffarme Ernährung oder ein unausgeglichener Seelenzustand.**

## Kranker Darm – kranke Haut

Oft beginnt das Übel ganz schleichend und unbemerkt im Darm. Dort nämlich findet die Nährstoffverwertung statt. Die Nahrung wird in ihre einzelnen Bausteine aufgespalten, und diese werden ins Blut abgegeben. Ist der Darm aber durch Ernährungssünden ständig überlastet, kann er seine Verdauungsarbeit nicht mehr optimal verrichten, und der gesamte Organismus wird nur noch ungenügend mit Nährstoffen versorgt.
So kann es passieren, dass trotz eines reichhaltigen Angebots an Nahrungsmitteln, trotz eines Lebens im Überfluss, Mangelerscheinungen auftreten, die sich in vielfältiger Weise auswirken können und von außen an einem schlechten Hautbild erkennbar sind. So kann eine überempfindliche Haut, die zu Ausschlag und Juckreiz neigt, Ausdruck von chronischer Darmträgheit und Verstopfung sein. Eine sehr trockene, fleckige Haut lässt auf einen Mangel an essenziellen Fettsäuren und Vitamin E schließen, und hinter einer entzündlich veränderten Haut mit schlechter Wundheilung könnte sich möglicherweise ein Defizit an den Vitaminen A, B6, C und dem Spurenelement Zink verbergen.

**Eine Ernährungsumstellung bringt besonders schnell sichtbare Ergebnisse, wenn Sie sie mit einer Entschlackungskur einleiten. Ob Sie dazu ein paar strenge Fastentage einlegen oder nur sehr leicht und vitaminreich essen, ist Geschmackssache – in jedem Fall sollten Sie sehr viel Mineralwasser und Kräutertee trinken, um Giftstoffe auszuschwemmen.**

### Es ist nie zu spät

Wer sich entschließt, seinen belasteten Darm gründlich zu sanieren, seine Ernährung auf frische, vitamin- und mineralstoffreiche Kost umstellt und darüber hinaus der Haut genügend Sauerstoff und eine gute Pflege zukommen lässt, wird wahrscheinlich ein wahres Wunder erleben können. Das Hautbild wird sich vollkommen wandeln, und ein fahler, scheckig und ungepflegt wirkender Teint erstrahlt plötzlich rosig, frisch und geschmeidig. Deshalb sollten Sie sich nicht scheuen, Ihre Ernährungsgewohnheiten ganz bewusst zu überprüfen, d. h. die »Hautfeinde« in Ihrer Nahrung gegen »Hautfreunde« unter den Lebensmitteln auszutauschen.

## Hautfeinde und Hautfreunde

Hin und wieder mal ein Schlemmermahl mit den hier aufgelisteten Lebensmitteln ist keine Sünde und wird auch Ihrer Haut kaum Schaden zufügen. Allerdings sollten Sie den regelmäßigen und vor allem einseitigen Genuss meiden, denn sonst kann es sehr wohl zu Problemen kommen, und Sie werden vielleicht lange brauchen, bis Ihre Haut wieder frisch und gesund erscheint. Unterstützen können Sie Ihre Haut mit Lebensmitteln, die viele Nährstoffe, Vitamine, Mineralien und Spurenelemente enthalten. Sie geben Ihrer Haut Vitalität, Spannkraft und ein jugendliches Erscheinungsbild. Stellen Sie sich diese Nahrungsmittel zu einem abwechslungsreichen und phantasievollen Speiseplan zusammen.

Achten Sie auch bei der Zubereitung auf schonende Garmethoden, um möglichst viele Vitamine und Mineralstoffe zu erhalten. Bevorzugen Sie Gedünstetes und Gekochtes gegenüber scharf Gebratenem, und vermeiden Sie lange Garzeiten. Gemüse und Salate sollten Sie vor der Zubereitung unter fließendem Wasser reinigen und nur grob zerkleinern. Langes Herumstehen an der Luft, Einweichen in Wasser oder Aufwärmen vernichten sehr rasch viele der enthaltenen Nährstoffe. Nehmen Sie sich Zeit für Ihre Mahlzeiten, und sorgen Sie dabei für eine ruhige und entspannte Atmosphäre – so kann Ihr Organismus die Nahrung besser verwerten. Besonders Berufstätige vernachlässigen dies in der Alltagshektik oft.

## Lebensmittel, die die Haut beeinflussen

**Hautfeinde**

- Fleisch und Wurst: scharf gebratenes Fleisch, vor allem vom Schwein, fettes Fleisch und fette Wurstwaren, Geräuchertes (Schinken, Speck)
- Räucherfische
- Stark gebräunte und geröstete Speisen (z. B. vom Holzkohlengrill)
- Salz und Gewürze: scharf gewürzte und salzige Speisen
- Lebensmittel mit Zusätzen wie Farb- und Aromastoffen
- Konservenkost
- Fette oder zuckerhaltige Saucen und Würzmittel: z. B. Ketchup, Mayonnaise
- Fast- und Designfood (Hamburger, Pommes frites etc.)
- Produkte aus raffiniertem Mehl
- Zuckerhaltige Lebensmittel: z. B. Schokolade, Bonbons, Eis, Kuchen
- Zuckerhaltige Getränke
- Getränke und Speisen mit vielen chemischen Zusätzen

**Hautfreunde**

- Gemüse: z. B. Artischocken, Avocados, Blumenkohl, Brokkoli, Erbsen, Karotten, Kartoffeln, Knoblauch, Rote Bete, Sellerie, Zwiebeln
- Salate: z. B. Blattsalate (Feldsalat, Grüner Salat, Endiviensalat, Chicorée)
- Frische Kräuter: z. B. Petersilie, Schnittlauch, Rosmarin, Thymian, Basilikum
- Keimlinge, Sprossen
- Obst: z. B. Ananas, Äpfel, Aprikosen, Bananen, Erdbeeren, Heidelbeeren, Himbeeren, Brombeeren, Kiwis, Melonen, Zitrusfrüchte

**Weitere Hautfitmacher**

- Milch und Milchprodukte
- Vollkorngetreide
- Ungeschälter Reis
- Nüsse, Mandeln
- Frischfisch
- Geflügel (in Maßen)
- Mageres Fleisch (in Maßen)
- Mineralwässer und Kräutertees

# Sonne

**Viele Menschen bekommen im Sommer Hitzepickel oder auch die so genannte Mallorca-Akne. Meist ist dies eine Überempfindlichkeitsreaktion auf Fette in Hautpflegemitteln in Verbindung mit starker Sonneneinstrahlung.**

Die Sonne gibt uns Kraft, weckt unsere Lebensgeister und bringt unser Immunsystem in Schwung. Man ist fröhlicher, ausgeglichener und unternehmungslustiger, wenn die Sonne am Himmel lacht. Sportliche Aktivitäten, Wanderungen oder Strandurlaube: Bei strahlend blauem Himmel, Wärme und Sonnenschein macht alles gleich doppelt so viel Spaß.

Allerdings hat auch die Sonne – wie so vieles andere im Leben – ihre Schattenseite. Dann nämlich, wenn zu viel ihrer ungeheuren Kraft auf unseren Organismus trifft. Die negativen Eigenschaften der Sonne bekommen wir direkt auf der Haut zu spüren. Vor allem Menschen vom blassen Hauttyp sowie Personen mit sonnenentwöhnter Winterhaut reagieren hochempfindlich und sind durch die energiereichen UV-Strahlen des Sonnenlichts extrem gefährdet, sich Hautschäden zuzuziehen.

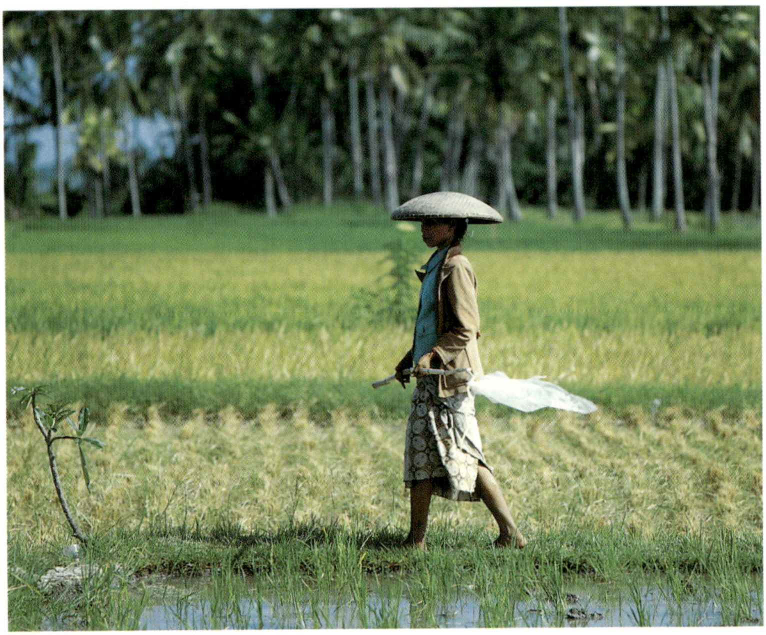

*In tropischen Ländern gehört eine Kopfbedeckung als Sonnenschutz zur Standardkleidung.*

# Gefährliche UV-Strahlung

Ultraviolette Strahlen sind die kurzwelligen Strahlen des Lichts. Sie sind für den Menschen unsichtbar, beeinflussen den Körper und besonders die Haut aber nachhaltig. Wir unterscheiden UV-A-, UV-B- und UV-C-Strahlung, die alle die Haut auch schädigen können.

- UV-A-Strahlen dringen sehr tief in die Haut ein und gelangen bis ins Bindegewebe. Sie regen die Pigmentbildung an und bewirken eine rasche Bräunung. Allerdings verursachen sie auch eine vorzeitige Hautalterung.
- UV-B-Strahlen dringen nicht bis in die tieferen Hautschichten vor. Bei zu intensiver Einwirkung rufen sie den typischen Sonnenbrand hervor und sind für Zellschäden verantwortlich. Bedenken Sie, dass die Haut keinen einzigen Sonnenbrand vergisst. Auch wenn die Haut über ein eigenes Reparatursystem verfügt, bleiben doch Schäden bestehen, und sie werden durch jede weitere Überdosis an Sonne verstärkt. Das macht vor allem Sonnenbrände, die man sich schon im Kindes- und Jugendalter zuzieht, so gefährlich. Neben der Gefahr einer früh gealterten und strapazierten Haut erhöhen sie das Risiko, später an Hautkrebs zu erkranken, um ein Vielfaches.
- UV-C-Strahlen sind besonders aggressiv. Allerdings gelangen sie meist nicht bis zur Erdoberfläche, sondern werden von der Ozonschicht abgehalten. Hier kommt jedoch seit einigen Jahren ein großes Problem auf uns zu: Durch die stetige Vergrößerung des Ozonlochs können auch diese gefährlichen Strahlen verstärkt bei uns eintreffen und zu Hautschäden führen.

**Die Menschen auf der Südhalbkugel der Erde sind den UV-C-Strahlen sehr viel stärker ausgesetzt. Deutlich erkennbar ist das z.B. an der Hautkrebsrate. In den letzten Jahren hat sich das Verhalten der Menschen dort deutlich geändert. Ohne schützende Kleidung wie Hüte etc. geht kaum einer mehr ins Freie.**

## Unterschiedliche Strahlen erreichen die Haut

- Infrarotstrahlen haben eine große Wellenlänge. Sie sind nicht sichtbar, aber ihre Wärme ist fühlbar.
- Das sichtbare Lichtspektrum hat kürzere Wellen als die infrarote Strahlung.
- Ultraviolette Strahlung ist für das menschliche Auge nicht sichtbar. Ihre Wellenlängen sind deutlich kürzer als die des sichtbaren Lichts.

## Hauteigener Sonnenschutz

**Auch wer nach Erfahrungswerten zu den unempfindlicheren Hauttypen gehört, kann in den letzten Jahren beobachten, dass die Sonneneinstrahlung zunehmend aggressiver wird. Selbst dunklere Haut ist plötzlich in Gefahr, einen Sonnenbrand zu erleiden.**

Die Haut verfügt über bestimmte Mechanismen, um sich vor dem Einfluss von UV-Licht zu schützen. Diese Schutzmechanismen bestehen in einer Verdickung der Hornschicht sowie in der Bildung von Hautpigmenten, die dann die Bräune verursachen. Dafür ist das so genannte Melanin notwendig, das abhängig vom Hauttyp in unterschiedlicher Menge vorhanden ist. Dunkelhäutige, schwarzhaarige Menschen verfügen über sehr viel mehr Hautpigment als blonde mit einem blassen Teint und sind damit viel besser vor der Sonne geschützt. Ein Farbiger wird sich deshalb selbst unter der gleißenden Sonne Afrikas so gut wie nie einen Sonnenbrand zuziehen, während ein rothaariger, sommersprossiger Ire schon nach 10 bis 20 Minuten Sonnenbestrahlung eine krebsrote Haut bekommen kann.

## Sonnenbrand vermeiden

Trotz der erhöhten Risiken durch das wachsende Ozonloch und trotz der Gefahren von Faltenbildung und Krebserkrankungen sind leider immer noch viele Menschen so unvernünftig, sich jedes Jahr erneut stundenlang der Sonne auszusetzen, um die ersehnte Sommerbräune herbeizuzwingen. Statt sich langsam und schonend an die Sonne zu gewöhnen, sich zunächst im Schatten aufzuhalten und die Haut mit einem hohen Lichtschutzfaktor zu schützen, braten bräunungsbesessene Sommerurlauber vollkommen ungeschützt in der prallen Mittagssonne eines südlichen Badestrands und wundern sich dann, dass sie sich schwere Sonnenbrände zuziehen und die Haut anschließend fleckig und geschunden aussieht.

## Goldene Sonnenregeln

### Weniger ist mehr

Diese Devise gilt auch für das Sonnenbaden. Bräune, die langsam und vorsichtig aufgebaut wird, hält viel länger und bleibt außerdem schön gleichmäßig, weil nicht Sonnenbrände den Teint ruinieren. Darüber hinaus wirkt eine dezente Bräune in hellem bis bronzenfarbenem Ton frischer, sportiver und vornehmer als die dunkel verbrannte Haut, die man sich durch Unvernunft zuzieht. Die Haut sieht aus wie gegerbt, es zeigen sich vermehrt Falten – und das macht alt.

### Den Hauttyp bestimmen

Deshalb sollten Sie zunächst einmal feststellen, welchen Hauttyp Sie haben. Folgende Tabelle hilft Ihnen dabei. Wenn Sie ein sehr hellhäutiger, rotblonder und sommersprossiger Typ sein sollten, müssen Sie sich damit abfinden, dass Ihre Haut so gut wie gar nicht bräunt und auf Sonnenstrahlung immer sehr empfindlich reagiert. Malträtieren Sie Ihre Haut nicht, sondern stehen Sie zu Ihrem Typ. Bräunen Sie dagegen leicht und gleichmäßig, sollten Sie trotzdem an den stark austrocknenden Effekt der Sonne denken und Ihrer Haut im Sommer besonders viel Fett und Feuchtigkeit gönnen.

## Welcher Sonnentyp sind Sie?

| | **Zellschäden** | **Sonnenbrand** | **Bräune** |
|---|---|---|---|
| **Typ I** *Haut:* sehr hell<br>*Haare:* rötlich<br>*Augen:* blau, grün | Können bereits nach 5 Minuten auftreten | Nach 8 Minuten erste Rötungen | Zeigt sich so gut wie nie |
| **Typ II** *Haut:* hell<br>*Haare:* blond bis hellbraun<br>*Augen:* blau, grau, braun | Nach 10 Minuten drohen erste Schädigungen | Nach 15 Minuten sichtbare Reizung | Entwickelt sich nur wenig und langsam |
| **Typ III** *Haut:* hellbraun<br>*Haare:* dunkelblond bis hellbraun<br>*Augen:* braun | Sind erst nach 20 Minuten zu befürchten | Droht etwa nach 25 Minuten | Rasch und gleichmäßig |
| **Typ IV** *Haut:* braun<br>*Haare*: dunkelbraun<br>*Augen:* braun | Feststellbar erst nach 25 Minuten | Nach 40 Minuten intensiver Bestrahlung | Immer und ohne vorherige Rötung |

*Die Angaben in der Tabelle gelten für Europäer mit einer ungeschützten Haut.*

### Langsame Sonnengewöhnung

Wenn Ihre Haut vom Winter sonnenentwöhnt ist, müssen Sie den UV-Schutz vorsichtig und dosiert aufbauen. Halten Sie sich dabei an die Besonnungszeiten, die in der Tabelle angegeben sind. Pro weiterem Tag können Sie ungefähr zehn Prozent der Zeit dazugeben.

### Auf Strahlungsintensität achten

**Die UV-Strahlung wirkt auch noch bis zu etwa 50 Zentimeter unter der Wasseroberfläche. Deshalb können Sie sich auch beim Schwimmen einen Sonnenbrand zuziehen und sollten auf keinen Fall ungeschützt allzu lange auf der Luftmatratze oder einem Surfbrett herumpaddeln oder schnorcheln. Benutzen Sie also wasserfeste Sonnenschutzmittel, und cremen Sie sich nach dem Abtrocknen erneut ein.**

Im Hochgebirge oder in südlichen Ländern hat die Sonne eine ganz andere Kraft als bei uns. Deshalb müssen Sie dort besondere Vorsichtsmaßnahmen treffen:

- Meiden Sie die Mittagssonne zwischen 11 und 15 Uhr.
- Tragen Sie die richtige Kleidung. Empfindliche Personen wählen am besten leichte Baumwollkleidung mit langen Ärmeln und Hosen; den Hut nicht vergessen, der Gesicht und Nacken schützt.
- Vorsicht: Wasser, Sand und Schnee verstärken die Sonnenstrahlung wie ein Spiegel und vergrößern das Risikopotenzial für die Haut erheblich. Beim Skifahren müssen die Partien, die nicht durch Kleidung bedeckt sind, wie das Gesicht und der Hals, gut geschützt werden. Verwenden Sie dazu Sonnenschutzpräparate mit entsprechend hohem Lichtschutzfaktor.

### Intensive After-Sun-Pflege

Nach einem Sonnenbad braucht die Haut besonders viel Pflege. Tragen Sie deshalb spezielle Präparate auf, welche die strapazierte Haut beruhigen und kühlen sowie ihr Feuchtigkeit zuführen.

## Lichtschutzfaktor – was bedeutet das?

Auf jedem Sonnenschutzmittel ist ein Lichtschutzfaktor (LF oder LSF) angegeben. Die Zahl ist ein Multiplikator, mit dem man errechnen kann, wie lange man nach Anwendung des Präparats in der Sonne bleiben darf, ohne dass die Haut geschädigt wird. Ein Beispiel: Sie haben eine Sonnenmilch mit LSF acht gekauft. Wenn Ihre Haut dem Typ II entspricht, d. h. wenn Sie blonde bis hellbraune Haare und blaue, graue oder braune Augen haben, dürfen Sie ungeschützt höchstens zehn Minuten in der Sonne bleiben, ohne das Risiko von Hautschäden einzugehen. Reiben Sie sich nun aber mit der Sonnenmilch LSF acht ein, dürfen Sie achtmal so lang, also ca. eine Stunde

und 20 Minuten, in der Sonne bleiben. Rechnen Sie noch einen kleinen Sicherheitsspielraum ein, und verlassen Sie nach etwa einer Stunde die pralle Sonne. Gehen Sie in den Schatten, oder wählen Sie von vornherein einen höheren Lichtschutzfaktor.
Die Präparate mit einem LSF ab 25 gelten als Sunblocker. Sie können die Sonnenstrahlen sehr gut abhalten; dies bedeutet jedoch nicht, dass Sie unbegrenzt lange sonnenbaden dürfen.

### Was sind Lichtschutzsubstanzen?

Die Substanzen, die uns vor einstrahlendem Sonnenlicht schützen können, sind spezielle Mineralstoffe. Dazu gehören z. B. Zinkoxid oder Titandioxid. Die Mineralstoffe werden mit besonderen Verfahren zu feinsten Partikeln zermahlen. Diese werden der Grundsubstanz der Sonnenschutzpräparate (Fett, Wasser, Pflegesubstanzen, Feuchtigkeitsspender) zugesetzt. Beim Eincremen gelangen die winzigen Mineralkörnchen auf die Hautoberfläche und bilden dort einen regelrechten Schutzschild. Durch ihre spezielle Oberflächenbeschaffenheit sind die Mineralpartikel in der Lage, das auf die Haut auftreffende UV-Licht zu reflektieren. Die Strahlen gelangen also gar nicht in die Tiefe der Hautschichten, sondern werden schon an der Oberfläche abgehalten.

**Sanft bräunen kann man am besten im Schatten. Dort wird der Teint auch besonders schön und gleichmäßig braun. Immerhin gelangen noch 65 Prozent der UV-Strahlen im Halbschatten auf die Haut.**

## Bräune auch ohne Sonne

### Selbstbräuner

Wer zart gebräunt sein möchte, das aber nicht durch echtes Sonnenlicht erreichen will, hat zwei Möglichkeiten: Selbstbräuner oder Solarium. Selbstbräunungsmittel gibt es von den verschiedensten Herstellern. Neben Pflegesubstanzen und Feuchtigkeitsspendern enthalten sie den Wirkstoff Dihydroxyazeton. Das ist eine Substanz, die auf der Haut mit unseren natürlichen Eiweißstoffen eine Verbindung eingeht. Äußeres Zeichen dieser Verbindung ist eine leichte Bräune auf der Haut. Sie betrifft ausschließlich die oberste Hornschicht, ist absolut unschädlich und belastet die Haut nicht. Allerdings ist diese künstlich erzeugte Bräune nicht mit der echten, durch UV-Licht entstandenen gleichzusetzen. Die echte Bräune ist immer

auch Lichtschwiele, bietet also einen Schutz gegen die Strahlung. Bräune, die durch Selbstbräuner entstanden ist, schützt nicht gegen die Sonne. Auch wenn Sie durch Selbstbräuner schon vorgebräunt sind, benötigen Sie also unbedingt ein Sonnenschutzmittel, wenn Sie dann wirklich in die Sonne gehen. Sonst kann auch die mit Bräunungsmittel behandelte Haut eine Sonnenbrand bekommen.
Nachteile der »Bräune aus der Tube« sind der etwas unangenehme Geruch, der durch die chemische Reaktion auf der Haut entsteht, ein fleckiger Braunton, wenn das Produkt ungleichmäßig aufgetragen wird, und die etwas gelbliche Tönung bei mehrfacher Anwendung.

**Im Solarium müssen die Augen unbedingt mit einer Spezialbrille geschützt werden. Die zarte Haut der Augenlider reicht nicht aus, um das Auge vor den gefährlichen Strahlen zu bewahren.**

## Tips für die Anwendung von Selbstbräunungscremes

1. Reinigen Sie die Haut gründlich, und entfernen Sie vor allem Creme- und Fettreste von der Haut. Auf fettigen Hautstellen haftet der Selbstbräuner schlechter, die Bräune könnte also fleckig werden.
2. Tragen Sie den Selbstbräuner in den Gesichtsfalten und Grübchen – z.B. an den Nasenflügeln – nur ganz dünn auf, denn diese Vertiefungen erscheinen sonst dunkler als die übrigen Partien. Das wirkt dann nicht gebräunt, sondern schlecht geschminkt.
3. Wo die Haut behaart ist, also an den Augenbrauen und am Haaransatz, kann mehr Selbstbräuner haften bleiben und die Haut deshalb zu dunkel werden. Auch zum Haaransatz hin sollte Selbstbräuner daher sparsamer verwendet werden. Die Augenbrauen werden vorsichtshalber mit einem Bürstchen nachbehandelt, um überschüssigen Selbstbräuner zu entfernen.
4. Nach dem Auftragen des Selbstbräuners müssen die Handinnenflächen sofort intensiv gewaschen werden – sie nehmen sonst auch eine dunkle Farbe an. Bis die Bräunung sichtbar wird, vergehen – je nach Produkt – einige Stunden.
5. Künstliche Bräune ist nicht so beständig wie natürliche. Je nachdem, wie oft Sie duschen oder baden, hält sie nur einige Tage. Danach kann die Behandlung mit dem Selbstbräuner ohne Bedenken wiederholt werden.

### Solarium

Während die Selbstbräuner die Haut wenig belasten und für die Gesundheit harmlos sind, kann das von Solarien nicht immer behauptet werden. Die Kunstsonne sendet UV-Strahlung aus, die braun macht. UV-B-Strahlen, die in erster Linie Sonnenbrand verursachen, werden dabei herausgefiltert, und UV-A-Strahlen, die Bräunung bewirken, durchgelassen. Neben der erwünschten Tönungseigenschaft haben diese Strahlen jedoch auch andere, weniger erwünschte Wirkungen. Wie bereits erwähnt, dringt diese Strahlengattung besonders tief in die Hautschichten ein. Das Bindegewebe kann dadurch geschädigt werden. Vorzeitige Hautalterung, Verlust der Elastizität, eventuell auch Zellulite können die Folgen sein. Weitere Studien beweisen, dass zu häufige Solariumbehandlungen das Immunsystem stressen und es dadurch schwächen können. Sinnvoll sind Besuche im Solarium aber dann, wenn man die Haut vor dem Urlaub schon etwas auf die Sonne vorbereiten möchte. Denn Solariumbräune bildet im Gegensatz zu Selbstbräunern eine richtige Lichtschwiele, die die Haut bis zu einem gewissen Grad schützen kann.

**Sie können etwa acht Wochen vor Urlaubsantritt damit beginnen, Ihre Haut auf die Sonne vorzubereiten. Gehen Sie anfangs einmal pro Woche ins Solarium, nach dem vierten Besuch dann eventuell zweimal pro Woche. Dann hat Ihre Haut genügend natürlichen Schutz gegen den »Sonnenschock« in den ersten Urlaubstagen aufgebaut.**

## Schadstoffe aus der Umwelt

Täglich ist unser Organismus unzähligen Schadstoffen ausgesetzt. Die Stoffe wirken dabei sowohl von außen als auch von innen auf den Körper. Es können bestimmte Substanzen in Waschmitteln sein, die über die Wäsche Kontakt mit der Haut erhalten, oder Industrie- und Autoabgase aus der Umgebung, die über die Atemluft oder die Nahrung aufgenommen werden. Die Haut als besonders sensibles Organ reagiert auf diese Belastungen häufig zuerst. Sie erscheint weniger frisch und rein, verliert an Spannkraft und Geschmeidigkeit und neigt zu Problemen wie Pickeln, Rötungen und vergrößerten Poren.
Woran liegt das? Die Schadstoffe aus der Umwelt und der Nahrung greifen in die komplexen Stoffwechselabläufe des Organismus ein, indem sie z.B. Energiemoleküle blockieren, die Durchblutung verschlechtern und sogar Zellen vorzeitig absterben lassen. Dabei spie-

len so genannte freie Radikale eine wichtige Rolle. Das sind besonders aggressive Moleküle, die sich vermehrt unter dem Einfluss schädigender Faktoren bilden (siehe auch Seite 79ff.).

# Besonders hautfeindliche Stoffe

## Nikotin

**Belastungen wie Nikotin oder Alkohol können Sie natürlich durch Ihr persönliches Verhalten vermeiden. Es liegt in Ihrer Hand, ob Sie Ihrer Haut Nikotin durch Zigarettenkonsum zumuten wollen und ob Sie viel Alkohol trinken.**

Dass Rauchen die Gefäße schädigt und langfristig das Risiko für Kreislauferkrankungen und Herzinfarkt deutlich erhöht, ist allgemein bekannt. Weniger denkt man aber daran, dass von der Schädigung zuerst die kleinsten Gefäße, die Kapillaren, betroffen sind. In diesen winzigen Endstrombahnen findet der lebenswichtige Sauerstoff- und Nährstoffaustausch zwischen Blut und Zellen statt, und über sie werden auch die Hautzellen versorgt. Durch Nikotin, aber auch durch viele andere Stoffe im Rauch, verengen sich die Kapillaren, und die Gefäßwände werden angegriffen. Infolgedessen gelangt das Blut nur noch in verminderter Menge zur Haut, die Nährstoffversorgung ist gedrosselt, die Regenerationsfähigkeit der Zellen wird herabgesetzt. Die Haut erscheint fahl, Gesicht und Halsregion zeigen einen grauen Teint, Falten bilden sich frühzeitiger.

## Alkohol

Ein Gläschen in Ehren kann niemand verwehren: Dieses Wort hat mehr Berechtigung denn je, vor allem wenn es den Wein betrifft. Untersuchungen haben gezeigt, dass der maßvolle Genuss von Weiß- oder Rotwein der Gesundheit eher zu- als abträglich ist. Wein wirkt entschlackend, die Gefäßwände werden durch die Gerbsäuren im Wein von Ablagerungen gereinigt, die Durchblutung verbessert sich, die Haut wirkt jünger und frischer. Allerdings verkehrt sich das sehr schnell ins Gegenteil, wenn aus einem Gläschen zu viele werden. Alkohol im Übermaß, vor allem aber der Konsum von Hochprozentigem wie Schnaps oder Likör, schädigt die Haut sichtlich. Kleinste Gefäße können platzen, die Haut wird großporig, wirkt fettig und unrein. Außerdem kommt es durch die gestörte Durchblutung zu Wassereinlagerungen, Ödeme genannt, was vor allem das Gesicht aufgedunsen und teigig erscheinen lässt.

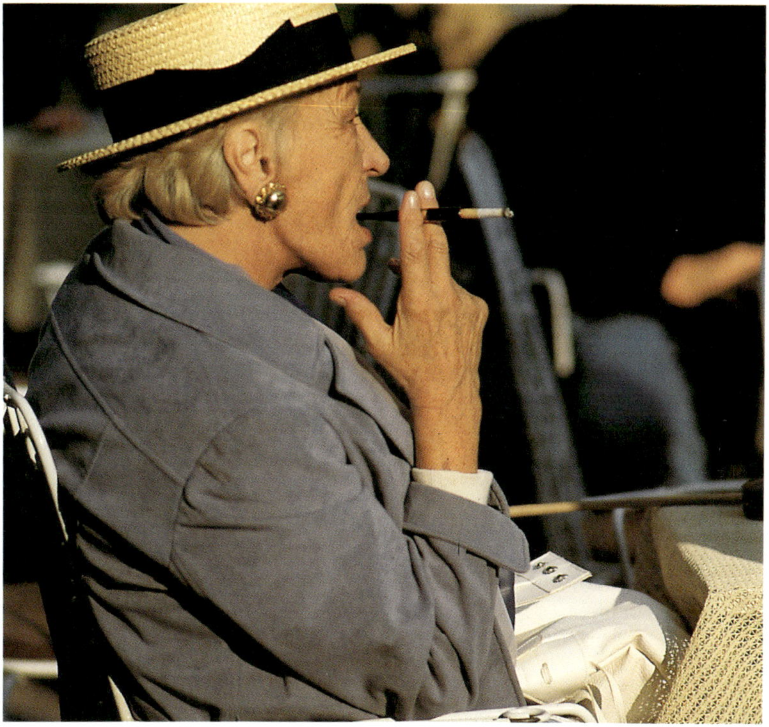

***Trotz Aufklärung über die enormen Risiken des Rauchens schaffen es viele Menschen nicht, von ihrem Laster loszukommen.***

## Abgase

Die Schadstoffkonzentration in unserer Atemluft hat sich in diesem Jahrhundert rapide erhöht. Schuld daran sind die Emissionen der Industrie, der zunehmende Straßenverkehr, vor allem in den Ballungsgebieten, sowie der Kerosinausstoß durch den Flugverkehr. Neben Stoffen wie Schwefeldioxid und Kohlenmonoxid gelangen noch zahlreiche andere schädliche Gase und Schwebepartikel beim Einatmen in Lunge und Blutkreislauf, können aber auch auf der Hautoberfläche zu Reizungen führen. Die Haut hat zwar die Möglichkeit, sich durch ein eigenes Abwehrsystem in gewissem Rahmen vor den Schadstoffen zu schützen. Wirken sie jedoch in höherer Dosis auf den Organismus ein oder kommen verschiedene Faktoren zusammen, wird dieser Schutzmechanismus langfristig überfordert, und es kommt zu vielfältigen Störungen und Problemen.

## Nahrungsgifte

**Vielen Einflüssen von außen kann man gar nicht oder nur schwer entgehen. Wenn Sie z. B. aufgrund Ihrer Arbeitsstelle darauf angewiesen sind, in einem Industriegebiet mit hoher Luftverschmutzung zu wohnen, werden Sie mit großer Wahrscheinlichkeit Schadstoffen stärker ausgesetzt sein als in einer ländlichen Wohngegend mit viel Grün. Auf anderen Gebieten können Sie schädlichen Einflüssen jedoch entgegensteuern.**

Auch mit unserer Nahrung und unserem Trinkwasser nehmen wir heute mehr belastende Stoffe in unseren Körper auf als noch vor ein paar Jahrzehnten. Während man früher in der Regel naturbelassene Kost zu sich nahm und sich weitgehend von den Erzeugnissen der heimischen Landwirtschaft ernährte, steht heute eine unüberschaubare Menge an teilweise sehr exotischer Importnahrung sowie Fertigkost zur Verfügung. Dieser Nahrungsmittelverkehr und die Tendenz zu Tiefkühl- und Konservenkost bringen es mit sich, dass die einzelnen Lebensmittel starken Manipulationen ausgesetzt sind. Lebensmittel werden für den langen Transport haltbar gemacht, Krankheitskeimen und Schädlingen soll ein Riegel vorgeschoben werden, Aromastoffe, Farbstoffe und Geschmacksverstärker werden zugesetzt. Eine große Rolle spielt auch die teilweise hohe Belastung von Gewässern und Böden mit schädlichen Substanzen wie Schwermetallen und Pestiziden. Auch wenn hier zu Lande die gesetzlichen Regelungen zum Einsatz von Schädlingsbekämpfungsmitteln streng gehandhabt werden, kann man als Verbraucher trotzdem nie sicher sein. Erzeugnisse, die aus dem Ausland eingeführt werden, sind oft viel stärker chemisch behandelt, weil die Bestimmungen nicht den EU-Richtlinien oder deutschen Normen entsprechen.

Unter der Zunahme von Nahrungsgiften hat auch unsere Haut zu leiden. Dies spiegelt sich vor allem in der dramatischen Ausbreitung von Hautallergien wider. Doch selbst wenn keine allergischen Reaktionen auftreten, wird die Haut durch die Schadstoffe immer in Mitleidenschaft gezogen werden – dann nämlich, wenn der Organismus versucht, sich dieser Substanzen wieder zu entledigen. In hohem Maß werden sie nämlich über die Haut ausgeschieden.

## Waschmittelrückstände

Waschmittel und Weichspüler beinhalten eine Vielzahl von chemischen Stoffen, z. B. Tenside, Aufheller, Parfumstoffe. Problematisch ist, dass diese Substanzen lange im Textilgewebe haften und auf diese Weise in ständigem Kontakt mit der Haut sind. Das kann dazu führen, dass die Haut austrocknet und ihre natürliche Widerstandskraft geschwächt wird. Sogar allergische Reaktionen können von diesen Stoffen ausgelöst werden.

# Psychosozialer Stress

Die seelische Verfassung hat einen großen und sehr direkten Einfluss auf das Erscheinungsbild und den momentanen Zustand der Haut. »Die Haut ist der Spiegel der Seele«, sagt ein altbekanntes Sprichwort, das diesen Zusammenhang recht gut charakterisiert. Er besteht jedoch nur in einer Richtung, und der Umkehrschluss, dass z. B. jemand, der unreine Haut oder Hautveränderungen hat, im übertragenen Sinne auch Flecken auf der Seele habe, darf nicht gezogen werden. Solche und ähnliche Schlüsse sind natürlich reine Vorurteile, die durch nichts begründbar sind.

Ursache für Hautunreinheiten sind – neben anderen Faktoren – häufig seelische Probleme und Unausgeglichenheit. Die Haut reagiert höchst sensibel auf den psychischen Zustand des Menschen. So wird die Haut bei Trauer eher fahl und stumpf erscheinen, unter Stress durch zu viel Arbeit jedoch bekommt sie rote Flecken und hektischen Glanz. Im Positiven dagegen haben wir alle schon die Erfahrung machen können, dass Menschen, die besonders glücklich und ausgeglichen sind, meistens auch über einen problemlosen, strahlenden Teint verfügen.

## Im Wechselbad der Gefühle

Dabei spiegelt die Haut nicht nur die Grundstimmung der Psyche wider. Sie reagiert auch im Bruchteil einer Sekunde, wenn die Psyche kurzfristig Reize erlebt. So wird man aus Freude oder aber auch aus Scham rot, vor Schreck wird man blass. Die Haut kann nicht lügen, sie ist so intensiv wie kein anderes Organ von der Psyche abhängig. Auf jede Stresssituation reagiert die Haut mit winzigsten Spannungsänderungen, die man auch messen kann.

Die gängigsten Stresssituationen entstehen durch zu große Belastung im Beruf und im Privaten. Ein Streit mit dem Partner, ein krankes Kind, Scheidung, Todesfall, Geldsorgen, zu hohe Anforderungen am Arbeitsplatz und Ärger mit Kollegen sind Probleme, die jeden von uns einmal betreffen können. Wenn die Gedanken dann nachts um diese Probleme kreisen, steht die Psyche unter großem, negativem Stress.

**Wissenschaftler haben sich die Sensibilität der Haut zunutze gemacht, indem sie den Lügendetektor entwickelten. Dieses Gerät registriert winzigste Veränderungen der Hautspannung und der Hautfeuchtigkeit bei einem Verdächtigen während des Verhörs: Wenn jemand lügt, bedeutet das für seine Psyche und für seinen Körper Stress. Die Haut zeigt das durch die Veränderungen erstaunlich zuverlässig an.**

# Die Verbindung zwischen Psyche und Haut

Wie kann man jedoch erklären, dass sich diese psychischen Belastungen auf der Haut widerspiegeln? Ursache für das Zusammenspiel zwischen Psyche und Haut sind die Nerven. Das Nervensystem besteht aus verschiedenen Bereichen. Zu unterscheiden sind das zentrale, das periphere (bewusste) und das vegetative (unbewusste) Nervensystem. Im peripheren Nervensystem gibt es zwei Arten von Nerven, die eng zusammen arbeiten und sich in ihrer Funktion ergänzen. Die einen sind die motorischen Nerven. Sie leiten Bewegungsimpulse an die Muskeln weiter. Wir können sie bewusst kontrollieren, sie sind unserem Willen unterstellt. Wenn wir z.B. den Bauch einziehen wollen, wird dieser Wunsch durch die motorischen Nerven an die verantwortlichen Muskelpartien geleitet. Bei den anderen Nerven handelt es sich um die so genannten sensiblen. Wie ihr Name schon sagt, haben sie mit Sensibilität, also Empfindung, zu tun. Sie melden Empfindungen wie Kälte, Hitze, Schmerz, Nässe und Berührungen in jeder Form an das Gehirn. Wenn man z.B. das heiße Bügeleisen anfasst, leiten die sensiblen Nerven diesen Reiz sofort an das Gehirn, das auf der Stelle reagiert. Motorische und sensible Nerven sind dabei in dauerndem Wechselspiel – was die einen melden, veranlasst die anderen zur Reaktion.

**Auch eine gepflegte Haut wirkt noch einmal so schön, wenn Sie lächeln – Sie trainieren damit zudem Ihre Gesichtsmuskeln.**

## Komplizierte Steuerungsvorgänge

Das vegetative Nervensystem übernimmt die Steuerung aller unbewussten Funktionen im Körper. Das betrifft die Arbeit der Organe wie Herz, Nieren, Magen, Lunge, Drüsen etc. Es regelt den Blutdruck und bewirkt, dass wir schwitzen. All das unterliegt nicht unserem Willen. Wir können unseren Magen z.B. nicht dazu zwingen, jetzt eine Pause zu machen und nicht weiterzuverdauen. Wir haben keinen Einfluss darauf, wie etwa die Nieren arbeiten. In Gang gehalten wird das unbewusste Nervensystem durch zwei Nervenstämme: den Sympathikus und den Parasympathikus. Vereinfacht lassen sie sich mit Gaspedal und Bremse vergleichen, die alle Funktionen der Organe in entsprechender Fahrt halten. Wird z.B. der Sympathikus gereizt, beginnt das Herz schneller zu schlagen; es schlägt langsamer, wenn der Parasympathikus eingreift.

Normalerweise arbeiten beide Nervenstämme eng verzahnt miteinander, bremsen oder aktivieren die Körperfunktionen nach Bedarf. Das Gleichgewicht zwischen den beiden sich in ihrer Arbeit ergänzenden Nervenstämmen kann jedoch durch äußere Reize gestört werden. Das sind vor allem Reize durch psychosozialen Stress. Das vegetative Nervensystem arbeitet dadurch nicht mehr reibungslos. Über- oder Unterfunktionen bestimmter Organe können in der Folge entstehen, z. B. Bluthochdruck, Darmbeschwerden u. v. m.

**Psychologen haben herausgefunden, dass sich nicht nur die Stimmung auf den Gesichtsausdruck auswirkt, sondern dass auch der umgekehrte Weg funktioniert. Ein Lächeln lässt Sie auch innerlich gleich fröhlicher und ausgeglichener werden.**

## Sichtbare Folgen für die Haut

Ganz typisch ändert sich durch diese vegetativen Störungen auch die Haut. Neben kurzfristigen Schwankungen kann sich das ganze Erscheinungsbild wandeln. So kann aus einer ehemals leicht trockenen Haut eine empfindliche Haut werden, die auch zu Allergien neigt – also ganz einfach überreagiert. In einem anderen Fall wird vielleicht ein ausgeglichener Hauttyp sehr trocken und bekommt stellenweise sogar Schüppchen. Eine weitere Möglichkeit ist, dass die Talgdrüsen der Haut durch psychosozialen Stress zu heftig arbeiten und sich dadurch Mitesser bilden. Es gibt dabei viele Variationen.

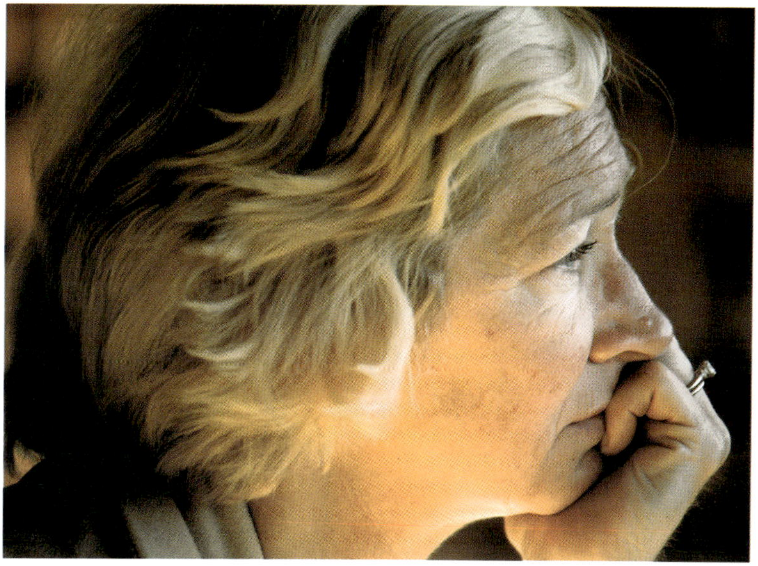

*Vom Leben gezeichnet: Äußere und innere Einflüsse spiegeln sich mit der Zeit auch im Gesicht wider.*

## Hauterkrankungen durch psychosozialen Stress

Durch psychosozialen Stress kann aber auch Hautkrankheiten der Weg bereitet werden. Neben den Entgleisungen des vegetativen Nervensystems spielt dabei das Immunsystem eine Rolle. Nachweislich verhält sich nämlich die körpereigene Abwehr unter Stress anders als normal. Sie bildet weniger Abwehrzellen, reagiert langsamer. Krankheitserreger haben dann ein leichtes Spiel. Das bedeutet für die Haut, dass sich Entzündungen bilden oder sich Pilze ausbreiten können. Besonders tragisch kann sich psychosozialer Stress auf schon bestehende Hautstörungen und Hautkrankheiten auswirken.

## Der Teufelskreis von Ursache und Wirkung

**Die Behandlung von seelisch bedingten Hauterkrankungen erfordert meist viel Geduld und den festen Willen, an sich selbst zu arbeiten. Dazu gehört die intensive Auseinandersetzung mit den eigenen Lebensumständen und den typischen Reaktionsmustern.**

Neurodermitis und Psoriasis beispielsweise sind stark von der seelischen Ausgeglichenheit des Patienten abhängig. Durch Trauer, Angst, Ärger und andere negative Gefühle können die Hauterscheinungen wesentlich stärker werden. Für die Patienten beginnt dadurch ein echter Teufelskreis, der Körper und Seele immer mehr belastet. Und je ausgeprägter die Krankheit ist, desto mehr ist auch die Seele in Mitleidenschaft gezogen. Jeder, der Psoriasis hat, weiß z. B., wie wirklich unglücklich man sich fühlt, wenn die schuppenden Hautregionen bei einem neuen Krankheitsschub immer größer werden, wie extrem unangenehm es ist, wenn die Schuppen für andere Menschen sichtbar auf der Kleidung, auf dem Stuhl, dem Schreibtisch usw. liegen.

Ähnlich sieht es für den Neurodermitiker aus. Quälender Juckreiz raubt ihm den Schlaf und zehrt an seiner Nervenkraft. Die verkrusteten, entzündeten Hautstellen versucht er, so gut es geht, vor seinen Mitmenschen zu verbergen. Das bedeutet Dauerstress für seine Psyche. Diese starke seelische Belastung kann jedoch die Krankheit wiederum verstärken. Deshalb zielen moderne Therapien dieser Hautkrankheiten immer mit darauf ab, der Psyche Kraft zu geben und sie zusätzlich zu stützen.

Psychosozialer Stress sollte niemals unterschätzt werden. Bei Hautproblemen und Hautkrankheiten muss man immer auch daran denken, ob nicht vielleicht psychische Faktoren an ihrer Entstehung mitbeteiligt sein könnten. Es ist vor allem in der heutigen Zeit zwar sehr schwer geworden, Stress zu vermeiden. Aber häufig ist man selbst daran schuld, wenn man sich zu viele Aufgaben aufladen lässt oder Konflikten mit den Mitmenschen lieber aus dem Weg geht und den Ärger hinunterschluckt. Für die meisten Probleme gibt es eine Lösung. Wenn sich Psychostress wirklich nicht vermeiden lässt, kann man lernen, ihn besser zu verarbeiten und durch die richtige Entspannung für Ausgleich zu sorgen (siehe auch Seite 131ff.).

**Die Haut zeigt an, ob man sich genügend um sich selbst kümmert und nicht nur für den Körper, sondern auch für das Wohlbefinden der Seele sorgt. Hautstörungen dürfen deshalb nicht als eigenständiges Problem angesehen werden, sondern sie sind immer auch Hinweis auf die psychische Befindlichkeit.**

# Freie Radikale – die Zellkiller

Noch vor wenigen Jahren konnte sich niemand unter dem Begriff »freie Radikale« so recht etwas vorstellen. Dann aber rückten die Forschungszweige rund um die Mikronährstoff- und Zellbiologie ins Interesse der Öffentlichkeit, und alsbald gehörten Radikale, Radikalefänger und Antioxidanzien zu den Trendwörtern der Gesundheitsmedien. Freie Radikale, auch Oxidanzien genannt, sind nichts anderes als Teile von Molekülen, die in unserem Organismus vorkommen, z.B. von Sauerstoff. Allerdings sind sie durch Einwirkungen von außen sehr reaktionsfreudig geworden.

## Sogar Mutationen sind möglich

Konkret heißt das, sie sind immer auf der Suche nach anderen chemischen Stoffen, mit denen sie eine Verbindung eingehen können, z.B. mit den Fettbausteinen in den Zellwänden. Zu diesen Membranmolekülen haben die freien Radikale eine besondere Affinität. Docken sie an den Fettbausteinen an, kommt es zu einer heftigen biochemischen Reaktion. Die schützenden Membranbausteine werden auseinander gerissen, und die Zellwände werden löchrig.
Damit ist es jedoch oft noch nicht getan. Manchmal kann die zerstörerische Energie bis in den Zellkern vordringen, in dem das Erbgut verankert ist. Freie Radikale im Übermaß sind in der Lage, die genetische Information zu verändern und dadurch Zellmutationen bis hin zu Krebserkrankungen zu verursachen.

## Das Abwehrsystem kann überfordert werden

Normalerweise ist der Körper gut gegen den Angriff der freien Radikale gewappnet. Ein spezielles Abwehrsystem schützt ihn; es besteht aus hochaktiven Molekülverbindungen, welche die Aggressoren einfangen und binden können. Deshalb wurde diesen Molekülen auch der Name »Radikalefänger« gegeben. Zirkulieren ausreichend Radikalefänger oder auch Antioxidanzien im Organismus, können die freien Radikale den Zellen kaum Schaden zufügen, denn sie werden sofort dingfest gemacht und als harmlose Stoffwechselprodukte über Leber und Nieren ausgeschieden.

**Bei extremer emotionaler Belastung entstehen mehr freie Radikale. Das könnte den möglichen Zusammenhang von Stress und Krebserkrankungen erklären. Auch übermäßiges sportliches Training, das den Körper immer wieder an den Rand der Erschöpfung führt, provoziert die Bildung von Oxidanzien.**

Nimmt jedoch die Zahl der Oxidanzien zu, oder fehlen dem Körper ausreichend Stoffe, die als Radikalefänger funktionieren, ist die Gefahr für die Zellen groß. Eine größere Zahl von ihnen ist dem Untergang geweiht. Andere, die überleben, können sich nicht schnell genug regenerieren und altern vorzeitig. Auf der Haut lassen sich diese Prozesse am wenigsten verbergen. Frühzeitige Faltenbildung oder müde, schlaffe Haut sind das sichtbare Werk der freien Radikale.

Die ausreichende Zufuhr von Antioxidanzien ist die beste Maßnahme gegen freie Radikale; außerdem kann man noch einiges tun, um ihre Entstehung von vornherein zu verhindern.

### Stoffe, die die Bildung freier Radikale fördern

- Nikotin
- Kosmische Strahlung (z. B. Sonnenlicht)
- Röntgenstrahlen
- Schwermetalle (z. B. Blei, Quecksilber, Kadmium)
- Schadstoffe aus der Luft (z. B. Ozon, Stickoxide, Benzol)
- Wirkstoffe in Medikamenten und Drogen
- Konservierungsstoffe (z. B. Natriumnitrat in Wurstwaren)
- Aldehydverbindungen (z. B. in Lösungsmitteln, Farben, Lacken, Klebstoffen)
- Pestizide (z. B. Dioxin)
- Düngemittel (z. B. Nitrat und Phosphor)
- Emotionaler Stress
- Übertrieben viel Sport

# Antioxidanzien – die Zellschutzstoffe

Nur wenn genügend Gegenspieler der freien Radikale im Körper vorhanden sind, kann Schaden von den Zellen abgewendet, die Durchlöcherung der Membranen oder gar eine Veränderung des Erbguts im Zellkern verhindert werden. Bei den Stoffen, die die Fähigkeit haben, die Oxidanzien in ihrem Zerstörungswerk zu bremsen, handelt es sich um eine ganze Palette von verschiedenen Molekülen. Vor allem Eiweißstoffe wie bestimmte Aminosäuren, Vitamine und Spurenelemente gehören dazu.

Teilweise kann der Organismus diese Schutzstoffe selbst herstellen, ein weitaus größerer Teil muss jedoch von außen mit der Nahrung zugeführt werden. Alle Stoffe arbeiten eng zusammen, ziehen in der Abwehr der freien Radikale sozusagen an einem Strang. Kein Bestandteil darf fehlen, weil sonst in der Kooperation eine Lücke entsteht und die Prozesse nicht mehr reibungslos ablaufen.

## Beta-Karotin

Das Beta-Karotin ist ein Vorstufe des Vitamin A. Es gehört damit in die Gruppe der so genannten fettlöslichen Vitamine, was bedeutet, dass gleichzeitig mit dem Vitamin eine Mindestmenge von Fett aufgenommen werden muss. Denn nur mit Hilfe des Fetts kann der Körper das Vitamin so aufspalten, dass es für ihn nutzbar wird. Beta-Karotin ist nur eine Substanz aus der großen Reihe von über 400 verschiedenen natürlichen Karotinoiden. Diese Stoffe befinden sich vor allem in Gemüse und Obst. Spitzenreiter sind die Karotten – daher auch der Name. Aber auch Spinat, Rote Bete, Brokkoli und Grünkohl enthalten besonders viel von dem Provitamin.

**Je frischer das Gemüse ist, umso mehr Beta-Karotin enthält es. Auch Tiefkühlgemüse schneidet noch recht gut ab. Dosenkost hingegen enthält deutlich weniger Beta-Karotin.**

### Spezielle Funktionen von Beta-Karotin im Organismus

Beta-Karotin hat besondere Aufgaben in der Immunabwehr. Es unterstützt die Bildung spezifischer Immunzellen wie der T-Zellen. Seine immunologische Kraft entfaltet es vor allem auf der Haut und den Schleimhäuten. Beta-Karotin soll auch in gewissem Umfang in der Lage sein, UV-Strahlen, die auf die Haut treffen, zu absorbieren. Damit wirkt es wie ein innerer Lichtschutzfaktor, der die schädigende Wirkung von Sonnenlicht teilweise neutralisiert.

## Vitamin C

**Neben einer antioxidativen Wirkung ist Vitamin C auch für die Stabilisierung der Gefäßwände wichtig. Das wiederum kommt auch Ihrer Haut zugute.**

Vitamin C ist wohl das bekannteste Vitamin, und bestimmt jeder weiß, dass es vor allem bei der Stärkung der körpereigenen Abwehrkräfte eine Rolle spielt. Vitamin C ist wasserlöslich, das bedeutet, seine Aufnahme in den Körper erfolgt unabhängig von anderen Nahrungsmittelbestandteilen. Reichlich Vitamin C enthalten vor allem die Zitrusfrüchte wie Orangen und Grapefruits, aber auch Kirschen, Erdbeeren, Kartoffeln, Brokkoli und Blumenkohl.

### Spezielle Funktionen von Vitamin C im Organismus

Vitamin C wird ebenso wie Beta-Karotin zum Aufbau der so genannten T-Zellen benötigt. Außerdem regt es die Tätigkeit der Makrophagen an. Das sind Fresszellen des Immunsystems, die Fremdstoffe im Körper wie z.B. Krankheitskeime erkennen und direkt vernichten, indem sie diese einfach auffressen. Vitamin C verstärkt zudem die antioxidative Wirkung des Vitamin E.

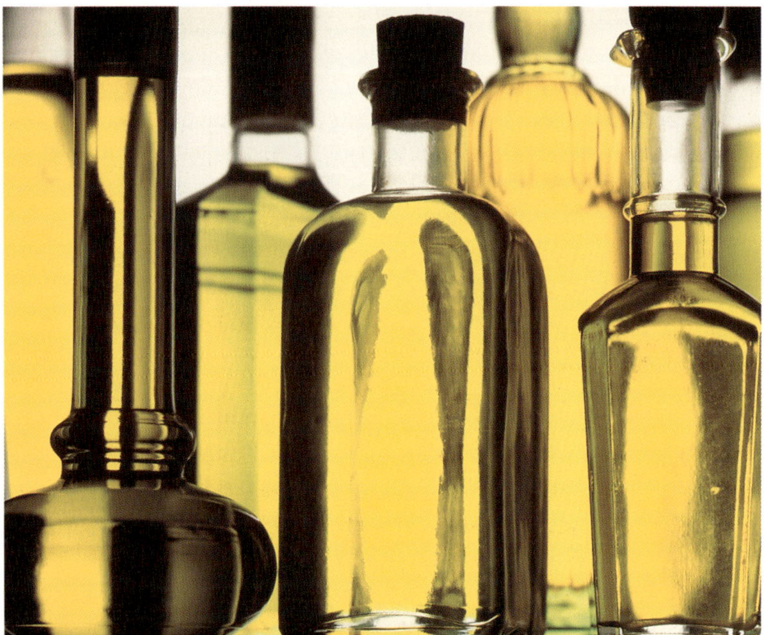

*Der Zellschutzstoff Vitamin E kommt hauptsächlich in hochwertigen Ölen vor. Achten Sie bei deren Kauf daher auf ausgezeichnete Qualität.*

## Vitamin E

Vitamin E hat sich in den letzten Jahren vor allem als Schutzstoff gegen das Altern einen Namen gemacht. Vitamin E ist wie Beta-Karotin eine fettlösliche Substanz. Es kommt vorwiegend in hochwertigen Pflanzenölen (Weizenkeim-, Haselnuss-, Maiskeim-, Sonnenblumenkern- und Mandelöl) vor.
Vitamin E wird in der Fachsprache Tokopherol genannt. In der Natur liegt es in zahlreichen verschiedenen Verbindungen vor, die man mit griechischen Buchstaben bezeichnet. Die biologisch aktivste Form ist das Alpha-Tokopherol, weil es über eine besonders gute antioxidative Wirkung verfügt.

**Beim Kochen gehen bis zu 55 Prozent Vitamin E verloren. Deshalb ist es auch unklug, hochwertige Salatöle zu erhitzen.**

### Spezielle Funktionen von Vitamin E im Organismus

Vitamin E verflüssigt das Blut und senkt somit auf natürliche Weise das Thromboserisiko (Blutgerinnsel, die beispielsweise zum Herzinfarkt führen können). Außerdem steigert es die Durchblutungsleistung und führt dem Herzen mehr Sauerstoff zu. Darüber hinaus ist Vitamin E an der Bildung der roten Blutkörperchen beteiligt.

## Selen

Selen gehört wie Zink, Kupfer, Jod, Eisen und Mangan zur Gruppe der Spurenelemente. Die Stoffe werden deshalb so genannt, weil sie in feinsten, kaum messbaren Mengen von einigen Mikrogramm im Körper zirkulieren. Trotzdem haben sie sehr wichtige Aufgaben und sind für den Stoffwechsel unentbehrlich. Früher war Selen in ausreichender Form in unserer täglichen Nahrung vorhanden, denn die Ackerböden enthielten noch viel von diesem Spurenelement und gaben es an das Getreide weiter. Heute sind die Ackerböden durch Überdüngung und Raubbau nahezu selenfrei. Reich an Selen sind Krustentiere, aber auch Zwiebeln und Knoblauch.

**Gemüse, Reis und Milchmixgetränke sind selenreiche Nahrungsmittel. Selen aus Fleischgerichten kann der Körper nur eingeschränkt verwerten.**

### Spezielle Funktionen von Selen im Organismus

Auch Selen spielt an vielen Schaltstellen der Immunabwehr eine entscheidende Rolle. Es scheint eine indirekte Schutzfunktion für die Zellen gegen Umweltgifte wie z.B. Schwermetalle zu haben. Selen ist ein Baustein in einem wichtigen Enzym, das sich im Inneren der Zellen befindet.

### Koenzym Q10

Enzyme sind wichtige Katalysatoren des Stoffwechsels. Vereinfacht heißt dies, dass die Eiweißbausteine bestimmte biochemische Abläufe im Körper in Gang setzen oder gar beschleunigen. Allerdings können auch die Enzyme nur dann richtig funktionieren, wenn sie geeignete Mitspieler haben. Das sind dann z.B. die Koenzyme. Eines davon ist Koenzym Q10. Es wurde erst vor wenigen Jahren entdeckt, und es sind noch nicht alle Bereiche seines Wirkungsspektrums erforscht. Koenzym Q10 ist vor allem in Fetten mit mehrfach ungesättigten Fettsäuren enthalten. Im Gegensatz zu den gesättigten Fettsäuren, die in erster Linie aus tierischem Fett wie Butter oder Schweineschmalz stammen, sind ungesättigte Fettsäuren so beschaffen, dass der Körper sie optimal für seinen Energiehaushalt nutzen kann. Hoch ungesättigte Fettsäuren finden sich in großer Menge besonders in Keimölen.

#### Spezielle Funktionen von Koenzym Q10 im Organismus

Koenzym Q10 arbeitet intensiv im Vitaminstoffwechsel mit. So fördert es vor allem die Umwandlung von Vitamin E in seine aktive Form. Außerdem schützt der Mikronährstoff das Herz in besonderem Maß. Koenzym Q10 kann koronarer Herzkrankheit und damit auch dem Herzinfarkt vorbeugen.

## Radikalefänger für den Körper

**Die wichtigsten Antioxidanzien sind:**

- **Beta-Karotin**
- **Vitamin C**
- **Vitamin E**
- **Selen**
- **Koenzym Q10**

Durch ausgewogene, abwechslungsreiche Mischkost mit viel frischem Gemüse und Obst wird der Körper auf natürliche Weise gut mit Antioxidanzien versorgt. Aber es gibt Situationen, die für den Organismus eine besondere Belastung darstellen. Dann gerät das Gleichgewicht von Radikalen und Radikalefängern aus den Fugen, und die Oxidanzien können mit ihrer Zerstörung beginnen. Das sind in erster Linie Lebensumstände, die beinahe jeder von uns schon zeitweise oder sogar dauerhaft erlebt hat: Stress, Trauer, Sorgen, exzessiver Sport, zu wenig Schlaf, Schwangerschaft, Alkohol, Rauchen, Medikamenteneinnahme und bei Frauen die hormonelle Schwangerschaftsverhütung mittels Antibabypille. In diesen Fällen kann es angezeigt sein, ein Nahrungsergänzungsmittel einzunehmen, das die fehlenden Zellschutzstoffe in ausgewogener Mischung enthält und diese dem Körper zuführt. Besprechen Sie dies am besten mit Ihrem Arzt oder Apotheker.

## Das schützt Sie vor freien Radikalen

### Nahrungsmittel

- Früchte: Zitrusfrüchte, Hagebutten, Sanddorn, Erdbeeren, Kiwis, Avocados, Aprikosen
- Gemüse: Hülsenfrüchte, Paprika, Kohl, Brokkoli, Feldsalat, Spinat, Karotten, Kartoffeln, Spargel, Lauch, Zwiebeln, Knoblauch
- Getreide: Hafer, Weizen, Roggen, Naturreis, Dinkel, Hirse, Buchweizen, Sojaprodukte
- Kräuter: Petersilie, Brennnessel
- Fleisch: Leber und andere Innereien
- Fisch: besonders Seefisch und Krustentiere
- Eier
- Fette: Distelöl (Safloröl), Keimöl, Leinöl, Olivenöl, Nussöl, ungehärtete Pflanzenmargarine
- Milch und Milchprodukte

### Körperpflege

- Sonnenlotion mit hohem Lichtschutzfaktor
- Massagen mit Sesamöl und Weizenkeimöl
- Gesichtscreme mit Vitamin-E-Zusatz

### Was Sie noch tun können

- Nikotin und Alkohol vermeiden, sich wenig in verqualmten Räumen aufhalten
- Sich nicht ungeschützt längere Zeit der Sonne aussetzen
- Sportliche Aktivitäten an Tagen mit hoher Ozonbelastung besser unterlassen
- Für eine ausgeglichene Lebensweise und ausgewogene Ernährung sorgen

**Vitamine und Spurenelemente aus der Nahrung werden vom Organismus besser aufgenommen als aus synthetischen Multivitaminpräparaten. Deshalb kann die Einnahme von Vitaminpillen keinesfalls eine gedankenlose, unausgewogene Ernährung ausgleichen.**

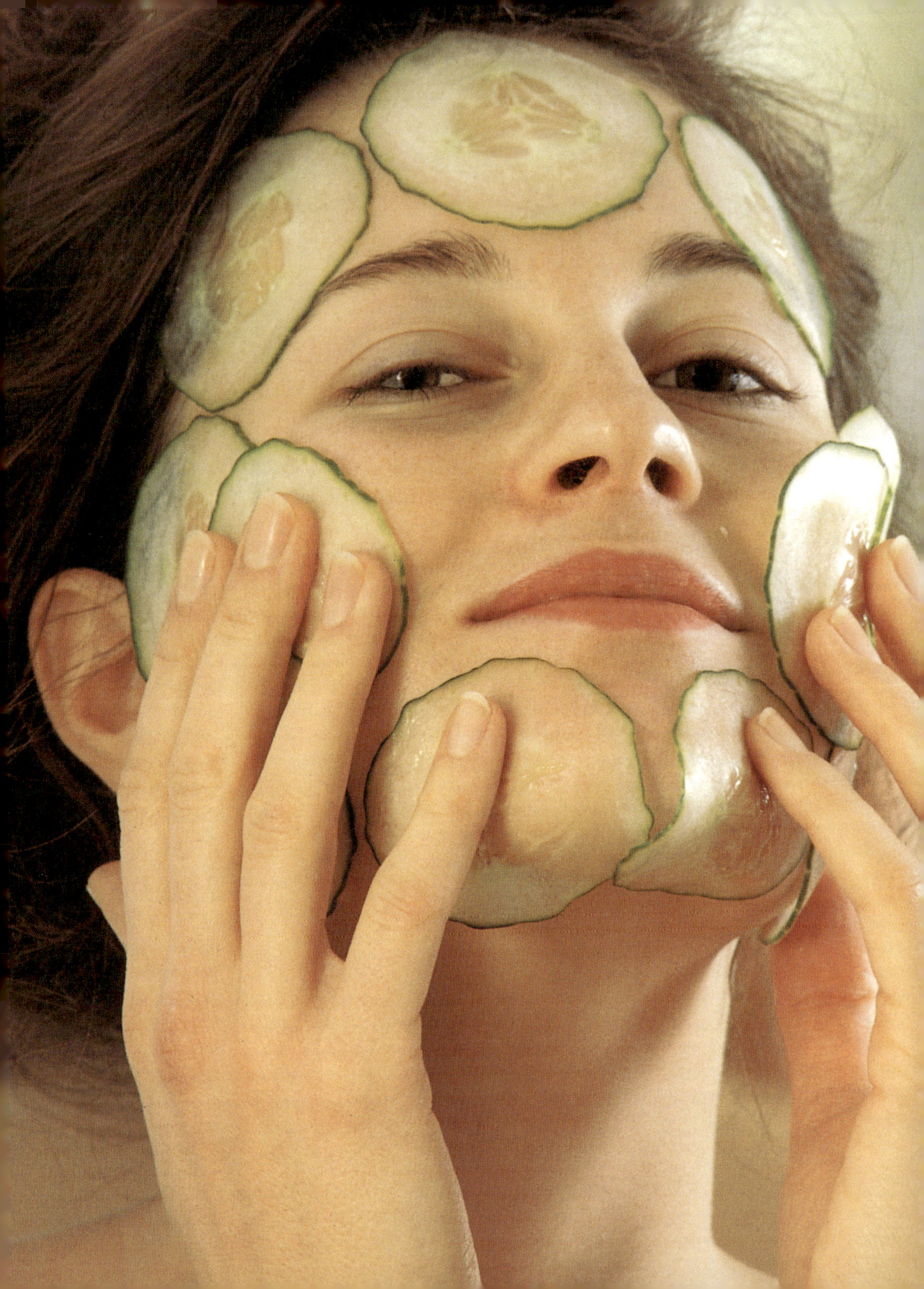

# DIE HAUT NATÜRLICH BEHANDELN

Hautschutz und -pflege sind ein ganzheitliches System. Die Kraft, die unsere Haut für Gesundheit und ein frisches jugendliches Aussehen braucht, muss von innen und außen gefördert werden. Je stärker Ihnen dies bewusst wird und je intensiver Sie sich dem inneren und äußeren Hautschutz widmen, desto größer wird Ihr Erfolg sein. Gesunde Haut ist schöne Haut, und nur in gesunder Haut werden Sie sich rundherum wohl fühlen.

**Die beste Hautpflege mit den teuersten Produkten nützt nichts, wenn die Haut nicht auch von innen gepflegt, also mit den richtigen Energiebausteinen für die Zellen, versorgt wird. Allerdings sind auch gesunde Ernährungs- und Lebensgewohnheiten nur halb so erfolgreich, wenn die Haut äußerlich sehr strapaziert wird, etwa durch übertriebenes Waschen, geringe Zufuhr feuchtigkeitsspendender Substanzen oder durch zu viel Sonne.**

## Hautschutz von innen und außen

Die Natur hält zahlreiche Mittel bereit, die sowohl innerlich als auch äußerlich angewendet werden können. Ein Beispiel dafür ist die Vielfalt der Heilpflanzen, deren Wirkung und Anwendungsmöglichkeiten im Folgenden beschrieben werden. Zum Hautschutz von innen gehören aber auch eine ausgewogene Ernährung mit ausreichend Vitalstoffen und sanfte, ganzheitliche Heilmethoden.

### Vitamine, Mineralstoffe, Spurenelemente

Ein Gärtner, der seinen Garten mit Liebe und Sorgfalt pflegt, wird viel Zeit darauf verwenden, die Beete schön anzulegen, die Pflanzen im richtigen Abstand zu pflanzen, die Kanten zu säubern und ihm so eine schönes Aussehen zu verleihen. Doch wenn die Nährstoffe in der Erde fehlen, die Bäume, Sträucher und Blumen für Wachstum und Gedeihen brauchen, wird es um die Optik bald geschehen sein. Die Pflanzen bleiben klein und unterentwickelt oder beginnen gar zu kränkeln und schließlich zu verwelken.

Ähnliches vollzieht sich auch in der Haut, wenn der Organismus nicht ausreichend mit Nährstoffen versorgt wird. Fehlen ihm Vitamine, Mineralstoffe, Spurenelemente, Enzyme und Hormone – Stoffe also, die er zur Zellregeneration, für einen gesunden Energiehaushalt und zur Abwehr von Schadstoffen und freien Radikalen dringend benötigt –, zeigt sich das nicht nur in allgemeinen Befindlichkeitsstörungen wie Leistungsschwäche, Konzentrationsmangel, Infektanfälligkeit, sondern spiegelt sich auch auf der Haut. Sie erscheint blass, müde und tendiert zu vorzeitiger Alterung.

## Unentbehrliche Vitalstoffe für die gesunde Haut

Geben Sie deshalb Ihrer Haut die Stoffe, die sie für Gesundheit und ein schönes Aussehen braucht. Wenn Sie auf eine vollwertige und gesunde Ernährung achten, haben Sie schon eine Menge für die Nährstoffversorgung getan, denn die meisten »Hautfitmacher« sind in ausreichender Menge in der Nahrung vorhanden. Da wir heute leider aber zahlreichen negativen Umwelteinflüssen ausgesetzt sind, kann es sein, dass zeitweise sogar ein Mehrbedarf an Vitalstoffen besteht – vor allem dann, wenn zusätzliche Belastungsfaktoren wie seelischer Stress, längere Krankheiten, hohe körperliche Anforderungen, Zigarettenkonsum usw. für die Haut hinzukommen.

## Vitamine

### Vitamin A

**Vitamin-A-haltige Gemüse und Früchte:**

- **Karotten**
- **Spinat**
- **Kürbis**
- **Brokkoli**
- **Grünkohl**
- **Papaya**
- **Aprikosen**

Vitamin A ist ein echtes Schönheitsvitamin, denn neben seinen Aufgaben im Immunsystem hat es vor allem für die Gesundheit von Haut und Schleimhäuten eine entscheidende Bedeutung. Vitamin A kann Krankheitserreger wie Viren, Bakterien und Pilze wirksam bekämpfen, indem es Schlüsselfunktionen der Körperabwehr unterstützt. Außerdem stärkt Vitamin A die Sehkraft. Der Vitalstoff wird zur Herstellung des Sehpurpurs Rhodopsin benötigt, einer Substanz, die zur Verarbeitung von Lichtreizen unentbehrlich ist. Bei jedem Lichtreiz, der auf die Netzhaut unserer Augen trifft, werden zahlreiche Rhodopsinmoleküle verbraucht. Der Nachschub ist nur gesichert, wenn ausreichend Vitamin A zur Neusynthese des Sehpurpurs vorhanden ist.

Vitamin A stimuliert die schleimproduzierenden Zellen und sorgt so dafür, dass die Schleimhäute im Magen-Darm-Trakt, in den Atemwegen, Harnwegen und im Genitalbereich immer gut mit Feuchtigkeit versorgt sind. Ist das Vitamin nicht in ausreichendem Maß vorhanden, trocknen die Schleimhäute aus, verlieren ihre natürliche Schutz- und Abwehrfunktion und werden somit anfällig für den Befall mit Krankheitserregern und Entzündungen.

Auf der Haut fördert Vitamin A die Wachstums- und Erneuerungsprozesse der Oberhautzellen und sorgt damit auch hier für eine optimale Schutz- und Barrierefunktion. Bei einer guten Vitamin-A-Versorgung regenerieren sich die Hautzellen rascher, alte Zellen werden schneller abgebaut, neue besser nachgebildet. Die Haut wirkt somit jünger, geschmeidiger und glatter.

**Rohkost aus geraspelten Karotten oder auch Karottensaft sollten Sie stets mit ein paar Tropfen eines guten Pflanzenöls anmachen. Nur so kann das fettlösliche Vitamin A bzw. seine Vorstufe Beta-Karotin vom Körper auch verwertet werden.**

Karotene, das sind Pflanzenfarbstoffe, bilden das Grundgerüst für Vitamin A. Aus Karotenmolekülen und den Vorstufen von Vitamin A, so genannten Provitaminen, wird im Organismus von Tier und Mensch das Vitamin A zusammengebaut. Ein Provitamin des Vitamin A, das Beta-Karotin, haben Sie bereits als wichtiges Antioxidans kennen gelernt, also als einen Stoff, der freie Radikale abzuhalten vermag.

Vitamin A gehört zur Gruppe der fettlöslichen Vitamine. Für seine Aufspaltung und Nutzung im Organismus ist deshalb pflanzliches oder tierisches Fett nötig.

**Die Bedeutung von Vitamin A im Körper**

**Wichtig für**
- Haut
- Schleimhäute
- Nägel
- Augen
- Infektabwehr
- Zellschutz

**Vitamin-A-Mangel führt zu**
- Trockener Haut
- Ekzemen
- Trockenen, anfälligen Schleimhäuten
- Brüchigen Nägeln
- Appetitmangel
- Infektanfälligkeit
- Sehstörungen
- Nachtblindheit
- Wachstumsstörungen
- Unfruchtbarkeit

## Vitamin B

**Vitamin-B-haltige Nahrungsmittel:**
- **Bierhefe**
- **Vollkornprodukte**
- **Keimlinge**
- **Weizenkleie**
- **Samen (Sesam, Sonnenblumenkerne)**
- **Naturreis**
- **Seefisch (z.B. Hering, Makrele)**
- **Geflügel**
- **Nüsse**
- **Hülsenfrüchte (z.B. Erbsen)**

Die Gruppe der B-Vitamine setzt sich aus mehreren Vitalstoffen zusammen. Die bekanntesten sind: Vitamin B1 (Thiamin), B2 (Riboflavin), B3 (Niazin), B5 (Pantothensäure), B6 (Pyridoxin), B12 (Kobalamin). Doch auch verschiedene andere Stoffe gehören zum Vitamin-B-Komplex, so z.B. Folsäure, Biotin, Cholin und Inositol.
Die B-Vitamine haben ausgesprochen komplexe und vielfältige Aufgaben im Organismus: Sie steuern den gesamten Energiehaushalt mit, stärken unsere Nerven, geben unseren Muskeln Kraft, fördern Konzentration und Leistungsstärke und sorgen für gesunden Schlaf. Doch auch Haut, Haar und Nägel können nicht ohne Vitamin B auskommen. Jede einzelne Hautzelle benötigt den Vitalstoff, um gesund und leistungsfähig zu bleiben.
Die B-Gruppe gehört zu den wasserlöslichen Vitaminen, die im Gegensatz zu den fettlöslichen ohne weitere Zusätze vom Organismus verwertet werden können. Einige, wie Vitamin B3 und B12, kann der Körper auch selbst herstellen, andere, z.B. Vitamin B1 und die Folsäure, müssen regelmäßig über die Nahrung zugeführt werden.

### Die Bedeutung von Vitamin B im Körper

**Wichtig für**
- Haut und Haare
- Nägel
- Bindegewebe
- Energiestoffwechsel
- Nerventätigkeit
- Zellstoffwechsel
- Blutbildung
- Herztätigkeit

**Vitamin-B-Mangel führt zu**
- Hautstörungen wie Ekzemen, Rhagaden (Rissen)
- Neigung zu Lippengeschwüren
- Neigung zu Mundgeschwüren
- Schlechter Wundheilung
- Haarausfall
- Vorzeitig ergrautem Haar
- Konzentrationsmangel
- Muskelschmerzen
- Nackenverspannungen
- Müdigkeit
- Erschöpfung
- Schlafstörungen
- Kopfschmerzen
- Depressiven Verstimmungen

## Panthenol

Panthenol, auch als Dexpanthenol oder D-Panthenol bezeichnet, ist die alkoholische Form des B-Vitamins Pantothensäure. Es wird hier gesondert besprochen, weil es für die Gesundheit von Haut, Haaren und Nägeln eine außerordentliche Rolle spielt und zudem sehr häufig als Vitaminzusatz in Kosmetika Anwendung findet. In der Haut wird Panthenol zu Pantothensäure umgewandelt. Das Vitamin versorgt die Haut optimal mit Feuchtigkeit, indem es in den tieferen Hautschichten Wasser bindet. Trockene und empfindliche Haut wird unter der Pflege mit panthenolhaltigen Produkten wieder geschmeidiger und glatter. Wie Vitamin A regt auch Dexpanthenol den Zellstoffwechsel an und bewirkt, dass sich die Hautzellen schneller regenerieren. Außerdem hat Panthenol einen beruhigenden und heilenden Effekt – strapazierte und angegriffene Haut (beispielsweise nach einem Sonnenbrand oder durch das falsche Wasch- und Spülmittel) wird rascher wieder gesund. Die Fähigkeit des Panthenols, Wasser zu binden, wirkt sich auch positiv auf die Haarstruktur aus: Das Schönheitsvitamin schützt das Haar vor der Austrocknung durch zu viel Sonne oder häufiges Föhnen. Trockenes Haar, das zu Spliss neigt, gewinnt durch eine Panthenolkur von innen oder mit panthenolhaltigen Haarpflegepräparaten wieder Glanz, Geschmeidigkeit und Spannkraft.

**Darin ist Pantothensäure enthalten:**
- **Bierhefe**
- **Leber**
- **Weizenkleie**
- **Forelle**
- **Sonnenblumenkerne**
- **Seefisch (z. B. Hering, Makrele)**
- **Camembert, Roquefort**
- **Walnüsse**
- **Vollkorngetreide**
- **Eigelb**

### Die Bedeutung von Pantothensäure im Körper

**Wichtig für**
- Haut
- Haare
- Vitalität
- Leistungsfähigkeit
- Stressabwehr
- Immunsystem
- Zellregeneration
- Stoffwechsel

**Pantothenmangel führt zu**
- Trockener Haut
- Ekzemneigung
- Kleinen Rissen in den Mundwinkeln
- Sprödem, splissigem und trockenem Haar
- Vorzeitig ergrautem Haar
- Lernschwäche
- Konzentrationsmangel
- Reizbarkeit
- Verstopfung
- Muskelkrämpfen
- Wachstumsstörungen

**Besonders reich an Biotin sind:**
- **Leber**
- **Soja**
- **Eigelb**
- **Walnüsse, Erdnüsse**
- **Sardinen**
- **Mandeln**
- **Pilze**
- **Naturreis**
- **Vollkorngetreide**
- **Spinat**
- **Krabben**

### Biotin (Vitamin H)

Biotin gehört zwar auch zum Vitamin-B-Komplex, wird aber oft als eigenständiges Vitamin betrachtet und bezeichnet – nämlich als Vitamin H. Das beruht darauf, dass Biotin in Bezug auf die Gesundheit von Haut, Haaren und Nägeln eine herausragende Bedeutung hat und ein Mangel sich meist zuerst auf unser Äußeres niederschlägt. Er zeigt sich durch blasse, großporige Haut, kraftlos herabhängendes Haar sowie weiche und brüchige Fingernägel. Wenige tausendstel Gramm des Schönheitsstoffs Biotin können mehr für einen strahlenden, seidigen Teint, fülliges, glänzendes Haar und feste Fingernägel tun als alle Besuche bei der Kosmetikerin. Biotin enthält Schwefel, eine Substanz, die für den Aufbau einer gesunden Haut-, Haar- und Nagelstruktur unbedingt benötigt wird. Außerdem greift Biotin kontrollierend in den Fettstoffwechsel der Haut ein. Fehlt der Vitalstoff, kommt es zu einer gesteigerten Talgproduktion. Die Folgen sind fettiges Haar, Schuppen sowie fettige Haut mit der vermehrten Neigung zu Pickeln und Mitessern.

**Die Bedeutung von Biotin (Vitamin H) im Körper**

**Wichtig für**
- Haut
- Haare
- Finger- und Zehennägel
- Muskelzellen
- Nerventätigkeit
- Energiestoffwechsel
- Fettstoffwechsel

**Biotinmangel führt zu**
- Fahler, fettiger Haut
- Haarausfall, Schuppen
- Brüchigen Fingernägeln
- Grauer Mund- und Rachenschleimhaut
- Mattigkeit, Erschöpfung
- Muskelschmerzen

### Vitamin C

Vitamin C ist uns allen bestens bekannt als einer der wichtigsten Starkmacher des Immunsystems. Tatsächlich hat der Vitalstoff ganz zentrale Aufgaben in der Körperabwehr, indem er hilft, Krankheitskeime abzuwehren, und die körpereigene Schutzbarriere gegen Infektionen und Schadstoffwirkungen unterstützt. Vitamin C gehört nämlich zur Gruppe der Antioxidanzien. Diese bewahren die Zellen

vor der zerstörerischen Aktivität der freien Radikale. In der Haut sorgt Vitamin C vor allem für eine gute Wundheilung und einen regelrechten Aufbau des Kollagengerüsts, also der elastischen Fasern des Bindegewebes, die der Hautstruktur Halt geben und ihr Spannkraft verleihen. Ein Verlust kollagener Fasern kann auf einen Vitamin-C-Mangel zurückzuführen sein. Das Bindegewebe verliert an Elastizität, Falten entstehen und die Haut altert vorzeitig.
Vitamin C hat noch vielfältige andere biochemische Funktionen im Organismus, z. B. schützt es die Gefäße, indem es das Risiko arteriosklerotischer Ablagerungen verringert; es beugt damit Herz-Kreislauf-Erkrankungen wie Bluthochdruck, Schlaganfall oder Herzinfarkt vor. Außerdem verringert Vitamin C allergische Reaktionen und stärkt die Barrierefunktion der Schleimhäute gegen Entzündungen. Nicht zuletzt wirkt Vitamin C als Seelenstabilisator, indem es Neurotransmitter, also spezielle Botenstoffe im Gehirn, aktiviert, die für das psychische Gleichgewicht und den Abbau von Stressreaktionen verantwortlich sind. Interessanterweise sind fast alle Tierarten in der Lage, Vitamin C selbst im Körper zu produzieren. Nur der Mensch, einige Affenarten, Vögel, Fische und Meerschweinchen müssen es mit der Nahrung aufnehmen.

**Vitamin-C-haltige Früchte und Gemüse:**
- **Kiwis**
- **Orangen**
- **Zitronen**
- **Grapefruits**
- **Himbeeren**
- **Kirschen**
- **Erdbeeren**
- **Kartoffeln**
- **Zwiebeln**
- **Brokkoli**
- **Blumenkohl**
- **Spinat**

**Die Bedeutung von Vitamin C im Körper**

| Wichtig für | Vitamin-C-Mangel führt zu |
|---|---|
| • Immunsystem | • Infektanfälligkeit |
| • Bindegewebe | • Zahnfleischbluten |
| • Kollagenbildung | • Schleimhautentzündungen |
| • Hautelastizität | • Faltenbildung |
| • Haarstruktur | • Vorzeitiger Hautalterung |
| • Schleimhäute | • Haarausfall |
| • Zahnfleisch | • Krampfadern |
| • Gefäßwände | • Depressiver Verstimmung |
| • Stressbewältigung | • Zerstreutheit |
| • Positive Stimmung | • Nervosität, Unruhe |
| • Konzentrationsfähigkeit | • Schlafproblemen |
| • Schlaf | • Verzögerter Wundheilung |

**Darin ist Vitamin D enthalten:**
- **Lebertran**
- **Seefisch (Hering, Makrele, Lachs, Ölsardinen)**
- **Milch**
- **Vollkorngetreide**
- **Eier**
- **Leber**

### Vitamin D

Eigentlich ist Vitamin D eher ein Hormon, da es ein Stoff ist, den wir selbst produzieren können. Vitamin D entsteht in unserer Haut, indem eine dort vorhandene Vorstufe durch die UV-Strahlen des Sonnenlichts angeregt wird und chemisch reagiert. Allerdings kann ein Teil des benötigten Vitamin D auch über die Darmwand aufgenommen werden. Es hat wichtige Funktionen im Kalziumstoffwechsel und spielt damit vor allem für gesunde Knochen und Zähne eine wichtige Rolle. Für Kinder ist es von großer Bedeutung, da ihre Knochen noch wachsen. Eine bekannte Vitamin-D-Mangelkrankheit ist die Rachitis. Vitamin D hat außer der Steuerung des Mineralstoffhaushalts noch viele weitere Funktionen im Körper und ist beispielsweise an einer funktionierenden Herz-, Nerven- und Muskeltätigkeit sowie den Aufgaben des Immunsystems beteiligt.

**Die Bedeutung von Vitamin D im Körper**

| Wichtig für | Vitamin-D-Mangel führt zu |
|---|---|
| Knochen | Zahnausfall |
| Zähne | Rachitis |
| Nervenfunktionen | Muskelschwäche |
| Muskeltätigkeit | Unruhe |
| Herztätigkeit | Nervosität |
| Immunsystem | Schlafstörungen |
| Hormonbildung | Verstimmtheit |

**Besonders reich an Vitamin E sind:**
- **Kaltgepresste Öle (Sonnenblumen-, Oliven-, Sojaöl)**
- **Mandeln**
- **Nüsse**
- **Ungeschälter Reis**
- **Vollkorngetreide**
- **Eier**
- **Milch**

### Vitamin E

Auch Vitamin E gehört zu der schlagkräftigen Truppe der Radikalefänger, der Stoffe, die für den Zellschutz unabdingbar sind. Großangelegte Studien haben jetzt den Beweis erbracht, dass dieser Vitalstoff bei der Vorbeugung gegen Herz-Kreislauf-Krankheiten eine maßgebliche Rolle spielt. Vitamin E ist entscheidend an der Zellregeneration beteiligt, es verlängert die Lebensdauer der Zellen, fördert die Durchblutung und unterdrückt die Bildung von Blutgerinnseln (Thromben) in den Blutgefäßen. Vitamin E verbessert außerdem das Hautbild und wirkt heilungsfördernd.

**Die Bedeutung von Vitamin E im Körper**

**Wichtig für**
- Zellschutz vor freien Radikalen
- Zellatmung
- Hautjugend
- Durchblutung
- Leistungskraft
- Nerventätigkeit

**Vitamin-E-Mangel führt zu**
- Fahler, welker Haut
- Altersflecken
- Müdigkeit
- Leistungsmangel
- Reizbarkeit
- Gefäßproblemen
- Herz-Kreislauf-Störungen

## Mineralstoffe

### Kalzium

Kalzium hat eine große Zahl an Funktionen im Körper. Seine Bedeutung als unentbehrlicher Knochen- und Zahnmineralstoff ist allgemein bekannt. Doch auch die Muskel- und Nerventätigkeit sowie die Beschaffenheit von Haut und Blutgefäßen werden von Kalzium beeinflusst. Darüber hinaus ist der Mineralstoff ein Kooperationspartner des Vitamin C und unterstützt dieses beim Aufbau der kollagenen Faserstruktur des Bindegewebes.

**Kalziumreiche Nahrungsmittel:**
- **Milch**
- **Quark, Joghurt**
- **Hartkäse (Parmesan, Emmentaler)**
- **Nüsse**
- **Sardinen, Lachs**
- **Salate**
- **Vollkorngetreide**

**Die Bedeutung von Kalzium im Körper**

**Wichtig für**
- Knochenaufbau
- Zahnschmelz
- Bindegewebe
- Muskelkraft
- Nerventätigkeit
- Blutgerinnung

**Kalziummangel führt zu**
- Knochenschwund (Osteoporose)
- Zahnausfall
- Weichen Nägeln
- Hautproblemen
- Bindegewebsschwäche
- Erhöhter Allergieneigung
- Muskelkrämpfen
- Nervosität
- Schlafproblemen
- Haarproblemen
- Sehschwierigkeiten
- Rachitis

### Magnesium

**Magnesium enthalten:**
- **Cashewkerne**
- **Mandeln**
- **Sesamsaat**
- **Vollkorngetreide**
- **Ungeschälter Reis**
- **Bananen**
- **Dunkelgrünes Gemüse**
- **Meeresalgen**
- **Meeresfrüchte**

Magnesium ist nicht nur ein wichtiger Partner des Kalziums, sondern unterstützt auch die B-Vitamine sowie die essenziellen Fettsäuren beim Hautschutz. Es hilft bei der Reparatur von Zellschäden mit, stärkt die Zellregenerationskraft, aktiviert die Muskel- und Nerventätigkeit und wirkt ausgleichend auf den Hormonhaushalt.

**Die Bedeutung von Magnesium im Körper**

**Wichtig für**
- Hautschutz
- Muskelkraft
- Nerventätigkeit
- Hormone
- Zellteilung
- Aufbau von Eiweißen

**Magnesiummangel führt zu**
- Hautproblemen
- Muskelkrämpfen, Muskelschwäche
- Zittern
- Müdigkeit
- Konzentrationsmangel
- Vermehrtem Schwitzen
- Koordinationsstörungen
- Schwindel
- Depressiver Verstimmung und Stimmungswechsel
- Unregelmäßiger Periode
- Menstruationsbeschwerden, PMS (Prämenstruellem Syndrom)
- Kopfschmerzen
- Kreislaufproblemen
- Stoffwechselbeschwerden

## Spurenelemente

### Selen

**Besonders reich an Selen sind:**
- **Meeresfrüchte**
- **Seefisch**
- **Vollkornprodukte**
- **Ungeschälter Reis**
- **Eier**
- **Milch**

Dieses Spurenelement wurde Ihnen schon als ein wichtiger Radikalefänger vorgestellt. Wie kann der Stoff aggressive Substanzen abhalten und damit auch die Haut vor Schädigungen und vorzeitigen Alterungsprozessen schützen? Selen kommt in dem Enzym Glutathionperoxidase vor, das in den Zellen als Antioxidans wirkt. Das Enzym fängt freie Radikale, die aus Umweltschadstoffen, UV-Strahlen, Nahrungsgiften, Zigarettenrauch usw. entstehen, und verhindert so, dass die marodierenden Moleküle Löcher in die Zellwände reißen oder sogar bis zum Zellkern vordringen und dort das Erbgut verändern. Selen arbeitet in enger Kooperation mit den Vitaminen C und E – Antioxidanzien mit großer Bedeutung für den Hautschutz. Doch Selen ist auch ein Immunstoff, der im Körper eine antientzündliche Wirkung entfaltet. Studien haben gezeigt, dass Patienten mit rheumatischen Erkrankungen, Herz-Kreislauf- und Krebserkrankungen meist unter einem Selenmangel litten.

**Die Bedeutung von Selen im Körper**

**Wichtig für**
- Hautschutz
- Entzündungshemmung
- Immunstärkung
- Bindung von freien Radikalen
- Zellstärkung

**Selenmangel führt zu**
- Trockener Haut, Ekzemen
- Brüchigen Nägeln
- Schlechter Wundheilung
- Infektanfälligkeit
- Schmerzenden Gelenken
- Bluthochdruck

## Chrom

Obwohl nur geringste Mengen dieses Spurenelements benötigt werden – die Menge an Chrom, die ein Mensch in seinem ganzen Leben verbraucht, würde nicht mehr als einen Eierbecher füllen –, kann es zu Defiziten kommen. Dies hängt mit der industriell hergestellten Nahrung, dem Trend zu Fertigprodukten, dem hohen Konsum von Zucker und Weißmehlprodukten sowie der Überdüngung und dem Raubbau in der Landwirtschaft zusammen. Chrom wird an vielen Schaltstellen des Stoffwechsels benötigt. Vor allem im Kohlenhydratstoffwechsel scheint es nach neueren Erkenntnissen eine entscheidende Rolle zu spielen und maßgeblich an der Zuckerverwertung beteiligt zu sein. Chrom sorgt mit dafür, dass Glukose aus dem Blut in die Zellen gelangt. Auf diese Weise wird der Blutzuckerspiegel reguliert, damit er nicht auf zu hohe Werte steigt. Bei häufigem Verzehr zuckerhaltiger Speisen und einem Mangel an Chrom kann der Glukosestoffwechsel aus dem Gleichgewicht geraten. Dies wirkt sich bei den verschiedensten Organen aus, auch auf der Haut. Sie erscheint unterversorgt, schlecht durchblutet, wirkt fahl und teigig. Gerät der Zuckerstoffwechsel nicht wieder ins Lot, kann dies sogar einen Diabetes mellitus nach sich ziehen.

**Chrom findet sich in:**
- **Käse**
- **Meeresfrüchten**
- **Vollkorngetreide**
- **Rote Bete**

**Die Bedeutung von Chrom im Körper**

**Wichtig für**
- Generelle Stoffwechsel-balance
- Zuckerstoffwechsel
- Fettstoffwechsel
- Nerventätigkeit
- Herz und Kreislauf

**Chrommangel führt zu**
- Störungen des Glukose-stoffwechsels
- Schwitzen
- Schwindel
- Konzentrationsmangel
- Hohen Blutfettwerten

## Eisen

**Eisenhaltige Lebensmittel:**
- **Rindfleisch**
- **Blattsalate**
- **Spinat**
- **Brokkoli**
- **Nüsse**

70 Prozent des gesamten Eisens im Organismus findet sich im roten Blutfarbstoff Hämoglobin. Dort hat das Spurenelement die zentrale Aufgabe, den Sauerstoff, der aus der Lunge in den Blutkreislauf aufgenommen wird, zu binden und dann zu jeder einzelnen Körperzelle zu transportieren. Eisen ist somit ein lebenswichtiger Mikronährstoff, der Vitalität, Kraft und Leistungsstärke sichert. Ein Eisenmangel macht sich mit den typischen Zeichen der Blutarmut bemerkbar: Die Haut wirkt blass und spröde, Haare und Nägel wachsen schlechter, der Organismus wird anfälliger für Infektionen. Weitere Folgen sind Mattigkeit, Konzentrationsstörungen und Appetitverlust.

**Die Bedeutung von Eisen im Körper**

**Wichtig für**
- Blutbildung
- Zellatmung
- Energiehaushalt
- Muskelkraft
- Nerventätigkeit
- Haut-, Schleimhaut-durchblutung
- Appetit
- Gehirn
- Haar- und Nagelwachstum

**Eisenmangel führt zu**
- Blutarmut
- Hautblässe
- Schlechter Schleimhaut-durchblutung
- Müdigkeit
- Schwindel
- Kopfschmerzen
- Appetitmangel
- Nagelstörungen
- Trockenem Haar

### Zink

Zink hat als Hautmikronährstoff eine erwiesene Bedeutung. Es unterstützt die Wirkung von Vitamin A, das vom Organismus nur richtig genutzt werden kann, wenn ausreichend Zink vorhanden ist. Das Spurenelement fördert die Regeneration der Hautzellen, sorgt für eine gute Wundheilung, lässt Haare und Fingernägel schneller wachsen und hält Haut und Schleimhäute glatt und geschmeidig. Doch auch im Immunsystem sowie im Hormonstoffwechel hat das Spurenelement Zink besondere Aufgaben. Ein Zinkmangel kann eine erhöhte Infektanfälligkeit sowie hormonelle Störungen nach sich ziehen. Zink unterstützt außerdem die Funktion der Sexualhormone und wird zur Spermienproduktion gebraucht.

**Zink findet man in:**
- **Rindfleisch**
- **Blattsalaten**
- **Spinat**
- **Brokkoli**
- **Nüssen**

**Die Bedeutung von Zink im Körper**

**Wichtig für**
- Haut
- Wundheilung
- Zellregeneration
- Wachstum von Haaren und Nägeln
- Immunsystem
- Schleimhäute
- Spermienproduktion
- Haushalt der Sexualhormone
- Unterstützung von Vitamin A
- Leistungsvermögen

**Zinkmangel führt zu**
- Hautstörungen mit trockener oder fettiger Haut
- Akne
- Schlechter Wundheilung
- Extrem langsam wachsenden, brüchigen Nägeln
- Weißen Flecken auf den Nägeln
- Dünnem, sprödem Haar
- Verdauungsproblemen
- Appetitmangel
- Infektanfälligkeit
- Fruchtbarkeitsstörungen

## Bioflavonoide

Ursprünglich zählte man die Bioflavonoide zu den Vitaminen, weshalb sie manchmal auch die Bezeichnung Vitamin P tragen. Bioflavonoide sind pflanzliche Substanzen und machen einen großen Anteil der gelben, roten und blauen Pflanzenfarbstoffe aus. Rund 7000

**Besonders reich an Bioflavonoiden sind:**
- **Frische Aprikosen**
- **Rote Bete**
- **Brombeeren**
- **Himbeeren**
- **Brokkoli**
- **Kirschen**
- **Papaya**
- **Limonen**

Bioflavonoide wurden von der Wissenschaft bisher bereits entdeckt. In der Natur haben sie die Aufgabe, die Pflanzen vor schädlichen Insekten, Parasiten, Pilzen und Bakterien zu schützen. Im menschlichen Organismus entfalten sie eine ähnliche Wirkung. Vor allem zusammen mit dem Antioxidans Vitamin C halten sie Krankheitserreger und Schadstoffe ab und unterstützen das Immunsystem. Weil die Bioflavonoide Vitamin C davor bewahren können, seinerseits oxidiert zu werden, verstärken sie seine Schutzwirkung im Körper um mehr als das 20fache.
Bioflavonoide haben sich vor allem zur Behandlung von Allergien, Bluthochdruck, Krampfadern sowie Menstruationsstörungen als effektvoll erwiesen. Durch ihre antientzündlichen und antioxidativen Eigenschaften sind Bioflavonoide außerdem hervorragende Hautnährstoffe, die die Hautzellen vor freien Radikalen schützen, die Durchblutung in den feinen Kapillaren verbessern und so allgemein zur Hautregeneration beitragen. Einige Bioflavonoide sind sogar in der Lage, sich an kollagene Fasern anzuheften und so die Elastizität des Bindegewebes zu unterstützen.

**Die Bedeutung von Bioflavonoiden im Körper**

**Wichtig für**
- Haut
- Zellschutz
- Kapillardurchblutung
- Gesunde Gefäßbahnen
- Kreislauf
- Immunsystem

**Mangel an Bioflavonoiden führt zu**
- Erhöhter Blutungsneigung
- Nasenbluten
- Bindegewebsschwäche
- Bluthochdruck
- Krampfadern
- Menstruationsproblemen

# Essenzielle Fettsäuren

Essenzielle Fettsäuren werden deshalb so genannt, weil sie dem Organismus von außen zugeführt werden müssen und er sie nicht selbst produzieren kann. Essenzielle Fettsäuren sind maßgeblich am Aufbau der Zellmembranen beteiligt. Die Moleküle werden dabei so in die Zellwandstruktur eingebaut, dass sie einerseits einen Schutz gewährleisten, andererseits bleibt die Membran aber durchlässig für Stoffe, die ins Innere gelangen müssen, um die Zelle zu versorgen. Essenzielle Fettsäuren haben außerdem wichtige Funktionen im Energiestoffwechsel und tragen zur Regulierung des Hormonhaushalts bei. Für die Versorgung der Hautzellen spielen essenzielle Fettsäuren ebenfalls eine wichtige Rolle.

**Essenzielle Fettsäuren sind enthalten in:**
- **Seefisch**
- **Hochwertige Öle (Keimöle)**
- **Grünes Gemüse**
- **Nüsse**

**Die Bedeutung von essenziellen Fettsäuren im Körper**

| **Wichtig für** | **Mangel an essenziellen Fettsäuren führt zu** |
|---|---|
| • Zellwandaufbau und -regeneration | • Ekzemen |
| • Energiehaushalt | • Psoriasis |
| • Hormonstoffwechsel | • Herz-Kreislauf-Erkrankungen |
| • Muskelkraft | • Anfälligkeit für Virusinfektionen |
| • Nerventätigkeit | • Hormonellen Störungen |
| • Hauternährung | • PMS (Prämenstruellem Syndrom) |
| • Immunsystem | |
| • Regulierung des Cholesterinspiegels | |

# Hautpflege mit Heilpflanzen

Natürliche, sanfte Pflege und wirksame Behandlung sind die Anforderungen, die moderne Pflegesubstanzen erfüllen sollten. Der Trend geht dabei immer mehr zu nebenwirkungsarmen und verträglichen Stoffen, also natürlichen Substanzen. Besonders eignen sich Wirkstoffe aus den verschiedensten Heilkräutern, Pflanzen oder Früchten. Sie sind auch in vielen Pflege- und Heilprodukten für die Haut enthalten. Die meisten von ihnen sind in der Volksmedizin schon seit Jahrtausenden bekannt und haben sich vielseitig bewährt. Neuere Forschungsarbeiten konnten ihre hervorragenden Wirkungen nun auch wissenschaftlich belegen. Im Folgenden werden Ihnen die wichtigsten Heilkräuter und Früchte für die Haut vorgestellt.

*Arnika ist ein altbewährtes Heilkraut. Seine Wirkung wird auch in der Homöopathie geschätzt, um Infektionen zu vermeiden und Heilungsprozesse der Haut zu beschleunigen.*

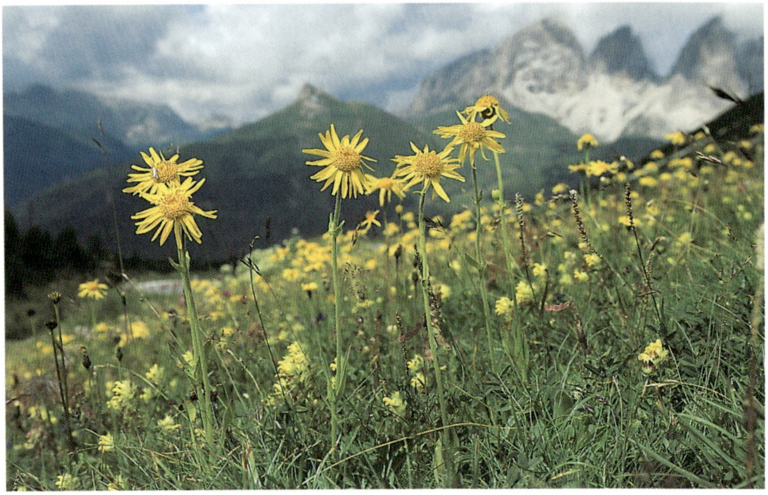

## Aloe vera

Diese subtropische Pflanze gehört zur Gattung der Liliengewächse. Äußerlich erinnert sie jedoch mit ihren dicken, fleischigen und spitzen Blättern stark an einen Kaktus. Bricht man eins der Blätter ab, tritt aus der Bruchstelle ein durchsichtiges Gel aus. Dieses Gel wird weiterverarbeitet und den verschiedensten Kosmetika zugesetzt. Denn es wirkt wie ein natürlicher Sonnenschutz, vermag Feuchtigkeit zu binden, spendet der Haut zusätzliche Feuchtigkeit, beruhigt, schützt und pflegt in einem. Aloe vera ist ein universelles, optimales Pflegemittel. Es ist den unterschiedlichsten Kosmetikpräparaten zugesetzt: Pflegecremes speziell für empfindliche und trockene Haut, Masken und Packungen, Hautölen und Sonnenschutzmitteln etc.

**Kinderhaut ist sehr empfindlich. Vor dem Einsatz von Arnikapräparaten bei Kindern sollte daher unbedingt der Arzt gefragt werden. Zu bedenken ist auch, dass es bei der Anwendung von Arnika leicht zu Kontaktallergien kommen kann.**

## Arnika

Die duftenden Blüten der Arnika findet man in Mitteleuropa an Wegrändern und in den Bergen. Aus den Blüten kann man ein Öl gewinnen, das hervorragende Wirkungen bei der Wundbehandlung entfaltet. Viele Wund- und Heilsalben enhalten deshalb Arnikasubstanz. Arnika wirkt gegen Entzündungen, kann Bakterien abtöten und Schmerzen stillen. Vor allem bei Verstauchungen und Blutergüssen wird es verwendet. Es handelt sich dabei um ein echtes Naturheilmittel, das in der ausschließlich pflegenden Kosmetik nicht eingesetzt wird, weil dazu seine Wirkung zu intensiv ist und an empfindlichen Stellen, wie etwa der Gesichtshaut, zu Reizungen führen kann.

## Avocado

Jeder kennt die Avocado als wohlschmeckende, vitamin- und auch kalorienreiche Frucht. Aus dem Fruchtfleisch wird ein Öl gewonnen, das als Grundsubstanz für viele Kosmetika verwendet wird. Es enthält Fette und Vitamine in einer Form, die für die Haut ideal verwertbar ist. Durch diese Eigenschaften ist es vor allem für die Pflege der reifen und trockenen Haut geeignet. Avocado zeichnet sich zusätzlich durch gute Verträglichkeit aus.

## Bittersüß

Dieser Strauch mit seinen kleinen Blüten und roten Beeren wächst in Europa und Asien in schattigen Auwäldern. Seine Stängel enthalten u. a. auch Saponine, die entschlacken und den Stoffwechsel anregen. Deshalb ist Bittersüß Teemischungen zugesetzt, die besonders bei chronischen Hauterkrankungen als Begleittherapie empfohlen werden. Vor allem bei Akne und Ekzemen hat sich das bewährt. Achtung: Den Tee nicht aus selbst gepflückten Pflanzen zubereiten. Frische Pflanzenteile sind giftig. Deshalb ausschließlich Fertigprodukte (aus der Apotheke) verwenden.

**Bittersüß kann die Schleimhäute reizen. Deshalb muss es vorsichtig angewendet werden und sollte möglichst nicht in die Augen kommen.**

## Eiche

Auch die knorrige Eiche hat der Haut Gutes zu bieten. Ihre junge Rinde weist spezielle Gerbstoffe auf, die in der Hautheilkunde gerne zur Behandlung von chronischen Hautausschlägen verwendet werden. Eichenrindenextrakt ist vielen medizinischen Hautsalben zugesetzt. Die Gerbstoffe hemmen Entzündungen, und vor allem Ekzeme heilen mit ihrer Hilfe schneller ab.

## Hamamelis

Bei der Zaubernuss (Hamamelis virginiana) handelt es sich um ein echtes Multitalent für die Haut. Schon die Indianer schätzten ihre Heilkraft und ihre pflegende Wirkung. Ihre Blätter und ihre Rinde enthalten Gerbstoffe und Öle. Diese Wirksubstanzen fördern die Wundheilung, straffen die Haut und machen sie widerstandsfähig. Deshalb wird Hamamelisextrakt sowohl Heil- als auch Pflegepräparaten zugesetzt. Auch bei der Behandlung von Sonnenbrand hat sich Hamamelis bewährt.

## Johanniskraut

**Johanniskrauttee hat eine positive Wirkung auf die Stimmung und beeinflusst so auch das Erscheinungsbild der Haut. Täglich je eine Tasse am Morgen und am Abend tut Ihnen gut.**

Das echte Johanniskraut mit seinen kleinen, gelben Blüten wächst bei uns an Wald- und Wegrändern. Aus seinen frisch gepflückten Blüten kann man ein hochwertiges Öl gewinnen. Seine Inhaltsstoffe beruhigen die Haut, lindern Reizzustände und beschleunigen den Heilungsprozess. Johanniskrautöl ist deshalb vielen Pflegeprodukten speziell für die trockene und gereizte Haut zugesetzt. Auch Heilsalben gegen rissige und rauhe Haut enthalten oft Johanniskrautöl.

## Jojoba

Die Wüstenpflanze Simmondsia chinensis ist eher unscheinbar. Als umso beachtenswerter erweist sich das Öl, das aus ihren Samen stammt. Denn vom chemischen Aufbau her ist es mit dem menschlichen Hautfett beinahe identisch. Jojobaöl dient daher als ein exzellenter Hautschutz und Pflegespender. Vor allem die trockene und reife Haut profitiert von seinen Inhaltsstoffen. Sie verbessern den natürlichen Schutzfilm der Haut, bauen ihn wieder auf und stärken ihn.

## Kamille

Dieses Allroundtalent unter den Heilkräutern ist auch für die Hautpflege und -behandlung wichtig. Das Öl der Kamillenblüten enthält u. a. die beiden wertvollen Wirkstoffe Chamazulen und Alpha-Bisabolol. Sie beruhigen die gereizte Haut, wirken Entzündungen entgegen und pflegen sanft die empfindliche Haut. Kamillenöl ist deshalb in vielen Pflegeprodukten für die sensible und gereizte Haut, die zu Rötungen neigt, zu finden.

## Mandel

Mandelbäume gedeihen am besten unter der südlichen Sonne. Ihre Früchte kann man anfangs noch mit ihrer weichen Schale essen, zum Sommer hin wird die Schale immer härter und der Mandelkern immer inhaltsreicher. Die Mandelkerne enthalten ein wertvolles Öl mit einem Fettgehalt von 55 Prozent; außerdem bietet dieses Öl viele Vitamine und Mineralstoffe, die für die Haut wichtig sind. Besonders positiv: Mandelöl ist sehr hautfreundlich; es sind so gut wie keine Unverträglichkeiten bekannt. Das Öl eignet sich vor allem zur Pflege der trockenen und gereizten Haut. Es fördert außerdem den Heilprozess bei kleineren Wunden. Mandelöl ist in vielen Pflegeprodukten für diese Hautprobleme enthalten. Aber es ist auch ein beliebtes, weil besonders sanftes Massageöl.

## Olive

Früher wurde nur aus den Olivenkernen das grüne Öl gewonnen. Aber auch das Fruchtfleisch der Olive ist so gehaltvoll, dass heute mit speziellen Techniken Öl aus der gesamten Frucht gepresst wird. Olivenöl ist mit seinen hautverträglichen Fetten und Vitaminen besonders für die trockene Haut und zur Behandlung von frühzeitiger Faltenbildung geeignet. Viele Naturpflegeprodukte enthalten deshalb Olivenöl. Daneben bietet es aber auch hervorragende Reinigungseigenschaften für die Haut.

**Ringelblume bzw. Calendula wird in den verschiedensten Zubereitungsformen angeboten, als Tinktur, Salbe oder als Öl. Sie hat sich auch bei Schleimhautentzündungen im Mund- und Rachenbereich bewährt.**

## Ringelblume

Die prächtig blühende Ringelblume kennt man vor allem aus dem Mittelmeerraum. Der Extrakt aus ihren Blüten wird für die verschiedensten Kosmetika verwendet. Denn Ringelblumenextrakt enthält Saponine, Bitterstoffe und ätherisches Öl, die die Haut reinigen und zur Regeneration anregen. Pflegekosmetika für die unreine Haut profitieren besonders von der hervorragenden Wirkung dieser Pflanze. Darüber hinaus werden Entzündungen gehemmt, Wunden heilen problemlos ab. Viele medizinische Wundheilsalben enthalten deshalb Ringelblumenextrakt.

## Rose

Schon seit Jahrtausenden sind Rosenwasser und Rosenöl Grundstoff für viele Kosmetika. Neben ihrem angenehmen und unverwechselbaren Duft können die Wirkstoffe aus den Rosenblättern die Haut beleben und etwas straffen. Daher ist Rosenwasser besonders beliebt für mild-tonisierende Gesichtsreiniger.

**Getrockneten Schachtelhalm bekommen Sie im Handel meist unter dem Namen »Zinnkraut«. Früher wurden die harten Stängel des Krauts wegen ihres hohen Gehalts an Kieselsäure nämlich zum Polieren von Metallgegenständen benutzt.**

## Schachtelhalm

Die hohen, gerippten Stängel des Schachtelhalms wirken wie Überbleibsel aus der Frühzeit unserer Erde. Er wächst an Bahndämmen und Wegrändern. Seine frischen Sprossen enthalten Kieselsäure, Flavonoide und viele andere Wirksubstanzen. Extrakte aus den jungen Trieben haben sich in der Hautheilkunde zur Behandlung von chronischen Leiden wie z. B. Schuppenflechte und Akne bewährt.

## Sheanuss

Der ungefähr 15 Meter hohe Sheanussbaum stammt aus Afrika und hat drei Zentimeter große Nüsse. Diese Nüsse enthalten ein besonders hochwertiges Fett, das über 50 Bestandteile aufweist. Aus den Nüssen wird Sheanussbutter hergestellt, die vielen Hautpflegeprodukten für trockene Haut zugesetzt wird. Sheanuss versorgt die Haut mit Fetten, die sie gut aufnehmen kann. Allerdings glänzt die Haut dadurch auch schnell. Deshalb wird Sheanussbutter vor allem für Nachtcremes verwendet.

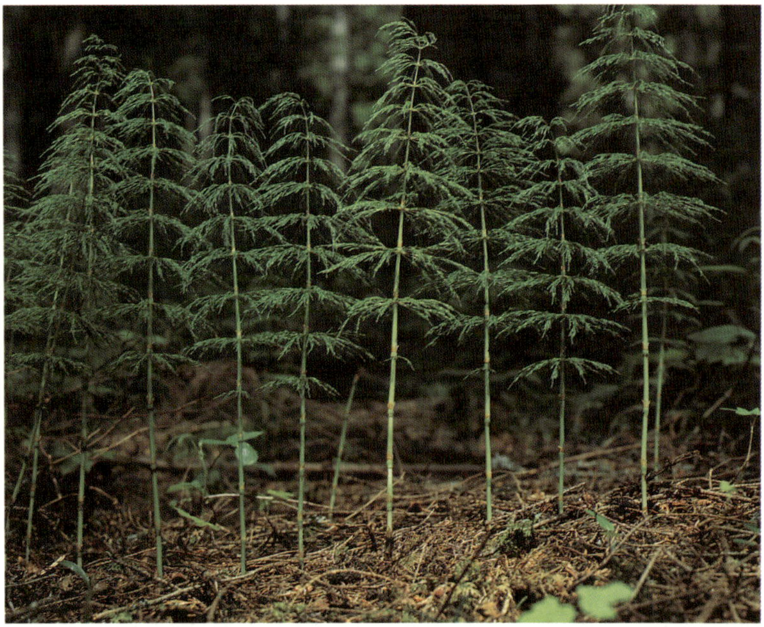

*Bäder mit Schachtelhalmauszügen fördern die Wundheilung und unterstützen die Körperentgiftung über Blase und Nieren.*

### Stiefmütterchen

Ganz ähnlich wie die der auffälligen Ringelblume ist die Heilwirkung des unscheinbaren Stiefmütterchens. Die Inhaltsstoffe des Extrakts – Gerbstoffe, Flavonoide, Bitterstoffe und Saponine – werden in der Naturmedizin vor allem zur Behandlung von chronischen Hauterkrankungen, Akne und Ekzemen verwendet. Die Hautveränderungen heilen schneller ab. Durch Ekzeme verursachter Juckreiz kann gelindert werden.

### Weizenkeime

Das Öl aus Weizenkeimen ist von hoher Qualität und für die Kosmetik besonders wertvoll. Denn es enthält so viel Vitamin E und Linolsäure wie kaum ein anderes Pflanzenöl. So schützt es die Haut, hilft ihr, sich zu regenerieren, und pflegt sie hervorragend. In vielen Pflegeprodukten für die trockene, reife, aber auch für die unreine Haut ist deshalb Weizenkeimöl enthalten. Masken und Packungen auf Weizenkeimbasis können frühzeitige Faltenbildung verhindern. Weizenkeimöl ist auch ein besonders wirkungsvolles Massageöl, das die Haut nährt und geschmeidig macht.

## Homöopathie für die Haut

Neben der Pflanzentherapie und den Heilweisen anderer Kulturen wie z. B. der chinesischen Medizin setzen immer mehr Menschen auf die Homöopathie. Vor allem bei Krankheiten, gegen die die Schulmedizin nur wenig Mittel und Möglichkeiten zur Hand hat, kann eine homöopathische Behandlung sehr sinnvoll sein und die Beschwerden lindern oder sogar ganz heilen.
Dies ist auch bei Hautproblemen der Fall. Viele Patienten, die jahrelang unter Ekzemen, Juckreiz oder extrem trockener Haut zu leiden hatten, stellten fest, dass eine Therapie mit homöopathischen Mitteln ihnen erstaunlich gut helfen konnte. Die ungezählten positiven Erfahrungen sind bisher der einzige, aber durchaus überzeugende Beweis für die Heilwirkung der homöopathischen Verfahren.

**Der Begriff »Homöopathie« stammt aus dem Griechischen und heißt wörtlich übersetzt: homoin = ähnlich, pathos = leiden. Es bedeutet so viel wie Heilen mit Ähnlichem und steht im Gegensatz zur Allopathie, der Heilung mit entgegengesetzt Wirkendem. Der Begründer der homöopathischen Lehre ist der deutsche Arzt und Apotheker Dr. Samuel Hahnemann (1755–1843).**

**Da die Wahl des passenden Arzneimittels in der Homöopathie mehr von der Persönlichkeit des Patienten als von einzelnen Symptomen abhängt, sollten Sie sich bei Ihrer ersten Bekanntschaft mit diesem Heilverfahren von einem erfahrenen Arzt beraten lassen.**

## Die Wirkprinzipien der Homöopathie

### Das Ähnlichkeitsgesetz

In einem Selbstversuch fand Samuel Hahnemann 1790 heraus, dass er durch die Einnahme von Chinarinde, die damals ein gebräuchliches Malariamittel war, die Symptome der Malaria beim gesunden Menschen künstlich erzeugen konnte. Sie dauerten einige Stunden lang an und zeigten sich bei jeder erneuten Einnahme der Chinarinde wieder. Daraufhin untersuchte Hahnemann zahlreiche andere Stoffe auf solche Wirkungen im gesunden Körper. Tatsächlich kam er immer wieder zu ähnlichen Ergebnissen. Mit bestimmten Arzneimitteln konnte er Symptome hervorrufen, die für eine spezielle Krankheit typisch sind. Daraus zog er den Schluss, dass ein Mittel dann heilkräftig sei, wenn es beim Gesunden ähnliche Krankheitszeichen hervorruft wie die des Patienten. Auf dieser Erkenntnis beruht das Ähnlichkeitsgesetz.

### Die Arzneimittelprüfung

Um nach homöopathischem Gesetz heilen zu können, mussten die zahllosen mineralischen, pflanzlichen oder tierischen Substanzen einer genauen Prüfung am gesunden Menschen unterzogen werden. Sowohl Samuel Hahnemann selbst als auch seine Schüler untersuchten auf diese Weise Tausende von Stoffen und trugen die von ihnen beobachteten Krankheitszeichen zu umfangreichen Symptomekatalogen zusammen. Auf diese Weise entstanden so viele »Arzneimittelbilder«, dass damit die Seiten mehrbändiger Lehrbücher gefüllt werden konnten.

### Die Arzneizubereitung

Dabei geht die Homöopathie nach der besonderen Methode der Potenzierung vor. Durch spezielle, hochkomplizierte und aufwändige Verfahren der Verdünnung erhalten die mineralischen, pflanzlichen und tierischen »Ursubstanzen« der homöopathischen Arzneien die Qualität, Krankheiten zu heilen.

## Die Wirkprinzipien der Homöopathie

### Die Gabenlehre

Das vierte Prinzip ist die so genannte Gabenlehre, die richtige Auswahl und Dosierung der homöopathischen Arzneien. Dies ist eine hohe Kunst und verlangt dem behandelnden Homöopathen genaue Kenntnisse über die Erkrankung sowie große Erfahrung in der Anwendung der Heilmittel ab. Vor allem zur Behandlung schwerer oder chronischer Krankheiten müssen die Mittel mit aller Sorgfalt ausgewählt und in der richtigen Dosierung verabreicht werden, um zum Erfolg zu gelangen.

### Was unterscheidet Homöopathie und Schulmedizin?

Homöopathie hat mit den gängigen Behandlungsweisen der Schulmedizin nur wenig gemein. Schon im Ansatz, also in der Betrachtungsweise des Menschen und der Krankheiten, gibt es erhebliche Unterschiede. Während die moderne Apparatemedizin sich ihrer technischen Errungenschaften – Labormessungen, Röntgenverfahren, endoskopische Organinspektion – bedient, das Hauptaugenmerk bei der Untersuchung des Patienten auf einzelne Organe und Körperbereiche richtet und meist Symptome statt Ursachen zu beseitigen versucht, geht die Homöopathie ganzheitlich vor. Der Untersucher sieht sich zuerst einmal den Menschen in seiner Gesamtheit genau an, betrachtet ihn in seiner Einheit von Körper, Geist und Seele. Technische Hilfsmittel, Labor- und Geräteuntersuchungen spielen eine untergeordnete Rolle. Ein Homöopath wird also nicht nur – wie in der Schulmedizin üblich – die Haut, das Herz oder die Nieren seines Patienten im Blick haben, sondern die ganze Person, ihren Gesichtsausdruck, ihre Körperhaltung, ihre Bewegungen, ihre Gesten und viele andere Dinge mehr. Außerdem wird er ihre Lebensgeschichte wissen wollen – alle Details der seelischen, körperlichen und sozialen Befindlichkeit, die zu dem jetzigen Zustand, der gesundheitlichen Störung oder der schwer wiegenden Erkrankung, geführt haben.

**Trotz des Misstrauens aus den Reihen der Schulmediziner liegt die Homöopathie bei der Bevölkerung zunehmend im Trend. Ein neues Gesundheitsbewusstsein lässt viele Menschen wieder auf die Kräfte der Natur vertrauen.**

# Nicht die Krankheit, sondern den Kranken behandeln

**Oft sind oberflächliche Symptome Zeichen einer anderen, tiefer gehenden Krankheit. Diese hängt fast immer mit der sozialen und beruflichen Rolle des Patienten zusammen und hat ihre Wurzeln in der Einstellung zu sich selbst und zum Umfeld.**

Gute Homöopathen zeichnen sich durch eine besondere Fähigkeit der Beobachtung aus. Sie müssen die feinen Ausprägungen, die oft unterschwelligen Zeichen einer Krankheit erkennen können. Das erfordert eine analytische Fähigkeit der Patientenbetrachtung sowie eine sorgfältige Registrierung und Auswertung der Symptome. Dem homöopathisch tätigen Arzt oder Heilpraktiker geht es dabei primär aber gar nicht darum, eine Krankheitsdiagnose zu stellen, also am Ende seiner Untersuchung unter der Rubrik »Diagnose« vielleicht »Neurodermitis« zu vermerken. Statt auf die Krankheit richtet er sein Augenmerk auf den kranken Menschen. Wie sich der Patient in seinem Gesamtbefinden präsentiert, entscheidet meist über die Auswahl der jeweiligen Arzneimittel.

Deshalb haben das Patientengespräch, die Erforschung der Krankengeschichte sowie die körperliche Betrachtung und Untersuchung in der Homöopathie eine große Bedeutung. Entsprechend umfangreich sind auch die so genannten Anamnesebögen, Formulare, auf denen

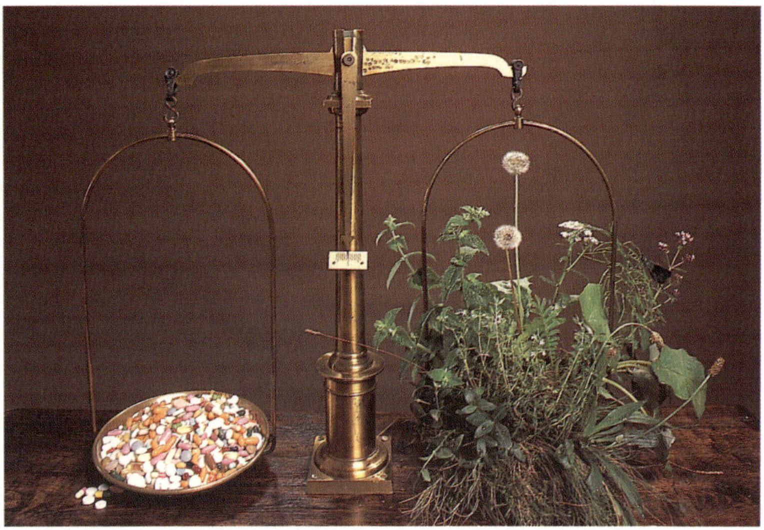

*In vielen Fällen lassen sich chemische Arzneimittel mit ihren Nebenwirkungen durch Heilstoffe aus der Apotheke der Natur ersetzen.*

viele Fragen an den Patienten stehen und alle Symptome notiert werden. Alle Fragen, die in dieser Ausführlichkeit in der gängigen Schulmedizin nie gestellt würden, haben eines zum Ziel: Sie sollen dem Homöopathen ermöglichen, das individuelle Erscheinungsbild der vor ihm sitzenden Person zu erfassen und zu verstehen. Warum und unter welchen – äußeren und inneren – Bedingungen wurde die Lebenskraft der jeweiligen Person so gestört, dass sie erkrankte? Nicht die Erhebung objektiver Befunde, sondern die Sammlung subjektiver Wahrnehmungen vermag am besten das Bild der Krankheit zu zeichnen und dem Homöopathen deutlich zu machen, worunter der Patient eigentlich, also ursächlich, leidet.

**Immer wieder wird der Homöopathie von der Schulmedizin vorgeworfen, sie sei nicht wissenschaftlich. Da die Wirkung der Mittel nicht messtechnisch erfassbar ist, könne auch keine Veränderung im Organismus erreicht werden. Wenn Beschwerden gelindert würden, sei dies ausschließlich ein Plazeboeffekt, also nur eine Einbildung des Patienten. Die Tatsache, dass mit Homöopathika auch Kinder und Tiere erfolgreich behandelt werden können, widerspricht aber dieser Argumentation.**

# Homöopathische Arznei – Hilfe zur Selbsthilfe

Die Wirkweise homöopathischer Arzneien ist absolut nicht vergleichbar mit den Mitteln aus der Pflanzentherapie oder den chemischen Substanzen der pharmazeutischen Industrie. Während die allopathischen Mittel gegen bestimmte Symptome gerichtet sind und diese unterdrücken sollen, ist das Ziel der homöopathischen Arzneibehandlung, die Selbstheilungskräfte anzufachen, so dass der Patient aus sich selbst heraus wieder gesund wird. Im Gegensatz zur allopathischen Medikamentengabe bedeutet dies echte Heilung. Werden Symptome behandelt, ist dies nur eine Therapie an der Oberfläche. Die Krankheitszeichen werden unterdrückt, und sicherlich verschwinden die Beschwerden für einige Zeit. Da die Krankheit aber nicht ursächlich beseitigt ist, treten die Beschwerden wieder auf oder – was noch schlimmer ist – verlagern sich auf andere Organe.

## Das Geheimnis der Potenzierung

Eine große Besonderheit der homöopathischen Arzneiherstellung ist die Potenzierung. Wohl kaum eine andere Methode sorgt für so viel Furore innerhalb einer wissenschaftlichen Disziplin und ist Nährboden für unentwegte Expertendiskussionen. Potenzierung ist ein spezieller Vorgang der Stoffverdünnung: Die Ursubstanzen der homöo-

**Jedes homöopathische Mittel existiert in D-, C- oder LM- bzw. Q-Potenzen. Sie bezeichnen die Art der Verdünnung. Alle diese Stufen haben therapeutische Berechtigung und werden differenziert eingesetzt. Ihre Herstellung erfordert größte Genauigkeit.**

pathischen Medikamente – etwa Pulsatilla, die Küchenschelle, oder Belladonna, die Tollkirsche – durchlaufen dabei einen speziellen Umwandlungsprozess, so dass zuletzt nur noch verschwindend geringe Mengen des Ausgangsstoffs vorhanden sind. Ein Beispiel, das zur Erklärung dieses homöopathischen Prinzips gerne angeführt wird: In einem Fläschchen Belladonna D12 ist ungefähr so viel von der Ursubstanz der giftigen Tollkirsche enthalten, als hätten Sie einen Tropfen davon in den Bodensee gegeben, kräftig umgerührt und dann Ihr Fläschchen damit gefüllt.

Potenzierung ist aber nicht einfach nur ein Vorgang der Verdünnung durch die Zugabe von Flüssigkeit. Das Verfahren folgt hochkomplizierten Zubereitungsanweisungen. Um Pulsatilla der Stärke D6 herzustellen, muss z.B. folgendermaßen vorgegangen werden: Ein Tropfen der Urtinktur wird mit neun Tropfen Alkohol gemischt. Die Mischung erhält zehn Schüttelschläge, es entsteht Pulsatilla D1. Dieser Mischung wird ein Tropfen entnommen, und der Vorgang wird so lange fortgesetzt, bis die gewünschte Potenzierungsstufe erreicht ist.

## Übertragene Energie

Homöopathen sagen, dass sich aufgrund dieses Vorgangs der Arzneipotenzierung etwas vom Wesen der Ursubstanz auf den Verdünnungsstoff überträgt. Das bedeutet, Stoffliches wird Schritt für Schritt in Nichtstoffliches umgewandelt. Eine Pflanze wie Pulsatilla hört durch die Zubereitungsschritte der Potenzierung irgendwann auf, die Pflanze Pulsatilla zu sein; allerdings nur in ihrer materiellen Qualität. Sie verliert zwar ihren stofflichen Charakter, doch existiert sie in anderer Weise weiter. Ihre Eigenschaften verwandeln sich durch die Potenzierung in Energie, und diese wird als Informationseinheit auf ein Medium, den Alkohol, übertragen. Potenzierung heißt, frei übersetzt, Kraftentfaltung oder Verstärkung. Durch den speziellen Bearbeitungsvorgang wird die Wirkung der Ursubstanz also nicht abgeschwächt, sondern verstärkt. Je höher eine Potenz gewählt wird, desto tief greifender und anhaltender wirkt sie deshalb im Organismus des Patienten. Die Bereiche D6 bis D12 gelten dabei noch als Potenzen, die auch zur Eigenbehandlung angewendet werden können. Von Hochpotenzen spricht man ab D30. Deren Anwendung sollte ausschließlich durch einen erfahrenen Homöopathen erfolgen.

## Besonders für chronische Hautkrankheiten geeignet

Als Domäne der homöopathischen Behandlung gelten Krankheiten, die schon lange fortbestehen und mit chronischen Beschwerden einhergehen, z. B. Hautleiden wie Psoriasis. Hier entfalten Homöopathika – vorausgesetzt sie passen zum Symptomenbild und zum Patiententypus – eine positive Wirkung und können zu einer nachhaltigen Besserung oder gar Heilung führen. Auch im Bereich der Kinderheilkunde ist die Homöopathie besonders erfolgreich. Der kindliche Organismus spricht meist gut auf die Arzneien an, und so kann schon frühzeitig der Entstehung einer Krankheit und einem Chronischwerden von Beschwerden vorgebeugt werden.

Bei besonders ausgeprägten Krankheitssymptomen und langwierigen Verläufen entscheidet sich der homöopathisch arbeitende Arzt oder Heilpraktiker oft für eine so genannte Konstitutionsbehandlung. Diese ist sehr umfassend und benötigt eine besonders gründliche Vorbereitung. Meist werden hochpotenzierte Mittel verwendet, die in die tiefen Schichten des Menschen eingreifen, d. h. in zentrale Bereiche von Stoffwechsel und Organsystemen. So kann eine im Tiefen verborgene Krankheitsursache beseitigt werden.

**Konstitutionsmittel sind vielschichtig. Sie entsprechen einem Menschen in seiner Gesamtheit, also seinem körperlichen, emotionalen und geistigen Beschwerdenbild. Manchmal passen nur wenige der geschilderten Eigenschaften auf einen Patienten; gerade sie weisen jedoch dem Homöopathen den Weg zur erfolgreichen Behandlung.**

## Homöopathika für die Konstitution

Je nach Konstitutionstyp und Erscheinungsform der Hautprobleme werden unterschiedliche homöopathische Arzneien eingesetzt. Die Therapie muss demnach ganz auf den individuellen Fall abgestimmt sein; Einheitsrezepte gibt es in der Homöopathie nicht. Was dem einen Hautallergiker also helfen kann, bleibt bei einem anderen vollkommen ohne Wirkung. Allerdings existieren bestimmte Standardtypen von Heilmitteln, die nach der seelischen Grundbefindlichkeit und dem Temperament eines Menschen klassifiziert werden. Dabei sind die charakterlichen Grundzüge nicht immer klar zu erkennen. Meist passen kaum alle Eigenschaften einer Person zur Beschreibung eines Konstitutionstyps. Außerdem kann sich der Mensch im Laufe seines Lebens auch so weit ändern, dass er einem anderen Konstitutionstyp zugerechnet werden muss. Die grobe Zuordnung des Patienten zu einem bestimmten Heilmittel kann dem homöopathischen Arzt aber deutlich den Weg zu einer differenzierteren Behandlung der Beschwerden weisen.

**Heilmittel, die bei bestimmten Konstitutionstypen besonders häufig verwendet werden**

- Ängstlicher, melancholischer Typ, neigt zu Unruhe: Hier verordnet der Homöopath als Konstitutionsmittel besonders häufig Arsenicum album
- Aufbrausender, jähzorniger Typ, neigt zu unvermittelten Wutausbrüchen und starken Stimmungsschwankungen: Hier hilft oft Nux vomica
- Sensibler, nachgiebiger Typ, neigt zu überstarkem Mitgefühl, lässt sich von Stimmungen anderer gefangen nehmen: Hier kann Pulsatilla verabreicht werden
- Unselbstständiger, hilfloser Typ, neigt zu körperlichen und seelischen Erschöpfungszuständen: Hier bringt meist Phosphorus Linderung

## Die wichtigsten Fragen und Tips zur homöopathischen Therapie

**Zur Linderung bei Insektenstichen empfiehlt der Homöopath häufig Hypericum, von dem fünf Globuli in der Potenzierung C6 alle zwei Stunden eingenommen werden, bis eine Besserung eintritt.**

Gegen eine homöopathische Selbstbehandlung ist grundsätzlich nichts einzuwenden. Allerdings muss der Patient verantwortungsbewusst mit der Eigentherapie umgehen und seine Grenzen kennen. Wenn er unsicher ist, sollte er nicht zögern, einen Arzt aufzusuchen. Vor allem leichte Erkrankungen wie eine beginnende Erkältung, eine leichte Verletzung, z. B. eine Prellung, Schürfwunde oder ein Insektenstich, sind gut mit Homöopathika selbst zu behandeln. Geeignet dafür sind Mittel mit den Potenzen D6 oder D12.

Von der Einnahme von Hochpotenzen in Eigenregie ist in jedem Fall dringend abzuraten. Die Beschwerden sollten unter der Behandlung nach ein paar Tagen abklingen – wenn nicht, ist der Arzt möglichst bald zu konsultieren. Bei chronischen Krankheiten kann es passieren, dass sich die Symptome nach der Einnahme von homöopathischen Mitteln zunächst kurzfristig verschlimmern. Dies kann durchaus ein Zeichen dafür sein, dass Sie das richtige Präparat einnehmen; eventuell wird Ihr Arzt aber die Dosierung verringern.

### Zubereitungsformen homöopathischer Arzneimittel

- Tropfen = Dilutionen (dil.), die aus den Urtinkturen – meist mit Alkohol – bereitet werden
- Pulver = Triturationen (trit.), in denen der Arzneistoff sehr fein verrieben wird
- Tabletten = Tabulettae (tbl.), die durch Pressen von Arzneipulver hergestellt werden
- Streukügelchen = Globuli (glob.), mit entsprechenden Potenzen getränkte Zuckerkügelchen

## Der Einsatz von Komplexmitteln

Komplexmittel sind homöopathische Arzneien, bei denen mehrere Stoffe zusammengemischt werden. Sie sind durchaus wirksam. Wird jedoch im strengen Sinn behandelt, dann gibt man jeweils nur eine Substanz. Es ist aber oft sehr schwierig, das wirklich »passende« Homöopathikum zu finden. Die Komplexmittel können deshalb eine sinnvolle Alternative sein. Es werden mehrere Arzneien in einem Mittel vereint, was die Chance erhöht, dass es gegen die Beschwerden hilft. Insbesondere auch Ärzte für Naturheilverfahren verwenden Komplexmittel mit gutem Erfolg.

**Zu dem ausführlichen Gespräch, das jeder gute Homöopath einer Behandlung voranstellt, gehört auch Ihre Mitwirkung – informieren Sie den Arzt über alle chronischen Erkrankungen und Medikamente, die Sie dauernd einnehmen, auch wenn das mit Ihren akuten Beschwerden nichts zu tun zu haben scheint.**

## Kann Homöopathie schaden?

Homöopathische Mittel können ohne Rezept in der Apotheke erworben werden. Allerdings sollte dies nicht dazu verführen, grundsätzlich nur selbst zu behandeln und den Arzt nicht zu befragen, weil man glaubt, es gäbe keine Nebenwirkungen. Tatsächlich gibt es bei Homöopathika zwar keine Medikamentenabhängigkeit oder schädigenden Nebenwirkungen im üblichen Sinn. Da vor allem die höher potenzierten Substanzen aber stark in wesentliche Bereiche, z. B. ins Nerven-, Kreislauf- oder Immunsystem des Menschen, regulativ eingreifen, sollten sie nicht einfach ohne jegliches Wissen und ohne Erfahrung eingenommen werden. Außerdem besteht die Gefahr, dass ein medizinischer Laie die Risiken bestimmter Krankheiten unterschätzt und durch eine falsche Eigenbehandlung die Chancen einer Heilung erheblich verschlechtert werden.

*In der Homöopathie ist die exakte Dosierung der Arzneien wichtig. Halten Sie sich daher streng an die Vorgaben Ihres Therapeuten.*

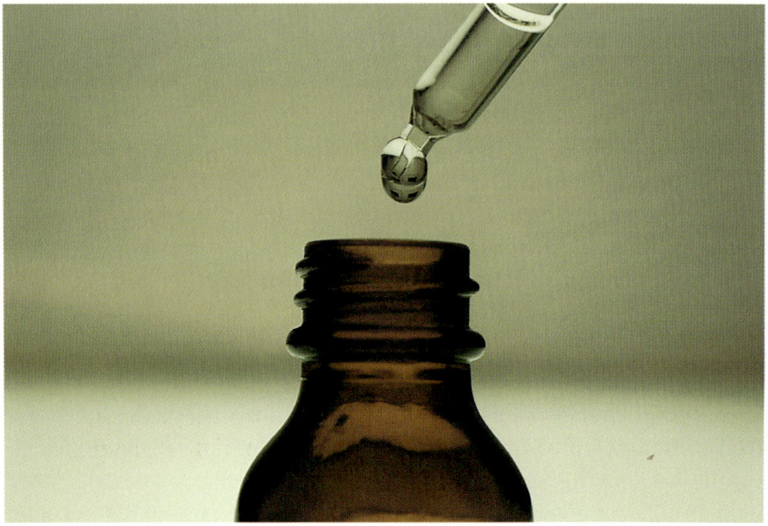

## Den richtigen Homöopathen finden

**Der Deutsche Zentralverein homöopathischer Ärzte e.V., Alte Steige, 72213 Altensteig, kann Ihnen helfen, einen geeigneten Therapeuten in Ihrer Nähe zu finden.**

Es gibt einen »Deutschen Zentralverein Homöopathischer Ärzte«. Wenn ein Patient einen Homöopathen in der Nähe seines Wohnorts sucht, kann er sich an diesen Verein wenden. Auf schriftliche Anfrage wird ihm dann aus einer internen Mitgliederliste der am nächsten zum eigenen Wohnort tätige Homöopath herausgesucht.

## Krankenkassen und Homöopathie

Wenn der homöopathisch praktizierende Arzt Vertragsarzt der Kassenärztlichen Vereinigung ist, dann werden die Leistungen für die Untersuchung und Behandlung auch übernommen. Ansonsten gilt im Allgemeinen, dass die Versicherungen oder Kassen dann die Kosten erstatten, wenn eine chronische Krankheit besteht, diese mit konventionellen Möglichkeiten nicht zu heilen ist oder sich kein geeigneter Vertragsarzt in der Nähe des Patienten befindet. Will sich ein Patient einer homöopathischen Behandlung bei einem Arzt unterziehen, der kein Vertragsarzt ist, sollte er bei seiner Kasse vorab einen Antrag auf Kostenerstattung stellen. Entsprechende Formulare können ihm dazu zur Verfügung gestellt werden. Für die Privatversicherung gelten ähnliche Konditionen.

## So unterstützen Sie die Wirkung der Homöopathika

Patienten können viel dazu beitragen, dass mit einer homöopathischen Behandlung optimale Wirkungen erzielt und Krankheiten erfolgreich behandelt werden. Für die Therapie stehen unterschiedliche Arzneiformen zur Verfügung, deren Anwendung nach bestimmten Regeln erfolgen sollte. So gibt es die so genannten D-, C- und LM-Potenzen, die in jeweils unterschiedlichen komplizierten Verfahren aus der Ursubstanz und Alkohol zubereitet werden. Grundsätzlich sollen dabei C-Potenzen besonders rasch wirken, LM-Potenzen sehr sanft die Beschwerden beeinflussen und tiefere D-Potenzen für die häufige Anwendung und die Behandlung von Kindern besonders geeignet sein. In akuten Fällen kann die Einnahme viertel- bis halbstündlich verschrieben werden, bis eine Besserung eintritt. Anschließend wird die Dosis langsam von drei bis auf eine Gabe täglich reduziert.

**Ätherische Öle vertragen sich nicht mit homöopathischen Arzneimitteln. Deshalb sollte während einer homöopathischen Behandlung auf intensive Parfums oder den Einsatz von Duftlampen verzichtet werden. Auch eukalyptushaltige Bonbons, mentholhaltige Zahnpasten oder Taschentücher sollten in dieser Zeit tabu sein.**

### Wichtig für die Anwendung homöopathischer Arzneimittel

- Die Medizin darf nur in der verordneten Menge eingenommen werden. Es gilt nicht der Grundsatz: »Viel hilft viel.« Vieles kann manchmal auch nachteilig wirken.
- Die Arznei entfaltet ihre Wirkung am besten, wenn die Mittel mindestens eine halbe Stunde vor oder nach den Mahlzeiten oder auch in der Früh nüchtern oder abends kurz vor dem Schlafengehen eingenommen werden.
- Die Dilutionen sollten nur in reinem Wasser oder besser unverdünnt eingenommen werden. Nicht mit anderen Getränken wie Saft oder Tee verdünnen!
- Tabletten und Pulver lässt man am besten im Mund zergehen und schluckt sie dann langsam hinunter.
- Starke Gewürze oder Genussmittel wie Kaffee, Nikotin und Alkohol sollten während der Behandlung nicht konsumiert werden, da sie die Wirkung der Mittel erheblich schwächen.
- Dies gilt auch für Medikamente aller Art. Sollten Sie bestimmte Medikamente regelmäßig einnehmen, unterrichten Sie Ihren Homöopathen davon.

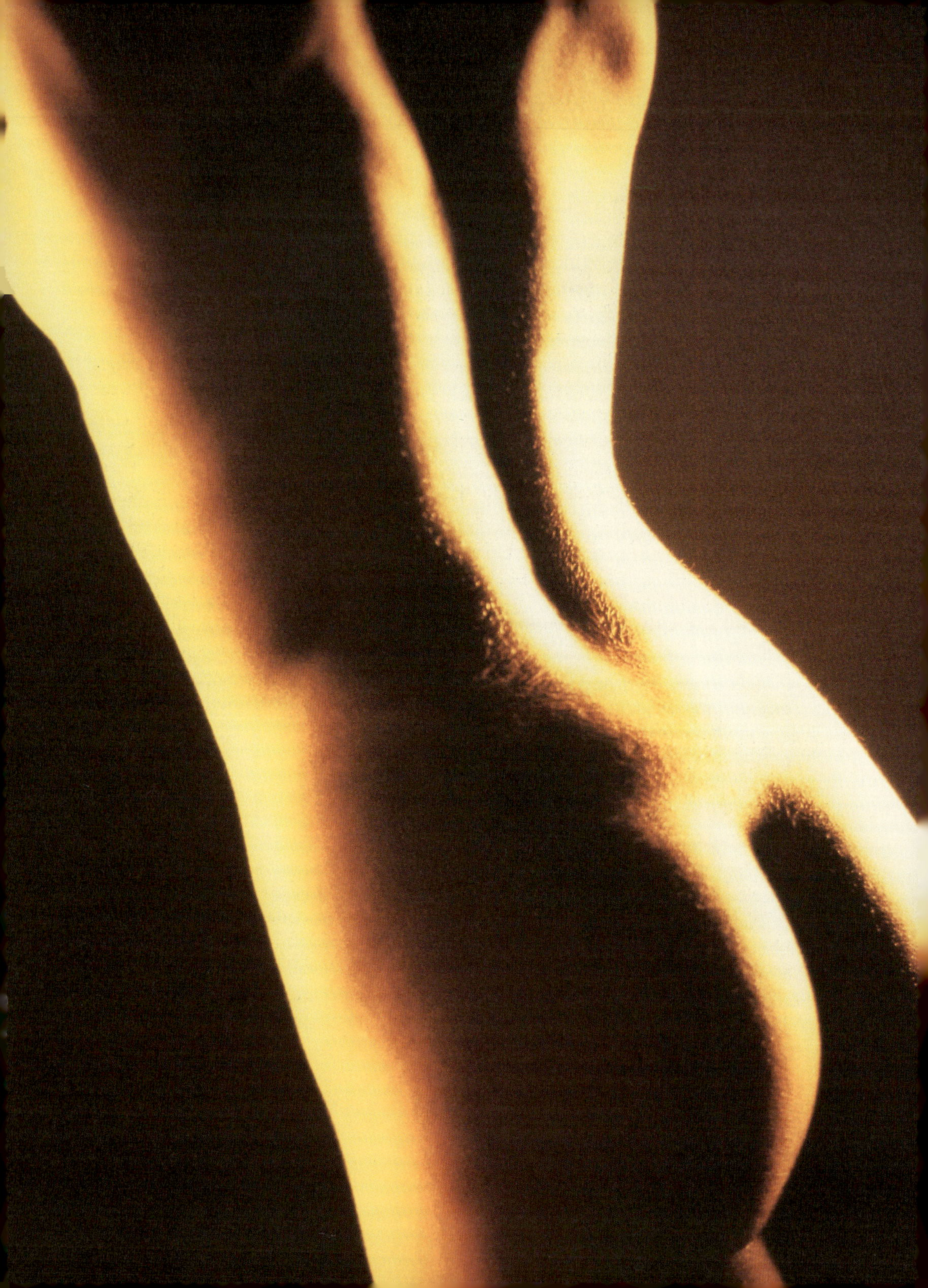

# RUNDUM GEPFLEGTE HAUT

Es ist sicher ein lohnendes Ziel, sich eine gesunde und schöne Haut zu erhalten. Gönnen Sie ihr deshalb öfter etwas Extrapflege. Dazu gehören neben äußeren Anwendungen wie Bädern oder Packungen auch eine gesunde Lebensführung und innere Ausgeglichenheit. Denn Mangel an Bewegung, übermäßige Anstrengung und Dauerstress, Nervosität und fehlende Erholung schwächen alle Körperfunktionen und machen sich auch schnell im Hautbild bemerkbar. Umgekehrt profitiert nicht nur Ihr Äußeres, sondern auch Ihr ganzer Organismus und Ihre seelische Verfassung von Bewegung und Entspannung im natürlichen Wechsel, Streicheleinheiten durch Massagen und einem bewussten »Zeit-für-sich-selbst-Nehmen«.

**Gesunde Hautpflege sollte nicht mit Zwang, Mühen und Fitnesstorturen verbunden sein. Gehen Sie sanft mit sich und Ihrer Haut um – und nicht nach der Devise »Wer schön sein will, muss leiden«.**

## Fitmacher für jeden Typ

Haben Sie gerade eine Krankheit überstanden, stehen Sie vor besonderen beruflichen Anstrengungen, oder häufen sich private Verpflichtungen? Um sich und Ihre Haut schnell wieder zu regenerieren, finden Sie im folgenden Kapitel wohl tuende und belebende Badezusätze sowie Masken und Packungen für jeden Hauttyp. Sie eignen sich auch als schnelle Fitmacher, wenn Sie nach einem stressigen Tag ausgehen möchten. Um besser abschalten zu können und seelisch ausgeglichen zu werden, lernen Sie wirksame Entspannungsmethoden mit dazu passenden Übungen kennen. Wer sich Stress und Anspannung lieber durch Muskelkraft wegtrainiert, findet Tips zu besonders geeigneten Sportarten, Kneipp- und Saunaanwendungen sowie verschiedenen Massagetechniken. Schönheits- und Pflegetips für die Haut nach dem Sport oder der Sauna runden das Programm für Ihr persönliches Wohlbefinden ab.

# Bäder zur Regeneration von Haut und Seele

**In vollem Umfang wirken kann die Thalassotherapie nur an der Meeresküste mit ihren Reizfaktoren Klima und Salzwasser. Dennoch ist eine Thalassokur zu Hause auch sehr zu empfehlen.**

Optimale Hautpflege muss nicht aufwändig und teuer sein. Die Natur hält einen reichen Schatz an sanften und gut verträglichen Stoffen bereit, um Sie von Kopf bis Fuß gepflegt erscheinen zu lassen. Bäder, Masken und Packungen mit den passenden Wirkstoffen geben nicht nur Ihrem Äußeren Jugendlichkeit und Frische, sondern verhelfen Ihnen auch zu Wohlbefinden und innerer Harmonie. Schon vor Jahrtausenden setzten Frauen auf die Schönheitselixiere Wasser, Pflanzenextrakte, Milch, Quark, Lehm und Moor. Sie wussten diese Stoffe gezielt für ihr Aussehen einzusetzen und sie in speziellen Kosmetika zu verarbeiten.

So schwor Königin Kleopatra auf die verjüngende Wirkung ihres Aloegelees, das sie aus dem Mark der stacheligen Aloepflanze, Honig, Rosenwasser und Schweineschmalz zusammenmischen ließ. Die russische Zarin Katharina die Große pries die Wirkungen von »Büstenwasser« aus Aprikosen-, Mandel- und Olivenöl sowie gelbem Sandelholzpulver, Rosmarin, Pfefferminze und Lorbeer, das den Busen vergrößern, vor allem aber straffen sollte.

## Thalassotherapie – Vitalstoffe aus dem Meer

Das Wort »thalasso« stammt aus dem Griechischen und heißt Meerwassertherapie (griech. thalassa = Meer). Dabei werden bestimmte Inhaltsstoffe des Meerwassers gezielt für die Hautbehandlung genutzt. Dass sich viele Hautleiden wie z. B. Schuppenflechte oder Neurodermitis bei regelmäßigen Bädern im Meer bessern können, ist bekannt. Zahlreiche Patienten fahren deshalb zur Kur ans Tote Meer in Israel, dessen Wasser sich durch einen sehr hohen Salz- und Mineralstoffgehalt auszeichnet. Doch Meersalz, Spurenelemente wie Jod und Selen sowie Algenbestandteile entfalten nicht nur auf der kranken Haut eine ausgezeichnete Wirkung. Thalassotherapien sind ein ideales Kosmetikum, um die Haut jung, vital und schön zu erhalten.

Die beste Thalassotherapie ist selbstverständlich ein Erholungsurlaub am Meer. Doch auch wenn Sie nicht wegfahren können, steht Ihrer Thalassokur zu Hause nichts im Weg. Holen Sie sich das Meer in Ihr Badezimmer. Alles, was Sie dafür brauchen, bekommen Sie im Reformhaus oder in der Apotheke. Meerwasserbadesalze, Algenzusätze, Mineralstoffkapseln und ähnliche Zusätze stehen dort für die Anwendung zu Hause bereit. Es gibt auch spezielle Algen- und Meerwasserschlammpackungen, mit denen Sie Hautproblemen wie Zellulite zuleibe rücken können. Doch sind damit die Anwendungsgebiete noch nicht erschöpft. Meerwasserprodukte können Sie auch gegen Venenprobleme, Menstruationsbeschwerden, Stress, Muskelverspannungen und als Leberwickel zur Stoffwechselanregung erfolgreich einsetzen.

**Die Kraft des Meeres können Sie auch für ein Körperpeeling unter der Dusche nutzen: Verrühren Sie zwei Esslöffel Meersalz mit etwas Sahne, und massieren Sie damit die feuchte Haut. Rauhe und verhornte Stellen werden sanft geglättet, und die Haut wirkt anschließend rosig und gut durchblutet.**

## Was das Salzwasser so besonders macht

Was macht die Kraft des Meeres aus? Warum hat es einen so viel intensiveren Einfluss auf unseren Organismus als Süßwasser? Das liegt an der besonderen Stoffzusammensetzung des Wassers. Meerwasser enthält eine Vielzahl von wertvollen Mineralstoffen und Spurenelementen, die auch in den Zellen unseres Körpers eine Wirkung entfalten. Sie regen die Zellregeneration an, fördern den Abbau von Schlacken, steigern die Durchblutung und vitalisieren dadurch den gesamten Organismus. Außerdem unterstützen die Salze und Spurenelemente des Meerwassers auch das Immunsystem. Die Schleimhäute von Nase, Mund, Rachen und Bronchien werden beispielsweise durch Meerwasserinhalationen zur Selbstreinigung angeregt. Entzündungen heilen schneller ab, die Schleimhäute erlangen eine höhere Widerstandsfähigkeit. Die Abwehrkraft der Haut wird durch Meerwasserbäder ebenfalls gesteigert. Ekzeme und Hautunreinheiten lassen sich auf sanfte und nebenwirkungsfreie Weise behandeln, das Erscheinungsbild der Haut verbessert sich. Insgesamt wird die Haut feinporiger, glatter und geschmeidiger. Vielleicht gibt es auch in Ihrer Nähe ein Schwimmbad mit einem Solebecken, wo Sie die heilsamen und hautverschönernden Wirkungen des Salzwassers in entspannter Atmosphäre genießen können. Länger als 20 Minuten sollten Sie aber Ihrem Kreislauf zuliebe nicht in dem meist badewannenwarmen Wasser bleiben.

# Moor – die Kraft abgestorbener Pflanzen

Jeder von uns weiß, wie entspannend schon allein ein wohlig warmes Wannenbad ist. Wenn Sie das Wasser jedoch noch mit der konzentrierten Kraft des Moores anreichern, können Sie nicht nur Ihrer Haut, sondern dem ganzen Körper viele wichtige Gesundheitsstoffe zuführen.

Wie entsteht Moor? Ursprünglich waren es Bäume, Sträucher und andere Pflanzen, die durch Land- und Klimaveränderungen vor Jahrtausenden im Wasser untergangen sind. Im Moor sind unzählige wertvolle Stoffe gelöst: Moor ist mineralstoffreich und enthält organische Verbindungen wie Zellulosen, Huminsäuren und sogar Hormone. Diese Stoffe haben eine positive Wirkung auf unseren Körper. Sie regen die Durchblutung an, gleichen den Stoffwechsel aus und hemmen entzündliche Prozesse.

## Entspannt und heilt bei Frauenleiden

**Moorextrakt für therapeutische Anwendungen stammt aus Niedermooren, denn nur sie sind mineralstoffreich und bieten damit die gewünschte Zusammensetzung.**

Weil Moor auch das weibliche Geschlechtshormon Östrogen enthält, ist es zur Anwendung bei Frauenkrankheiten besonders geeignet. Deshalb werden Moorbäder und -packungen auch häufig als Reaktions- und Regulationstherapie bei einer gynäkologischen Behandlung eingesetzt. Die Huminsäuren im Moor stärken aber auch den Säureschutzmantel der Haut und Schleimhaut (z.B. in der Scheide). Krankheitserreger können besser abgewehrt werden, die Haut wird widerstandsfähiger. Außerdem fördert Moor die Hautdurchblutung und regt damit die Zellerneuerung an.

In einem Moorbad verteilt sich die Wärme gleichmäßig über den ganzen Körper. Die Wärme wirkt entspannend, die Muskeln entkrampfen sich, Schmerzen und Verspannungen weichen, es breiten sich Ruhe und Gelöstheit im Organismus aus. Die Körperkerntemperatur steigt in einem Moorvollbad um ca. 1 °C an, und das ist auch einer der Gründe, warum die Stoffwechselprozesse des Organismus viel besser in Gang kommen als in einem Vollbad mit Leitungswasser. Nach dem Bad im Moor werden Sie sehen, dass Ihre Haut viel glatter und rosiger erscheint. Wenn Ihre Haut gereizt war und öfter juckte, können Sie beobachten, wie die Beschwerden durch diese Behandlung bald verschwinden.

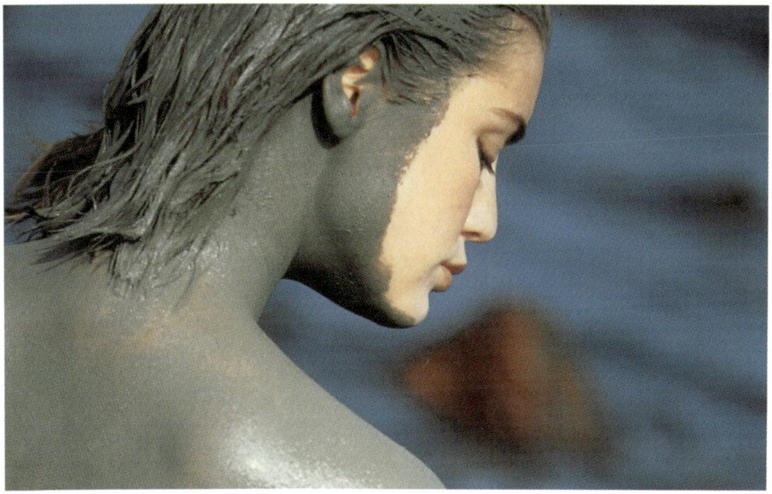

*Moor- und Schlammpackungen versorgen die Haut mit wichtigen Mineralien, fördern ihre Durchblutung, beugen Entzündungen vor und sorgen für eine angenehme Tiefenentspannung.*

## Tips für Ihr Moorbad

Moor gibt es in verschiedenen Darreichungsformen und Konzentrationen. Sie bekommen fertig abgepackte Moorprodukte in Apotheken und Drogerien. Je konzentrierter und dickbreiiger die Moorsubstanz, desto intensiver ist auch meist die Wirkung. Deshalb sollten Sie sich bezüglich der Menge, die Sie Ihrem Badewasser zusetzen, an die Gebrauchsanweisung halten. Auch die empfohlene Badetemperatur sollte nicht überschritten werden, weil Herz und Kreislauf sonst sehr belastet werden können. Nach dem Bad sollten Sie die Moorrückstände mit warmem Wasser abduschen, sich in ein großes Frotteehandtuch oder den Bademantel hüllen und dann eine Zeit lang ausruhen, damit sich die Wirkung des Moorbads nachhaltig entfalten kann. Gönnen Sie sich mindestens eine halbe Stunde Ruhe.

**Fertige Moorpräparate für die Anwendung zu Hause sind übrigens so feinkörnig und gut im Wasser lösbar, dass Sie nachher weder stundenlang die Badewanne putzen müssen noch der Abfluss verstopft wird.**

## Moorpackungen

Moor eignet sich auch zur Behandlung von Teilbereichen des Körpers. Muskelverspannungen in Nacken und Schulter lösen sich, und Schmerzen in Gelenken werden gelindert. In der physikalischen Therapie haben Moorpackungen seit jeher ihren angestammten Platz. Sie werden bei rheumatischen Beschwerden, Rückenproblemen, aber auch zur Behandlung von entzündlichen Hautstörungen eingesetzt.

# Bäder für Schönheit und Wohlbefinden

Baden mit ausgewählten Zusätzen ist eines der einfachsten, aber wirkungsvollsten Schönheitsmittel. Nicht nur die Haut profitiert von einem solchen Bad, sondern auch Muskeln, Nerven und Kreislauf werden positiv beeinflusst. Die Hautporen öffnen sich, Unreinheiten werden gemildert, und die Hautoberfläche wird auf intensive Pflege nach dem Bad vorbereitet.
Hier bekommen Sie ausgewählte Baderezepte, die sich ganz auf Ihre individuellen Bedürfnisse abstimmen lassen.

## Vitalisierungsbad mit Honig, Milch und Salz

***Zutaten*** *100 g Meersalz • 1 l Vollmilch • 250 g Honig*

**Ein Bad ist sicherlich die angenehmste Art, etwas für Haut und Seele zu tun. Sanfte, entspannende Musik rundet das Vergnügen ab.**

Lassen Sie warmes Wasser in die Badewanne laufen, und streuen Sie das Salz hinein. Erwärmen Sie nun die Milch zusammen mit dem Honig, und rühren Sie so lange, bis sich der Honig vollständig aufgelöst hat. Geben Sie die Honigmilch unter Rühren in das warme Badewasser. Rühren Sie das Badewasser gut durch, so dass sich alle Zusätze optimal miteinander vermischen. Genießen Sie das Bad anschließend ca. 20 bis 30 Minuten lang. Danach den Körper mit warmem Wasser kurz abspülen, mit einem weichen Frotteetuch sanft abtrocknen, nicht rubbeln! Sie werden überrascht sein, wie weich und geschmeidig sich Ihre Haut anfühlt und wie vital sie aussieht.

## Stärkungsbad mit Apfelessig

***Zutat*** *1/4 l Apfelessig*

Apfelessig ist mit seiner milden Säure nicht nur ein schmackhafter Speisezusatz, z.B. um den Salat anzumachen. Schon unsere Großmütter schätzten ihn auch als bewährtes Hausmittel mit vielen Vorzügen für die Gesundheit – u.a. in der äußerlichen Anwendung. Apfelessig zeichnet sich durch eine adstringierende, d.h. zusammenziehende Wirkung aus. Er stärkt den Säureschutzmantel der Haut, macht sie unempfindlicher gegenüber Krankheitserregern und nimmt überschüssiges Hautfett auf. Deshalb ist ein Apfelessigbad auch besonders bei fettiger Haut geeignet.

Geben Sie in Ihr Badewasser den Apfelessig (aus dem Reformhaus), und baden Sie ca. 15 Minuten darin. Duschen Sie anschließend die Haut nicht ab, sondern lassen Sie das Apfelessigwasser antrocknen. Später können Sie sich mit einer feuchtigkeitsspendenden, aber nicht fettenden Lotion eincremen.

## Kleiebad für zarte, feinporige Haut

***Zutaten*** *100 g Weizen- oder Haferkleie • etwa 3 l Wasser*

Kleie (das ist die äußere Hülle des Getreidekorns, z.B. von Weizen und Hafer) enthält viele wertvolle Vitamine und Mineralstoffe, so auch das Zellschutzvitamin E. Kleiebäder sind deshalb ideale Schönmacher, die der Haut Geschmeidigkeit und Spannkraft verleihen. Große Poren und Hautunreinheiten lassen sich mit einem Kleiebad vermindern.
Weizen- oder Haferkleie im Wasser 15 Minuten lang köcheln lassen und anschließend abseihen. Der Sud wird aufgefangen und dem Badewasser zugesetzt. Baden Sie 20 Minuten lang, und duschen oder frottieren Sie sich danach nicht ab, sondern lassen Sie das Kleiewasser auf der Haut trocknen. Kleiebäder gibt es auch als Fertigprodukt in Apotheken und Reformhäusern zu kaufen.

**Bei Nesselfieber oder einem Kontaktekzem hilft Apfelessig ebenfalls. Trinken Sie zu jeder Mahlzeit mit Wasser verdünnten Apfelessig, bis der Ausschlag abgeklungen ist.**

## Buttermilchbad für nervöse und gereizte Haut

***Zutat*** *2 l Buttermilch*

Buttermilch enthält Kalzium sowie viele andere Mineralstoffe und Spurenelemente, die für den Hautschutz wichtig sind. Darüber hinaus hat Buttermilch einen hohen Anteil des Nervenschutzstoffes Lezithin. In einem Buttermilchbad kann sich die Haut wunderbar regenerieren, Reizzustände wie Rötungen, allergischer Ausschlag oder Ekzeme werden gemildert. Die Haut erscheint insgesamt ausgeglichen und entspannt.
Geben Sie die Buttermilch in die Badewanne, lassen Sie Wasser einlaufen, und rühren Sie währenddessen gut um. Genießen Sie ungefähr 20 Minuten lang die beruhigende Wirkung des Buttermilchbads. Entfernen Sie eventuelle Baderückstände mit lauwarmem Wasser von Ihrer Haut, und trocknen Sie sich nur ganz behutsam ab. Butter-

milch ist ein so idealer Feuchtigkeitsspender, dass die Haut nach dem Bad weder spannt noch juckt. Eincremen ist deshalb meistens nicht nötig. Nur wer zu extrem trockener Haut neigt, braucht nach dem Baden eine Feuchtigkeitslotion. Achten Sie aber darauf, nur Produkte zu wählen, die Ihre empfindliche Haut gut verträgt, also auf hypoallergener Basis ohne Parfum und Konservierungsstoffe.

## Pflegebad mit Mandelöl

***Zutat*** *50 ml Mandelöl*

**Extratip: Mandelöl pur eignet sich hervorragend zur Behandlung von trockenen, rissigen Ellenbogen. Reiben Sie sie abends vor dem Zubettgehen mit einem Tropfen Mandelöl ein. Nach zwei- bis dreiwöchiger Anwendung hat sich die Hautregion sichtlich erholt und ist geschmeidiger geworden. Morgens sollten Sie allerdings auf diese Anwendung verzichten, um Fettflecken in der Kleidung zu vermeiden.**

Das Öl von süßen Mandeln enthält viele wertvolle Vitalstoffe und weist darüber hinaus einen besonders hohen Fettgehalt auf. Es eignet sich deshalb hervorragend zur Pflege von trockener Haut, die zu Schuppungen, Rissen und Juckreiz neigt. Mandelöl ist sehr gut verträglich; Allergien gegen dieses Naturöl kommen im Allgemeinen so gut wie nicht vor.
Für Ihr Mandelölbad besorgen Sie aus der Apotheke, Drogerie oder aus Naturkostläden Mandelöl. Geben Sie das Öl in warmes Badewasser, und rühren Sie kräftig um. Baden Sie ca. 20 Minuten im Mandelölwasser. Nach dem Baden streichen Sie das Wasser mit den Handflächen von Ihrem Körper ab; ein leichter Ölfilm bleibt dann auf der Haut zurück. Diesen können Sie mit einer Massage in die Haut einreiben; so ziehen Sie den optimalen Nutzen aus diesem wertvollen Naturprodukt.

## Reinigungsbad mit Malve

***Zutaten*** *50 g getrocknete Malvenblüten und -blätter*
*2 l kochendes Wasser*

Bei unreiner Haut, z.B. Pickeln und Mitessern auf dem Rücken oder Grieskörnchen auf den Oberarmen oder Oberschenkeln, hilft ein Spezialbad mit dem Zusatz von getrockneten Malvenblüten und -blättern. Diese Zutaten können Sie in der Apotheke erhalten. Durch besondere Wirkstoffe der Heilpflanze werden die Poren geöffnet, die Hautdurchblutung angeregt und Hautunreinheiten auf natürliche Weise abgebaut. Bereiten Sie aus den getrockneten Malvenblüten und -blättern und dem kochenden Wasser einen Sud. Setzen Sie die-

**Heilkräuter und ihre Wirkung als Badezusatz**

- Baldrian: beruhigend, entspannend
- Haferstroh: leicht hautanregend, durchblutungssteigernd
- Heublumen: durchblutungsfördernd, krampflösend
- Fichtennadel: allgemein entspannend, lindernde Wirkung bei Katarrhen der oberen Luftwege
- Kamille: entzündungshemmend, heilungsfördernd
- Lavendel: durchblutungsfördernd
- Melisse: beruhigend, schlaffördernd, entspannend
- Rosmarin: kreislauf- und stoffwechselanregend
- Zinnkraut: heilungsfördernd, anregend für die Harnorgane

**Malve wirkt reizlindernd und hat sich auch bei Schleimhautentzündungen im Mund- und Rachenbereich sowie bei gereizten Bronchien bewährt.**

sen Sud Ihrem Badewasser zu, und baden Sie ca. 20 Minuten darin. Bürsten Sie den ganzen Körper nach dem Bad mit einem Luffahandschuh oder einer mittelweichen Massagebürste gut ab. Cremen Sie sich anschließend mit einer feuchtigkeitsspendenden Lotion ein.

### Fertigzubereitungen als Badezusätze

Neben diesen Badezusätzen, die Sie selbst herstellen können, gibt es noch eine ganze Reihe von fertigen Präparaten. Vor allem Extrakte von Heilkräutern entfalten auch in der äußeren Anwendung im Badewasser positive Wirkungen auf Ihre Haut, Ihre Stimmung und damit Ihr gesamtes Wohlbefinden.

# Masken und Packungen für einen strahlenden Teint

Für die sensiblen Hautregionen von Gesicht, Hals, Dekolletee und Busen sind öfter einmal Intensivkuren hilfreich, um der Haut Nährstoffe und Pflege in konzentrierter Form zuzuführen. Hier die besten Rezepte zum Selbstherstellen von Masken und Packungen aus wertvollen Naturprodukten.

## Joghurtmaske

***Zutat*** *125 g Bionaturjoghurt, ca. 3% Fett i. Tr.*

**Extratip: Joghurt enthält, wie andere Milchprodukte auch, Milchsäure. Seit kurzem weiß man, dass Milchsäure zu den so genannten Alpha-Hydroxysäuren gehört. Diese natürlichen Säuren können frühzeitiger Faltenbildung entgegenwirken.**

Reinigen Sie Ihr Gesicht gründlich, und trocknen Sie es ab. Nehmen Sie nun den Bionaturjoghurt mit mindestens 3 Prozent Fettanteil, und verteilen Sie ihn auf dem Gesicht – die Augenpartie dabei bitte aussparen. Lassen Sie die Maske ca. 20 Minuten einwirken, und waschen Sie dann den Joghurt mit warmem Wasser ab. Die Haut wirkt spürbar frischer, kleinere Hautirritationen haben sich beruhigt. Die Joghurtmaske können Sie 1- bis 2-mal pro Woche anwenden.

## Maske mit Heilerde

***Zutaten*** *3 EL Heilerde • etwas Wasser • einige Tropfen Mandelöl*

Tragen Sie auf die gereinigte Gesichtshaut eine Mischung aus Heilerde, die Sie mit etwas Wasser und ein paar Tropfen Mandelöl verrührt haben, auf. Heilerde bekommen Sie in der Apotheke. Die Konsistenz der Maske sollte dickcremig sein, so dass sie gut auf der Haut haftet. Tragen Sie die Paste messerrückendick auf die Gesichtshaut auf, wobei die Augenpartie ausgespart wird. Lassen Sie die Heilerdemaske ca. 10 Minuten lang einwirken, und nehmen Sie sie dann mit lauwarmem Wasser ab. Heilerde saugt überschüssige Talgrückstände auf und strafft das Hautbild. Diese Maske eignet sich daher sehr gut zur unterstützenden Aknebehandlung.

## Apfel-Gurken-Maske

***Zutaten*** *1 kleine Salatgurke • 2 ungespritzte Äpfel aus biologischem Anbau*

Schälen Sie Gurke und Äpfel, und hobeln Sie sie mit der groben Gemüsereibe in kleine Schnitze. Drücken Sie mit einem sauberen Geschirrtuch etwas Feuchtigkeit aus, und tragen Sie die Gurken-Apfel-Masse dick auf Ihr Gesicht auf. Die Augenpartie sollte dabei ausgespart werden. Lassen Sie diesen Vitalstoffspender mindestens 10 Minuten lang einwirken. Danach abnehmen und mit lauwarmem Wasser kurz abspülen. Die Haut gewinnt an Feuchtigkeit und Elastizität und wirkt nach dieser Behandlung frischer und jünger.

## Packung mit Weizenschrot

***Zutaten*** *100 g Weizenschrot • kaltgepresstes Olivenöl*

Verrühren Sie den Weizenschrot mit so viel kaltgepresstem Olivenöl, dass eine dicke Paste entsteht. Tragen Sie diese Paste auf das gereinigte Gesicht und den gereinigten Hals auf, wobei Sie die Augenpartie aussparen. Lassen Sie die Packung 15 Minuten einwirken, und nehmen Sie sie dann mit viel lauwarmem Wasser ab. Vor allem trockene und schuppige Haut profitiert von der Weizenschrotpackung.

**Damit Ihnen Packungen mit Frucht- oder Gemüsestücken nicht wegrutschen, legen Sie ein dünnes, angefeuchtetes Baumwolltuch über Ihr Gesicht.**

## Pfirsichauflage

***Zutat*** *2 ungespritzte Pfirsiche*

Überbrühen Sie die Pfirsiche ganz kurz mit siedendem Wasser, damit sich die Haut gut abziehen lässt. Schneiden Sie danach die geschälten Früchte in schmale Scheiben. Legen Sie die Scheiben für etwa 10 Minuten auf das gereinigte Gesicht und den Hals. Achtung, der Saft darf nicht in die Augen gelangen, weil er zu Reizungen führen kann. Nehmen Sie danach die Scheiben ab, und tupfen Sie Gesicht und Hals mit warmem Wasser ab. Die speziellen Fruchtsäuren und Vitalstoffe des Fruchtfleischs eignen sich vor allem zur Pflege der trockenen Haut.

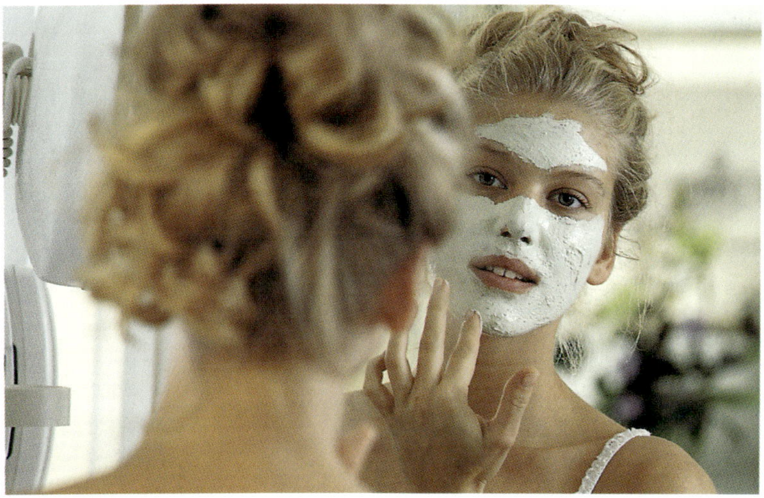

***Masken sind Intensivpflege. Sie lassen sich auf jeden Hauttyp exakt abstimmen und sollten etwa einmal wöchentlich angewandt werden.***

## Packung mit Maronenmus

***Zutat*** *Maronenmus*

Verwenden Sie am besten fertiges Maronenmus, das Sie im Reformhaus oder Bioladen erhalten. Verstreichen Sie die dicke Paste auf dem gereinigten Hals und Dekolletee. Lassen Sie das Mus 20 Minuten einwirken, und nehmen Sie es anschließend mit Kosmetikpads und viel warmem Wasser ab. Fettsäuren und Mineralstoffe der Esskastanien helfen vor allem gegen frühzeitige Faltenbildung und müde oder sehr abgespannt wirkenden Teint.

## Ananasauflage

***Zutat*** *1 frische Ananas*

Schälen Sie die Ananas. Schneiden Sie die Frucht in dünne Scheiben, ohne vorher das harte Mittelteil zu entfernen, und legen Sie die Scheiben auf Dekolletee und Busen. Lassen Sie die vielen Mineralstoffe, Vitamine und Enzyme dieser Frucht ungefähr 15 Minuten einwirken. Dann spülen Sie die behandelte Hautregion mit etwas warmem Wasser ab. Ananas hat einen leicht adstringierenden, d.h. zusammenziehenden Effekt, was sie besonders bei fetter und zu Mitessern neigender Haut empfehlenswert macht.

## Quarkpackung

***Zutat*** *500 g Magerquark*

**Quarkauflagen haben sich bei entzündlichen Hauterkrankungen bewährt; verrühren Sie den Quark mit Milch oder Molke, damit er cremig wird.**

Den Quark vor dem Auftragen auf die Haut zu einem glatten Brei verrühren. Tragen Sie den zimmerwarmen Quark fingerdick auf Ihren Busen auf. Lassen Sie die Packung 15 Minuten einwirken, und nehmen Sie sie dann mit reichlich warmem Wasser ab. Der Quark festigt das Gewebe, glättet die Haut und fördert die Durchblutung im Unterhautgewebe. Übrigens hat Quark auch eine ausgezeichnete entzündungshemmende Wirkung. Dies können Sie dann nutzen, wenn Ihr Busen durch hormonelle Schwankungen, z.B. vor der Monatsblutung, etwas spannt und schmerzt. Auch wenn die Brust beim Stillen beansprucht wird, ist eine Quarkpackung ein hervorragendes Hausmittel, um die Beschwerden zu lindern.

# Urlaub für Haut und Seele

Wie wichtig seelische Ausgeglichenheit und der richtige Umgang mit Stress sind, weiß inzwischen jeder. Dass davon auch die Erscheinung der Haut profitieren kann, leuchtet ein. Die Zusammenhänge zwischen Psyche und Haut sind unbestritten.

## Bewährte Entspannungsmethoden

### Autogenes Training

Die Entwicklung dieser Entspannungstechnik hat einen dramatischen Hintergrund. Der deutsche Neurologe J. H. Schultz erfand sie als eine Methode, seine Angst wegzudenken, während er im Ersten Weltkrieg im Schützengraben liegen musste. Nach und nach verfeinerte er dieses Verfahren und legte bestimmte Satzformeln fest, die er sich immer wieder vorsagte und die ihm sehr schnell halfen, in einen Zustand der völligen Entspannung zu gelangen. Heute funktioniert das autogene Training noch ganz genauso. Sätze wie »Mein rechter Arm wird langsam ganz schwer«, »Ich bin ganz ruhig«, »Mein Herz schlägt ruhig und regelmäßig«, werden in Gedanken immer wieder formuliert. Dabei liegt man entspannt auf dem Rücken oder sitzt lässig auf einem Stuhl, den Oberkörper etwas nach vorne gebeugt, die Arme auf die Knie gestützt, die Hände fallen locker zwischen die Beine (»Kutschersitz«). Durch regelmäßiges Üben dieser Entspannungsformeln wird die Psyche so trainiert, dass man in Stresssituationen sofort gegensteuern kann. In der Praxis bedeutet das, dass Spannungszustände allein durch das gedankliche Vorsagen eines bestimmten positiven Satzes reduziert werden und man spürbar ruhiger wird. Das autogene Training bietet den Vorteil, dass es in beinahe jeder Alltagssituation durchgeführt werden kann, wenn Sie die Methode erst einmal beherrschen. So kann man unabhängig von äußeren Einflüssen abschalten und sich regenerieren. Am besten lernen Sie autogenes Training in einem Kurs. Angebote dazu finden Sie bei den Volkshochschulen, in Gesundheitszentren oder Praxen und Kliniken psychotherapeutisch tätiger Ärzte.

**Wer geübt ist in autogenem Training, kann sich in jeder Situation schnell in einen Zustand der Entspannung versetzen, der ihm hilft, den Alltag besser zu bewältigen.**

## Biofeedback

Diese Entspannungstechnik arbeitet mit Hilfe eines speziellen medizinischen Geräts. Dabei messen Sensoren Körperfunktionen, die wir normalerweise nicht bewusst wahrnehmen: z.B. die Herzfrequenz, den Hautwiderstand oder die Muskelspannung. Die Messergebnisse werden von einem Rechner verarbeitet und dann entweder über einen Monitor optisch dargestellt oder auch in Töne und Geräusche transformiert, also zu akustischen Signalen verarbeitet. Auf diese Weise kann der Patient diese Abläufe in seinem Körper ganz bewusst erleben. Über ein Rückkopplungssystem (Feedback) lernt er, sie später auch willentlich zu beeinflussen und zu kontrollieren. Biofeedback ist gut dazu geeignet, stressbedingte Verspannungen zu lösen, Angstzustände abzubauen und Schmerzen zu lindern oder zu beseitigen. Klinische Studien belegen die Wirksamkeit des Biofeedback beim Reizdarmsyndrom, bei Verstopfung und beim Spannungskopfschmerz. Bis die ersten Erfolge eintreten, d. h. bis der Patient gezielt bestimmte Regulationsmechanismen seines Körpers beeinflussen kann, ist eine längere Trainingsdauer nötig. Nach ungefähr 15 Sitzungen sollte er dieses aber beherrschen und dann die Entspannungstechnik auch ohne Gerät einsetzen können.

**Der Hautwiderstand und die Muskelanspannung werden beim Biofeedback in optische und akustische Signale übertragen. So kann man Verkrampfungen und Verspannungen auf die Spur kommen.**

Ein Biofeedbacktherapeut muss eine spezielle Ausbildung absolviert haben. Einige Naturheilkundler, Heilpraktiker und Schulmediziner haben Biofeedback in ihrem Behandlungsrepertoire.

## Autosuggestion und Visualisierungstechnik

Auch diese Methoden arbeiten – ähnlich wie das autogene Training – mit formelhaften Sätzen und bildhaften Vorstellungen. Die Autosuggestion macht sich dabei Erfahrungen aus der »Think-Positive-Bewegung« zunutze. Sie soll eine optimistische Denkhaltung vermitteln – und in der Konsequenz auch ein gutes Körpergefühl. Ein Beispiel: Wer morgens aufsteht, sich im Spiegel anguckt und sich dabei denkt, »Wie furchtbar seh' ich heute wieder aus«, der wird den Tag sicher sehr viel schlechter durchlaufen als jemand, der seinem Spiegelbild Schönheit und eine fröhliche Ausstrahlung abgewinnen kann. Die Autosuggestion können Sie in jeder Alltagssituation anwenden, beim eben erwähnten Blick in den Spiegel, beim Autofahren, im Gespräch mit anderen, oder wenn Sie abends ins Bett gehen.

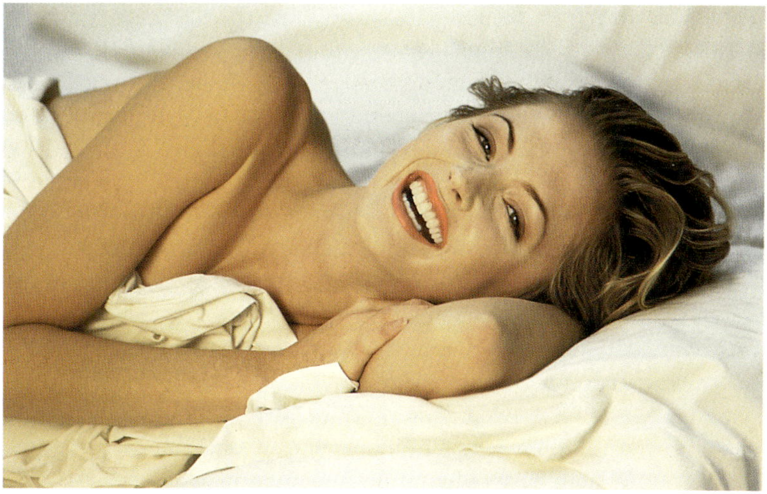

***Neben ausreichender Entspannung sorgt auch ein ausgewogener Wach-Schlaf-Rhythmus dafür, dass die Haut frisch und vital bleibt.***

Kreieren Sie Ihre persönlichen Suggestionsformeln, z.B.: »Mir geht es gut. Ich fühle mich wohl. Ich habe Kraft für meine Arbeit.« Aber auch Ihre persönlichen Ziele und Wünsche können Sie Ihrer Psyche auf diese Weise suggerieren: »Die Prüfung werde ich mit Auszeichnung bestehen« oder »Diesen Job bekomme ich«. Halten Sie Ihre Suggestionssätze immer möglichst einfach, und vermeiden Sie negative Formulierungen. Also nicht »Ich bin nicht mehr traurig«, sondern »Ich bin fröhlich«.

**Die abendliche Entspannung wird oft gestört durch Grübeleien über die Aufgaben des nächsten Tages. Versuchen Sie bewusst, diese Sorgen vor dem Einschlafen auszuschalten, indem Sie sich auf das konzentrieren, was Ihnen heute gut gelungen ist.**

## Bei Stress – intensiv an etwas Schönes denken

Die Visualisierungsmethode ist eine mittlerweile immer häufiger angewendete Technik, um körperliche Krankheiten und Störungen heilen zu helfen. So wird sie auch in der Krebstherapie als ergänzende Maßnahme mit teilweise sehr großem Erfolg eingesetzt. Bei der Visualisierungstechnik stellt man sich besonders angenehme und schöne Situationen vor: Z.B. begibt man sich auf eine Phantasiereise an einen Traumstrand, an dem man von Sonne, Wasser und Wellenrauschen umgeben ist. Dann versucht man, diese positiven Energien einzufangen und in seinen Körper einfließen zu lassen, damit sie dort ihre beruhigende Wirkung entfalten können. Wenn man sehr geübt ist in dieser Technik, kann man sogar gezielt die Haut damit beruhigen.

## Gedankenreise

**Die Gedankenreise öffnet das Tor zu unserem Innersten. Durch sie können nicht nur unbewusste Kräfte freigesetzt werden, sondern sie bewirkt auch innere und äußere Veränderungen.**

Die Gedankenreise ist eines der besonders anschaulichen Beispiele für Autosuggestion und Visualisierung. Legen Sie eine langsame Musik auf, am besten ein Instrumental ohne Worte, und nehmen Sie entspannt auf Ihrem Lieblingssessel Platz. Schließen Sie die Augen, und lassen Sie Ihre Gedanken wandern. Stellen Sie sich Ihr Traumreiseziel vor. Es sollte ein Platz in der Natur sein. Ob Insel, Berggipfel, Meeresstrand oder lichter Laubwald mit einem plätschernden Bach – malen Sie sich jede Einzelheit ganz genau aus. Beginnen Sie diesen Ort langsam zu durchschreiten. Spüren Sie mit Ihren nackten Fußsohlen den Sand, die Wiese oder glatte Kiesel. Verweilen Sie ein bisschen, und nehmen Sie sich Zeit, alle diese Eindrücke in sich einzuatmen. Spüren Sie dabei, wie sich Ihre Gesichtshaut glättet, wenn sie durch den kühlen Wind gestreichelt wird. Entspannen Sie Ihre Gesichtszüge. Vielleicht schlafen Sie sogar dabei ein. Das zeigt, dass Sie sich ganz entspannt haben. Kehren Sie nach einer Zeit wieder in die Realität zurück. Jetzt fühlen Sie sich entspannt und erfrischt.

## Bilderweg

**Konkrete Bilder erleichtern es dem Anfänger, sich in die Welt der Phantasie zu versetzen, die es ihm erlaubt, Zugang zu seinem Unterbewusstsein zu bekommen.**

Wer besonders unruhig ist, hat es mit folgender Methode wahrscheinlich etwas einfacher. Suchen Sie sich aus einem Foto- oder Bildband eine schöne Landschaft aus, in der Sie sich gerne aufhalten würden. Das Bild sollte viele Details zeigen, aber keine Menschen, die Sie unnötig ablenken. Nehmen Sie eine bequeme Haltung ein, und konzentrieren Sie sich eine Weile darauf, sehr bewusst und ruhig zu atmen, um so zur Ruhe zu kommen und den Kopf von Sorgen und Gedanken zu befreien. Stellen Sie sich vor, dass Sie jetzt in das Bild »einsteigen«. Vielleicht haben Sie als Kind ja »Mary Poppins« gelesen oder den Film gesehen und können sich an die Szene erinnern, in der sie in das Bild einsteigt und an diesem Phantasieort einen vergnüglichen Nachmittag verlebt. Bewegen Sie sich jetzt in Ihrer Bildlandschaft, wandern Sie herum, spüren Sie die Erde unter Ihren Füßen, den Wind um Ihren Kopf und auf Ihrem Gesicht. Gehen Sie bis zum Horizont, und schauen Sie nach, was sich hinter dem Bildende verbirgt, wie die Landschaft dort wohl aussehen wird. Wenn Sie genug haben, kehren Sie einfach wieder zurück. Sie fühlen sich erfrischt und entspannt und sind auf andere Gedanken gekommen.

## Progressive Muskelentspannung nach Jacobson

**Anspannung und Entspannung kennzeichnen den Lauf des Lebens und des Alltags. Diese Polarität verwendet Jacobson, um jeden einzelnen Muskel ins Bewusstsein zu rücken und über dieses Körperbewusstsein zu physischer und psychischer Entspannung zu gelangen.**

Etwa zur gleichen Zeit wie in Deutschland das autogene Training, wurde in Amerika die progressive Muskelentspannung von Edmund Jacobson entwickelt. Der Psychophysiologe hatte nämlich beobachtet, dass zwischen seelischer Anspannung wie Angst und Stress und der Verspannung bestimmter Muskeln ein Zusammenhang besteht. So ist es z. B. für ängstliche Menschen typisch, dass sie die Schultern immer leicht angezogen halten, also den Kopf einziehen. Diese Haltung bewirkt auf Dauer eine Verhärtung und Verspannung der Nackenmuskulatur. Doch die Wirkungsfolge psychische Belastung – Muskelverkrampfung kann in ihrer Umkehrung Spannungsgefühle abbauen. Das bedeutet, wenn Muskeln bewusst angespannt und dann entspannt werden, hat das auch einen Effekt auf die Psyche. Wie bei den anderen Entspannungstechniken gilt auch hier, dass die Wirkung umso besser wird, je mehr man die Methode eingeübt hat. Besonders geeignet ist sie für Menschen, denen Entspannung durch meditative Techniken schwer fällt. Je angespannter und hektischer Ihre Arbeit ist, umso wichtiger ist es, regelmäßig die Übungen zur Muskelentspannung in den Tagesablauf einzuplanen. Diese sind eine ausgezeichnete Möglichkeit, morgens munter zu werden und den Tag frisch anzugehen. Aber auch am Arbeitsplatz lassen sich Verkrampfungen durch langes Sitzen oder innerliche Verspannungen durch Ärger und Termindruck in einer Pause abbauen. Am Abend hilft die Muskelentspannung beim Abschalten; man kommt zur Ruhe.

### Beispiel für einen Übungsablauf

Legen Sie sich am besten auf den Rücken. Jede Anspannung sollte langsam gesteigert und dann ca. fünf Sekunden gehalten werden. In der Entspannungspause, die ungefähr eine halbe Minute dauert, sollte man dann genau wahrnehmen, welche Empfindungen in der jetzt lockeren Muskelpartie entstehen – Kribbeln, Wärme oder angenehme Schwere. Jede Übung kann ein- bis zweimal wiederholt werden. Um diese Entspannungstechnik richtig zu beherrschen, muss man mit einem ungefähr vierwöchigen Anfangstraining rechnen. Die Muskelentspannung nach Jacobson erlernt man am besten in Kursen, die von Institutionen der Erwachsenenbildung oder auch von Arztpraxen und psychologischen Beratungsstellen angeboten werden.

**Nach einer Einführung in die Muskelentspannung nach Jacobson können Sie auch mit Hilfe von Übungskassetten trainieren. Die Angebotspalette reicht von so genannten Minipausen, die sich fürs Büro eignen, bis hin zu ausgiebigen Programmen für zu Hause.**

### Übungsaufbau zur progressiven Muskelentspannung nach Jacobson

- Augenbrauen nach oben ziehen, Spannung halten, dann wieder entspannen.
- Lippen in die Breite ziehen, kurz verweilen, danach wieder locker lassen.
- Vordere Halsregion anspannen, dabei Kinn nach vorne schieben, wieder entspannen.
- Unterarme anspannen, indem Sie eine Faust ballen, danach locker lassen.
- Arme beugen und dabei Bizeps anspannen, dann wieder entspannen.
- Arme ausstrecken und Trizeps anspannen, Handrücken nach unten drücken, danach entspannen.
- Schultern hochziehen und Schultermuskeln anspannen, dann locker lassen.
- Hinterkopf auf den Boden drücken und Nackenmuskeln anspannen, dann entspannen.
- Gesichtsmuskeln anspannen – Zähne zusammenbeißen, Augen zukneifen –, dann entspannen.
- Schulterblätter nach hinten zur Wirbelsäule ziehen und dabei Rückenmuskeln anspannen, dann locker lassen.
- Bauch einziehen, dabei Bauchmuskeln anspannen, dann wieder entspannen.
- Pobacken zusammenkneifen, dann wieder locker lassen.
- Oberschenkel anspannen, dann entspannen.
- Fußsohlen nach unten drücken, dabei Wadenmuskeln anspannen, dann entspannen.
- Zehen nach oben ziehen, dabei Schienbeinmuskeln anspannen, wieder entspannen.

## Positive Effekte fürs Aussehen

Bei allen Verfahren werden auch die Gesichtsmuskeln intensiv entspannt, wodurch der Faltenbildung entgegengewirkt wird. Doch Sie sollten sich nicht nur während all dieser Übungen geistig mit Ihrem

Gesicht und Ihrer Mimik beschäftigen. Denken Sie mehrmals pro Tag daran, ob Ihr Gesicht entspannt ist oder ob Sie durch Stress und Ärger womöglich verkrampft sind. Sie werden überrascht sein, wie oft Sie Ihre Gesichtsmuskeln angespannt haben und dadurch auch der Faltenbildung Vorschub leisten. Ganz besonders vor dem Einschlafen sollten Sie sich richtig entspannen, keine Sorgen wälzen und darauf achten, dass Ihr Gesicht – wie natürlich auch die anderen Körperregionen – völlig entspannt ist.

# Bewegung – Sauerstoff für frische Haut

## Sport und Sauna – die Hautfitmacher

Ganz besonders intensive Power für die Haut spenden Sport und Sauna. Ursache dafür sind mikrozelluläre Vorgänge, die bei der Bewegung an der frischen Luft und durch intensives Schwitzen im Wechsel mit kalten Temperaturen im Körper ausgelöst werden.

**Sport tonisiert die Haut, strafft die Muskeln und sorgt dafür, dass Schlacken schneller ausgeschieden werden. Auch das trägt zu einem klareren Hautbild bei.**

Auch die Hautzellen sind wie alle anderen Zellen in unserem Organismus davon abhängig, wie gut sie mit Vitalstoffen versorgt werden. Mit der wichtigste dieser Vitalstoffe ist der Sauerstoff. Er regt den Stoffwechsel der Zellen an, sie können sich mit seiner Hilfe schneller regenerieren, und kleinere Zellschäden werden repariert. Jeder weiß z. B., dass einfache Hautverletzungen an der Luft schneller und besser heilen. Ursache dafür ist wieder der Sauerstoff, der die Zellen kräftigt.

Um den Körper und damit jede einzelne Zelle mit besonders viel Sauerstoff zu versorgen, ist körperliche Bewegung ideal. Denn man muss dabei schneller und tiefer atmen, mehr Sauerstoff gelangt ins Blut. Sportwissenschaftler haben herausgefunden, dass z. B. beim Joggen pro Minute bis zu zehnmal so viel Luft und damit Sauerstoff in die Lunge gelangt, als wenn sich der Körper in Ruhestellung befindet.

**Sauerstoff ist Schönheitselixier Nummer eins für die Haut. Keine Therapie erreicht eine bessere Durchblutung der Haut als tägliche Bewegung an der frischen Luft.**

Von den Lungenbläschen aus gelangt der Sauerstoff ins Blut und wird auf diesem Weg zu den Körperzellen transportiert. Körperliche Bewegung und Sport sind deshalb auch für die Haut echte Schönheitsmittel. Nach einer Trainingsstunde kann man ganz deutlich sehen, dass die Haut strahlender geworden ist, frischer und weniger faltig aussieht. Ursache dafür ist natürlich in erster Linie der Sauerstoff. Bei intensiver Bewegung werden die kleinsten Blutgefäße in der Haut stark durchblutet und bekommen auf diese Weise besonders viel Sauerstoff ab. Außerdem wirkt auch das Schwitzen wie eine Verjüngungskur. Die zusätzliche Feuchtigkeit auf der Haut lässt die Hornschicht etwas aufgehen, die Haut wirkt glatter, Bindegewebe und Muskeln werden fester.

## Ausdauertraining wirkt am besten

Sport ist also neben richtiger Pflege und Ernährung ein echter Jungbrunnen. Zwar gibt es in der alternativen Medizin Sauerstofftherapien, bei denen Blut entnommen, mit Sauerstoff angereichert und wieder dem Körper zugeführt wird. Diese Behandlungsmethoden sollte man jedoch nur in besonderen Fällen und bei wirklich kranken

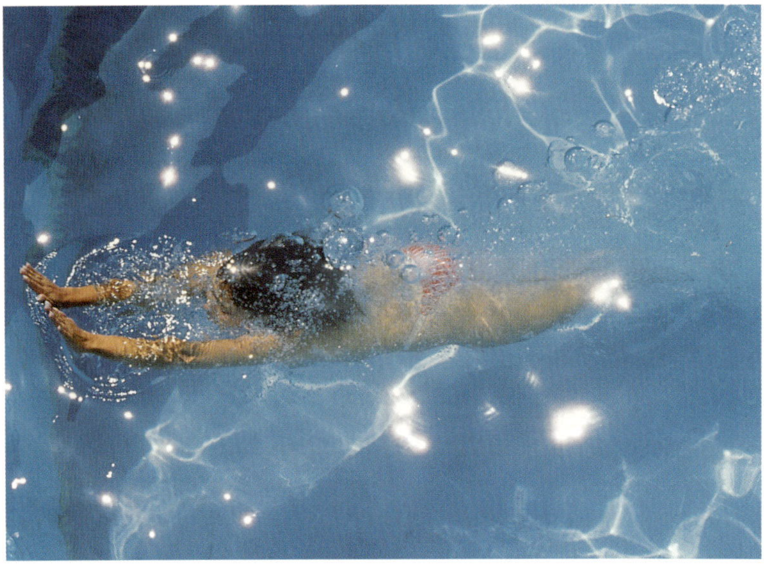

***Schwimmen stärkt die Kondition, ohne Muskeln und Gelenke zu überlasten. Achten Sie beim Baden in Chlorwasser aber darauf, es immer gut abzuspülen, um Ihre Haut nicht unnötig zu reizen.***

Menschen anwenden, die nicht in der Lage sind, ihrem Organismus mit Sport ein Plus an Sauerstoff zu geben. Täglich mindestens eine halbe Stunde Ausdauertraining, bei dem man richtig ins Schwitzen kommt, ist ideal. Joggen, Radfahren, Schwimmen, Rudern, Skilanglauf, Gymnastik an der frischen Luft und flottes Gehen sind optimale Sportarten. Weil frischer Sauerstoff in ausreichender Menge logischerweise nur im Freien, in unbelasteten Grün- und Waldgebieten vorhanden ist, sollten Sie Ihre sportlichen Aktivitäten möglichst an solchen Orten ausüben. Training im Fitnessstudio ist zwar sicher besser als gar kein Sport, ersetzt die Bewegung an der frischen Luft jedoch nicht. Versuchen Sie, sooft wie möglich viele Stunden im Freien zu verbringen, machen Sie z. B. am Wochenende eine ausgedehnte Wanderung, bei der Sie mindestens sechs Stunden lang im Freien sind. Dann können Ihre Körperzellen richtig Sauerstoff tanken. Neben der Leistungssteigerung von Herz, Kreislauf und allen anderen Organen wird Ihre Haut sichtbar von diesen Aktivitäten profitieren. Wichtig ist, dass Sie Sportarten wählen, die Ihnen Spaß machen und dass Sie öfter auch einmal abwechseln.

**Nur eine gereinigte Haut hat die Chance, von der Mehrdurchblutung durch sportliche Aktivität zu profitieren. Erst so kann sie überflüssige Schlacken mit Hilfe von Schweiß aus den Zellen an die Oberfläche transportieren.**

## Hautpflege und Sport

Die richtige Hautpflege ist auch beim Sport wichtig. Damit Ihre Haut optimal von frischer Luft und Bewegung profitieren kann, sollten Sie einige Pflegetips beachten:

- Schminken Sie sich vor dem Trainingsbeginn möglichst ab. Dann können die Hautporen richtig durchatmen. Außerdem würde beim Schwitzen das Make-up zerlaufen.
- Tragen Sie nach dem Abschminken eine einfache, nicht zu fettige Tagescreme auf. Beim Training im Freien sollten Sie unbedingt an den Sonnenschutz denken. Wählen Sie einen hohen Lichtschutzfaktor. Denn der Schweiß auf der Haut kann den Einfluss der UV-Strahlung verstärken, und Sonnenbrand entsteht dann schneller. Übrigens gelangt auch bei bedecktem Wetter ein gewisser Prozentsatz an Strahlung durch die Wolken; Sonnenschutz ist also auch bei nicht so schönem Wetter wichtig. Bei Kälte sollten Sie Ihre Haut mit einer speziellen Kältecreme, die viel Fett enthält, schützen.

### Hautpflege nach dem Sport

Auch nach dem Training braucht die Haut spezielle Pflege:

- Am besten ist es, die Haut nach dem Schwitzen mit lauwarmem Wasser und einem pH-neutralen Waschsyndet zu reinigen. Denn mit dem Schweiß werden Schlacken und Schmutzreste aus den Poren geschwemmt und alte Hautschüppchen abgetragen. Wenn sie auf der Haut bleiben, können sie die Poren verstopfen. Daneben bieten sie einen idealen Siedlungsplatz für Bakterien und Krankheitserreger.
- Tragen Sie nach der Reinigung eine in jedem Fall Ihrem Hauttyp entsprechende Tagescreme auf. Denn beim Schwitzen hat auch die Haut Feuchtigkeit verloren, die Sie ihr jetzt von außen wieder zuführen müssen.

## Sauna – gezielte Hitze für die Haut

**Verschieben Sie den Saunabesuch, wenn eine Erkältung im Anzug ist oder Sie eine Infektion haben – bei einem geschwächten Organismus ist die Kreislaufbelastung zu hoch und bringt den Infekt erst recht zum Ausbruch.**

Geradezu ideal ist es nicht nur für die Haut, sondern für die ganze Gesundheit, wenn man nach dem Sport in die Sauna geht. Saunen ist ein Rundumfitmacher und sollte vor allem im Winter einmal pro Woche auf Ihrem Programm stehen.

### Positive Saunaeffekte

- Der extreme Wechsel zwischen Hitze und Kälte ist für die Blutgefäße in der Haut ein echtes Powertraining. Die Haut wird gut durchblutet, Unreinheiten werden beseitigt, die Hauterneuerung angeregt. Die Haut wird glatt und zart.
- Die Hitze der Sauna bewirkt, dass die Schleimhäute besser durchblutet werden. Sie sind wichtige Außenposten unseres Abwehrsystems, das dadurch gestärkt wird.
- Durch die hohen Temperaturen in der Sauna steigt die Körpertemperatur um ungefähr 1 °C. Dadurch bekommt der gesamte Stoffwechsel einen richtigen Energieschub.
- Die Wärme löst auch Muskelverkrampfungen und hilft bei der Entspannung, weil sich die Gefäße weiten – gut gegen Muskelkater nach dem Sport.

## Der Saunabesuch – gewusst wie

Diese positiven Effekte stellen sich jedoch nur ein, wenn man den Saunabesuch richtig durchführt.
Zuallererst bedeutet das, dass man sich mindestens zwei Stunden Zeit nimmt. Vor dem ersten Saunagang heißt es gründlich duschen und die Haare waschen. Das ist nicht nur wegen der Hygiene im Saunabereich wichtig, sondern kommt auch den Haaren selbst zugute. So werden Haarsprayreste beim Waschen gründlich entfernt – die Haare können sonst in der großen Hitze brüchig werden. Auch Make-up, Wimperntusche etc. sollten Sie vor dem Saunen sorgfältig entfernen. Durch Hitze werden diese Chemikalien sonst womöglich richtig in die Haut eingedampft und können zu Reizungen führen. Nach dem Duschen sollte man sich gründlich abtrocknen. Wer nass in die Sauna geht, schwitzt erst viel später, weil die Nässe auf der Haut den Körper anfangs noch kühlt.

**Besonderen Saunaspaß macht der Aufguss. Die trockene Luft wird durch das verdampfende Wasser extrem feucht. Das tut der Haut und den Atemorganen gut, weil es wie ein Dampfbad wirkt. Durch die Feuchtigkeit empfindet man die Hitze zwar kurzfristig als viel höher und schwitzt stärker. Die Haut wird dann aber noch besser durchblutet, die oberste Hautschicht durch Schweiß und Feuchtigkeit von außen besonders gut gereinigt und zur Erneuerung angeregt.**

### Ein warmes Fußbad gehört dazu

Achtung: Gehen Sie nicht mit kalten Füßen in die Sauna, denn kalte Füße können die Muskulatur der Gefäße beeinträchtigen. Anstelle der gewünschten Gefäßerweiterung kann die Hitze in der Sauna dann eine Verengung der Gefäße bewirken. Kreislaufprobleme und Durchblutungsstörungen sind mögliche Folgen. Nehmen Sie einfach vor dem Saunagang ein warmes Fußbad (von etwa 35 bis 40 °C). Fußtröge stehen in jeder Sauna speziell dafür bereit.
Der erste Saunagang sollte ca. zehn Minuten dauern. Erst wenn Sie richtig schwitzen, d.h. auch an den Schienbeinen – weil dort in der Regel erst ganz zuletzt der Schweiß ausbricht –, können Sie zum Erfrischen gehen. Wer Kreislaufprobleme bekommt oder sich sonst nicht wohl fühlt, sollte natürlich sofort den Hitzebereich verlassen und an die frische Luft gehen.
Nach dem ersten Saunagang folgt die Abkühlung. Von strengen Regeln hält man inzwischen nichts mehr. Wichtig ist allerdings, dass Beine, Arme, Oberkörper und Rücken erfrischt werden. Wer besonders sensibel reagiert, kann sich zuerst lauwarm abduschen und anschließend kalt. Geübte Saunageher tauchen danach gerne ins Kaltwasserbecken ein. Anschließend sollte man sich gründlich abtrocknen, etwas Frischluft tanken und im Liegeraum ruhen. Nach

**Der Wechsel von Heiß und Kalt ist das beste Gefäßtraining. Es hält die Haut nicht nur straff, sondern verhindert auch ein Erschlaffen der Gefäße.**

einer individuell unterschiedlich langen Entspannungspause folgt der zweite Saunagang. Die Abfolge ist dabei wie beim ersten. Saunaprofis machen oft sogar drei Saunagänge, natürlich immer unterbrochen von Abkühlungs- und Ruhepausen. Übrigens kann man in der Sauna pro Minute bis zu 30 Gramm Schweiß verlieren. Diese Flüssigkeit sollte man nach dem Saunen unbedingt ersetzen, am besten durch Mineralwasser, das man auch mit Fruchtsaft mischen kann. So wird der Wasser- und Mineralhaushalt des Organismus optimal ausgeglichen.

### Jetzt tut eine Packung besonders gut

Auch die Haut braucht nach der Sauna besondere Pflege. Vor allem trockene Haut hat mit dem Schweiß auch viel Fett und Feuchtigkeit verloren. Verwöhnen Sie Ihre Haut also mit einer guten Körperlotion, z.B. mit Aloe vera, oder einem Körperöl. Massieren Sie das Hautpflegemittel langsam ein. Wenn Sie Zeit haben, können Sie Ihre Haut jetzt auch mit einer Maske oder Packung verwöhnen, z.B. mit einer Weizenkeimpackung. Denn die Haut ist nun besonders aufnahmefähig für intensive Pflege.

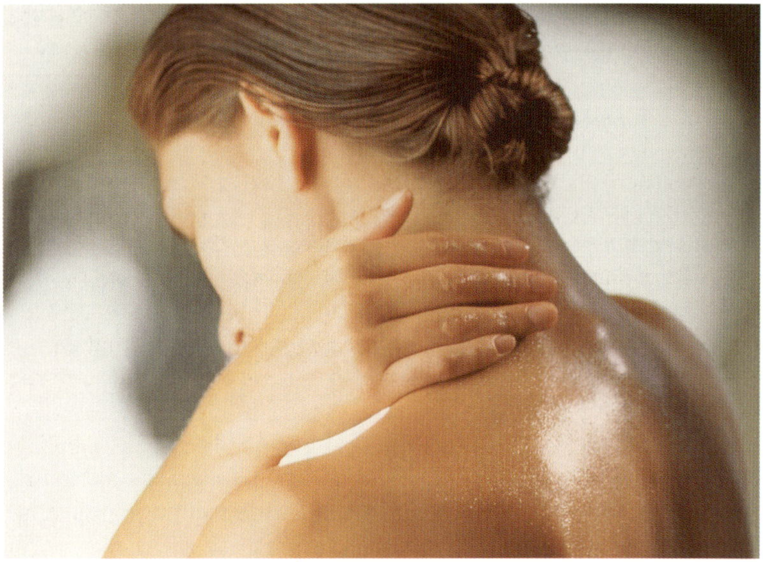

*Nach der Schwitzkur sollte man der Haut intensive Pflege gönnen. Körperöle versorgen sie besonders reichhaltig und lassen sie samtig-weich werden.*

Viele Saunaprofis wiegen sich vor und nach der Sauna. Lassen Sie sich von den offensichtlichen Gewichtsverlusten, die die Waage anzeigt – oft bis zu drei Kilogramm – aber nicht täuschen. Es handelt sich dabei zum Großteil nur um den Verlust von Flüssigkeit, den der Körper nach der Sauna durch Trinken und Essen wieder ausgleicht. Trotzdem ist die Sauna beim Abnehmen eine Hilfe, weil sie den Stoffwechsel nachhaltig in Schwung bringt.

# Sanfte Massagen zur Hautdurchblutung

**Ein Massageöl ist nicht nur bloßes Gleit- oder Hautpflegemittel, es wirkt über die ätherischen Öle auch auf unsere Stimmungslage.**

Massagen sind eine besonders schöne Form, einerseits die Haut sanft zu stimulieren, andererseits das Wohlbefinden zu steigern, den Stress des Alltags abzubauen und sich richtig zu entspannen. Eine optimale Wirkung erzielen Sie, wenn Sie die Massage vom Partner durchführen lassen, denn dann können Sie sich ihr ganz hingeben und spüren, wie verspannte Muskeln sich lockern, eine wohlige Wärme auf der Haut entsteht und sich in Ihnen langsam Ruhe und Gelöstheit ausbreiten. Doch auch eine Hautmassage, die Sie selbst durchführen, ist sehr effektvoll und sollte deshalb in Ihrem Körperpflegeprogramm nicht fehlen.
Regelmäßige Massagen können auch dazu beitragen, dass sich Probleme wie Hautunreinheiten, Flecken, Rötungen oder Zellulite bessern oder mit der Zeit sogar ganz verschwinden. Für die Körpermassage gibt es zahlreiche Öle, Gele oder Lotionen, die mit wertvollen Inhaltsstoffen wie Pflanzenextrakten oder Vitaminen die durchblutungsfördernde und entschlackende Massagewirkung verstärken.
Am besten wirkt eine Massage am Morgen oder am Abend nach der Körperreinigung. Nehmen Sie sich dafür ausreichend Zeit. Eine Massage, die nur flüchtig und oberflächlich erfolgt, bringt nämlich nur wenig, vor allem für Ihre Seelenlage. Gönnen Sie Ihrem Massageprogramm also etwas mehr Aufmerksamkeit, und planen Sie eine halbe bis dreiviertel Stunde dafür ein.

**Wenn Sie unter Besenreisern oder Krampfadern leiden, dürfen Sie die betreffenden Körperstellen nur sehr sanft bürsten. Die stärkere Durchblutung der Haut durch die Massage kann ansonsten die Zahl der erweiterten Gefäße noch vermehren.**

## So massieren Sie richtig

- Benutzen Sie eine nicht zu harte Bürste mit Kunststoff- oder Naturborsten oder auch einen Luffahandschuh.
- Beginnen Sie am rechten Fuß, und massieren Sie das Bein mit langsamen, kreisenden Bewegungen bis zur Hüfte. Verfahren Sie genauso am linken Bein.
- Nun massieren Sie auf die gleiche Weise den rechten und den linken Arm, also langsam und mit kreisenden Bewegungen. Achten Sie darauf, dass Sie immer aus der Peripherie zum Herzen hinbürsten, da auf diese Weise die Blutzirkulation in den Gefäßbahnen optimal gefördert wird.
- Nun kommt der Po dran. Wer viel sitzt, darf den Po ruhig fester massieren, damit die Durchblutung hier so richtig in Schwung kommt.
- Am Bauch hingegen sollten Sie etwas vorsichtiger sein, vor allem, wenn Sie empfindlich sind oder unter Verkrampfungen leiden. Dann dürfen die Massagereize anfangs nur ganz leicht sein, später aber je nach Befindlichkeit und Verträglichkeit vorsichtig gesteigert werden.
- Besonders angenehm ist den meisten Menschen die Rückenmassage. Hier brauchen Sie aber einen Partner, der sich ein wenig Zeit für Sie nimmt. Eine Bürste mit langem Stiel tut es zwar auch, ist aber lange nicht so genussvoll. Auch am Rücken sollten kreisende Bewegungen angewendet werden, und zwar links und rechts von der Wirbelsäule.
- Zur Entspannung des Bauchraums und Stimulation der großen Nervenbahnen, die aus dem Rückenmark austreten, ist es sinnvoll, im Lenden-Steißbein-Bereich länger zu verweilen und intensiver zu massieren.
- Sie werden schon nach kurzer Zeit die besondere Wirkung der Massage wahrnehmen. Zuerst entsteht ein angenehmes Prickeln auf der Haut, dann spüren Sie, wie es in der Brust und im Bauch viel wärmer wird.
- Zum Schluss werden Sie sich ganz entspannt fühlen, und jeglicher Stress wird von Ihnen abgefallen sein.

## Wassermassage mit Brausestrahl

Viele moderne Duscharmaturen haben einen Brausekopf, an dem sich der Wasserstrahl in verschiedenen Stärken einstellen lässt. Auch in den Nassräumen von Saunen und Dampfbädern gibt es spezielle Massageduschen. Der Massagestrahl eignet sich besonders gut, um die Hautdurchblutung anzuregen und die Muskulatur weich zu kneten. Vor allem im Nackenbereich ist das wohl tuend und wirkt Verspannungen und Kopfschmerzen entgegen. Doch auch zur Massage der Problemzonen an Po und Oberschenkeln bietet ein kräftiger Wasserstrahl hervorragende Möglichkeiten. Achten Sie jedoch darauf, dass der Massagestrahl nicht zu hart ist, damit vor allem an den empfindlichen Hautpartien am Bauch oder Busen nicht feine Gewebeverletzungen entstehen. Auch sollte das Wasser nicht zu kalt und nicht zu heiß sein. Am besten ist eine Temperatur um die 25 bis 30 °C.

## Kalte Güsse

Kaltes Wasser hat eine belebende Wirkung. Es perlt von der Haut ab, greift den Hautschutzfilm nicht an, strafft und verfeinert die Hautstruktur. Deshalb sind kalte Güsse nicht nur sehr erfrischend, sondern regen auch die Hautzellenregeneration an und stärken allgemein sowohl das Immunsystem als auch die Abwehrkraft der Haut. Gesichts- und Oberkörpergüsse wirken besonders belebend und verleihen Ihrem Teint Spannkraft und Frische. Das Wasser sollte nicht kälter als 18 °C sein und der Wasserstrahl nicht zu hart. Am besten eignen sich der Softstrahl des Brausekopfs, ein Gießrohr oder ein Schlauchanschluss. Beginnen Sie die Güsse an den Extremitäten, also herzfern, und an der Körperaußenseite. Zuerst sind die Beine dran, dann der Bauch und der Po, dann die Arme und schließlich der Oberkörper. Gießen Sie das Wasser an den Extremitäten zuerst über die Außenseite, beginnen Sie also z. B. am Handrücken, und folgen Sie dem Arm über den Ellenbogen bis zu den Schultern. Dann folgt die Innenseite.

**Auch die Kneipp-Therapie ist auf den Menschen als Gesamtheit ausgerichtet. Sie besteht aus fünf Komponenten: der Hydro- (Wasser-)therapie, der Licht- und Lufttherapie, der Bewegungstherapie, der Ernährungstherapie und der Ordnungstherapie.**

## Wechseldusche

Wechselduschen oder -güsse sind ein altbewährtes Mittel, das schon der Naturheilkundler, Pfarrer Sebastian Kneipp, einsetzte, um den Körper abzuhärten, Stoffwechselprozesse in Gang zu bringen und für eine gute Hautdurchblutung zu sorgen. Zunächst duschen Sie ein

paar Minuten warm (Temperatur ca. 37 bis 40 °C), anschließend ungefähr 10 bis 20 Sekunden kalt, jedoch nicht kälter als 18 °C. Diesen Vorgang können Sie mehrfach wiederholen – den Abschluss bildet immer eine Kaltphase. Nach der Wechseldusche wird der Körper gut abfrottiert und mit einem Pflegeprodukt eingecremt.
Danach werden Sie merken, wie rosig Ihre Haut aussieht und wie glatt sie sich anfühlt.

### Trockenbürstenmassage

Trockenbürstenmassage ist sehr effektiv, und Sie benötigen nicht viel dazu. Eine gute Massagebürste oder ein Massagehandschuh, je nachdem, was Ihnen mehr zusagt, reicht schon aus. Machen Sie sich das Trockenbürsten zur täglichen Gewohnheit. Bürsten Sie sich z.B. morgens und abends. Am besten wirkt eine Trockenbürstenmassage vor dem Waschen oder Duschen, weil abgestorbene Hautzellen durch die sanfte Reibung wegmassiert werden und die Haut dadurch weich und besonders aufnahmefähig für Pflegewirkstoffe wird. Trockenbürsten tut aber nicht nur der Haut gut, sondern wirkt sich auch positiv auf Stoffwechsel und Durchblutung aus.

**Für ein besonders nährendes Massageöl für trockene Haut vermischen Sie 60 Milliliter Mandelöl, 40 Milliliter Avocadoöl, 20 Milliliter Weizenkeimöl und 10 Milliliter Jojobaöl, das Sie mit ein paar Tropfen eines ätherischen Duftöls parfümieren können. Vor Gebrauch die Mixtur leicht schütteln, damit alle Öle gut vermischt bleiben.**

## Öle und Gels – Wohltat plus Pflege

Wenn die Mikrozirkulation in den feinen Haargefäßen der Haut angeregt wird, können Pflegesubstanzen viel besser in die tieferen Hautschichten eindringen und dort ihre Wirkung entfalten. Deshalb ist eine Massage in Kombination mit einem guten Pflegeöl oder -gel besonders effektiv. Viele hochwertige Massageprodukte enthalten Vitamine und Mineralien sowie pflanzliche Aktivstoffe, die das Hautbild verfeinern und die Haut an Busen, Bauch, Beinen und Po straffen und festigen. Manche Massageprodukte bieten zusätzlich noch einen Thermoeffekt, das bedeutet, die Hautdurchblutung wird besonders stark angeregt und die Haut dadurch erwärmt. Bei regelmäßiger Anwendung können sogar lästige Fettpölsterchen verschwinden, eine Orangenhaut kann geglättet werden, vorausgesetzt, Sie achten auch auf eine gesunde Ernährung, viel Bewegung und ausreichend Schlaf. Ob Sie lieber ein Öl, eine Creme oder ein Gel verwenden, hängt von Ihren persönlichen Vorlieben ab. Es gibt z. B. Körpergele mit Algenextrakten, die in besonderem Maße die Gewebeentschlackung und den Abbau von Wasseransammlungen fördern sollen. Aber auch Pflanzenstoffe wie Pinie, Ahorn oder Schachtelhalm verbessern die Hautelastizität und geben der Haut Glätte und Geschmeidigkeit.

## Die Heilkräutermassage macht müde Beine munter

Nach einem langen Arbeitstag und wenn man viel stehen musste, fühlen sich die Beine oft schwer und müde an. Eine spezielle Massage mit Heilkräutercremes oder -gels macht Ihre Beine wieder frisch und kräftigt gleichzeitig die Venen. Besonders bewährt zur Durchblutung und Venenstärkung haben sich Präparate mit Auszügen aus Arnika, Schlehendorn und Iriswurzel sowie Mäusedorn- und Rosskastanienextrakt. Nach dem Duschen oder Baden legen Sie die Beine hoch und massieren das Massagepräparat in kreisenden Bewegungen von den Füssen aufwärts bis zur Hüfte sanft in die Haut ein.

**Regelmäßiges Bürsten oder Massieren der Haut klärt nicht nur das Hautbild, weil tote Zellen entfernt werden, sondern strafft auch das Bindegewebe und trägt so zur Straffheit und zum jugendlichen Erscheinungsbild bei.**

## Fußsohlenmassage – sich rundum wohl fühlen

Auch die Füße wollen gepflegt sein, vor allem wenn man sie im Sommer zeigen möchte – in Sandaletten oder barfuß am Strand. Gönnen Sie Ihren Füßen deshalb Gutes, z. B. mit einem erfrischenden Fußbad, dem Sie ein paar Tropfen Lavendel- oder Rosmarinöl zugegeben haben. Widmen Sie sich nach dem Bad der Fußpflege, indem Sie überschüssige Hornhaut mit einer speziellen Feile oder Bimsstein wegrubbeln und anschließend die Füße gut eincremen, z. B. mit einer Fußcreme, die Fichtennadelextrakt enthält. Das Tüpfelchen auf dem i ist dann die Fußsohlenmassage, die Sie selbst durch sanftes Drücken und Massieren der Fuß- und Zehenballen durchführen können. Die Fußsohle verbindet viele Nervenenden und Blutgefäße und ist äußerst sensibel für Berührungen. Die Massage fördert nicht nur die Beweglichkeit der Füße, sondern stabilisiert auch den Kreislauf und verhindert Schwellungen. Stützen Sie dazu den Fuß mit einer Hand, und kreisen Sie mit dem Daumen fest vom Fußballen bis zur Ferse. Auf der Oberseite massieren Sie von der Fußmitte nach außen. Oder Sie lassen sich von Ihrem Partner mit einer Fußmassage verwöhnen. Danach werden Sie sich vollkommen entspannt und wohl fühlen.

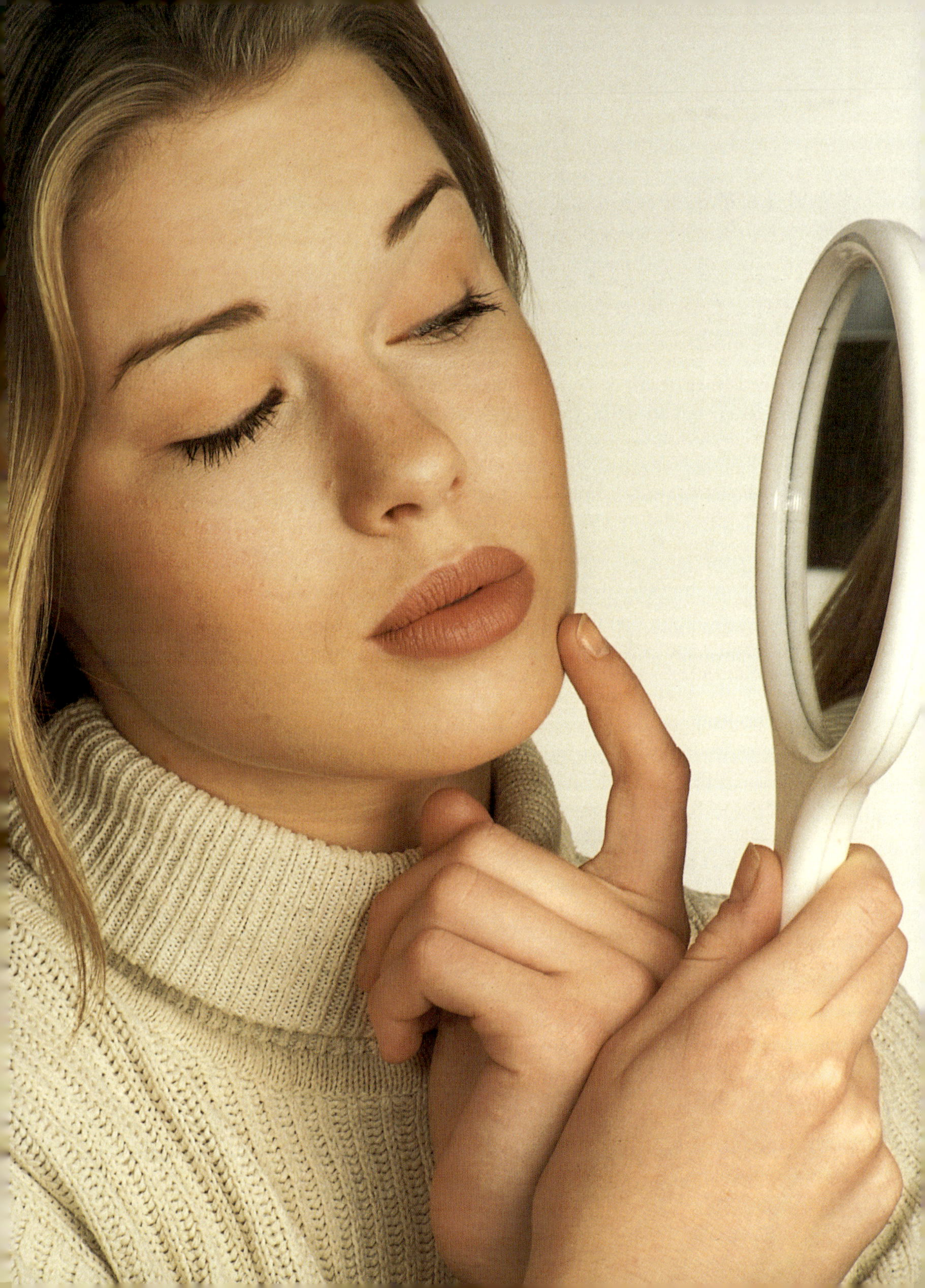

# HAUTPROBLEME VON A BIS Z

Die Haut ist vielfältigen Belastungen ausgesetzt. Diese können sich in kleineren Unregelmäßigkeiten wie Pickeln äußern, es kann aber auch zu schwer wiegenden Hauterkrankungen kommen, die ärztlich behandelt werden müssen.

## Akne

A

Akne ist eine Hautkrankheit, die häufig Jugendliche mit Beginn der Pubertät befällt. In besonderen Fällen kann sie aber schon früher auftreten, z.B. nach einer Medikamenten- oder Hormonbehandlung (Kortison, Geschlechtshormone). Meistens kommt die Hautkrankheit nach der Pubertät langsam zum Stillstand.

**Wenn in der Pubertät vermehrt männliche Hormone produziert werden, kommt es zu einer gesteigerten Talgproduktion. Dieses dünnflüssige Öl bietet bestimmten Bakterien, die Fette spalten, Nahrung. Die so entstehenden Fettsäuren rufen die entzündlichen Veränderungen der Akne hervor.**

**Die Symptome**

- Entzündete rote Hautknötchen (Pickel, Pusteln)
- Häufig Eiterbildung
- Manchmal Narben

### Zahlreiche Auslöser

Die eigentliche Ursache der Akne ist unbekannt. Es gibt jedoch zahlreiche Faktoren, die als Auslöser angesehen werden.

- *Hormonelle Faktoren:* Vor allem der hormonellen Umstellung in der Pubertät kommt eine besondere Bedeutung zu.
- *Genetische Faktoren:* Bestimmte genetisch geprägte Veranlagungen, z.B. eine Neigung zu fettiger Haut, scheinen einer Akne Vorschub zu leisten.

• *Verdauungsstörungen:* Ebenfalls Einfluss haben Störungen im Verdauungssystem wie z. B. Verstopfung.

• *Psychische Faktoren:* Auch die Seele beeinflusst das Hautbild. Ängste und Unsicherheit, die mit der erwachenden Sexualität zusammenhängen, können eine Akne begünstigen.

### Wie äußert sich eine Akne?

**Akne kann unterschiedlich stark ausgeprägt sein. In Extremfällen können regelrechte Abszesse entstehen, die später narbig ausheilen.**

Die Akne befällt vornehmlich das Gesicht, aber auch Rücken und Brust. Unterhalb der Gürtellinie ist sie fast nie zu finden. Die Krankheit entsteht an den Talgdrüsen. Wenn deren Ausführungsgänge durch Mitesser verstopft sind, bilden sich entzündlich gerötete Knötchen. Diese können wieder normal abheilen, allerdings auch vereitern und später zu kleinen Narben führen.

Die Akne hat unterschiedliche Verlaufsformen. Die meisten Jugendlichen sind von der milden Form betroffen, bei der sich hauptsächlich Mitesser bilden: Akne comedonica. Sind mehrere entzündlich veränderte Pickel vorhanden, spricht man von Akne papulosa oder papulopustulosa. Manche der Betroffenen haben unter einer schweren Form wie der Akne conglobata zu leiden. Hier kommt es zu starken Entzündungen, es entstehen große rote Knoten und Pusteln, die vereitern und bluten können und die Gefahr der Narbenbildung bergen.

## Sonderformen der Akne

### Öl- und Teerakne

Diese Akne kann vor allem bei Personen auftreten, die aus Berufsgründen mit Öl- oder Teerprodukten in Berührung kommen, also Arbeitnehmer in der Ölförderungs-, Motoren- oder Bauindustrie (Straßenbau mit Teer). Wenn Hautpartien direkt mit Schmierölen oder Teer in Kontakt treten, entwickeln sich ausgeprägte Mitesser, seltener entzündliche Knötchen oder Abszesse.

### Chlorakne

Chemische Substanzen wie Chlor, Brom oder Jod können ebenfalls Akne auslösen. Meist treten die Hauterscheinungen als Folge einer Art Vergiftung auf, wenn die Stoffe eingeatmet wurden oder in hoher

Dosierung in den Magen-Darm-Trakt gelangt sind. Bei Kindern oder sehr empfindlichen Erwachsenen kann sich eine Chlorakne nach häufigen Schwimmbadbesuchen zeigen, vor allem in Hallenbädern, deren Wasser zur Desinfektion häufig sehr stark gechlort ist.

### Mallorca-Akne

Diese Akneform gehört in die Gruppe der Hautstörungen, die unter dem Einfluss von Sonnenlicht hervorgerufen werden und die man im Allgemeinen als Sonnenunverträglichkeit oder → Sonnenallergie bezeichnet. Bei der Mallorca-Akne entstehen unter Sonnenbestrahlung akneartige Pickel und Pusteln auf der Haut, die sich innerhalb von ein paar Wochen von selbst wieder zurückbilden, sofern man sich nicht mehr der Sonne aussetzt.

**Um einer Mallorca-Akne vorzubeugen, sollte man fett- und emulgatorfreie Sonnenschutzmittel verwenden.**

### Neugeborenenakne

Dabei handelt es sich um eine vorübergehende Hautkrankheit mit roten Pickelchen und Flecken, die in den ersten Lebensmonaten auftritt. Wahrscheinlich wird sie durch mütterliche Hormone ausgelöst, die während des Geburtsvorgangs auf das Kind übertragen wurden. Diese Akne ist aber harmlos und verschwindet nach ein paar Wochen von selbst wieder.

## Akne wirkungsvoll behandeln

Siehe dazu auch auch das Kapitel »Die vier Hauttypen und ihre Probleme«, Seite 29ff.

**Für die Reinigung der Aknehaut sind alkalifreie Waschlotionen empfehlenswert.**

### Richtige Hautpflege

Fette Cremes sollten auf keinen Fall angewendet werden. Dagegen kann eine Reinigung mit speziellen Lösungen die Entzündung verringern. Es gibt verschiedene Hautpflegeserien, die extra auf die Problemhaut mit Akne abgestimmt sind. Eine Behandlung bei der Kosmetikerin bringt oft gute Erfolge, da sie Mitesser und entzündete Pickel fachmännisch öffnen und desinfizieren kann. Auch wenn es nahe liegt, die unschöne Haut zu kaschieren – Make-up oder getönte Tagescremes blockieren die Ausgänge der Talgdrüsen noch mehr.

## Medizinische Cremes oder Lotionen

Medizinische Präparate werden vom Hautarzt verschrieben und erzielen oft eine gute Wirkung. Allerdings sollte die Dauer der Anwendung genau mit dem Arzt abgesprochen werden, denn manche Präparate enthalten Wirkstoffe, die nicht für eine Dauertherapie geeignet sind.

## Tabletten, Dragees, Kapseln

Bei ganz schweren Verlaufsformen müssen eventuell Medikamente eingenommen werden, z. B. Antibiotika, spezielle Vitamin-A-Säure-Präparate, bei Frauen kommen auch Hormone infrage. Die Therapie darf nur unter ständiger ärztlicher Kontrolle erfolgen.

## Psychische Betreuung

**Bei Akne hat sich auch die Behandlung mit Eigenurin bewährt. Die Pickel werden dazu mit einigen Tropfen aus dem Mittelstrahl des Morgenurins betupft. Anschließend nicht mehr abwaschen.**

Die psychische Betreuung hat große Bedeutung, vor allem bei Jugendlichen. So kann ein ausführliches Gespräch über bestimmte Probleme die Krankheit mildern. Auch dürfen die Teenager mit dem Kummer über ihre schlechte Haut nicht allein gelassen werden und benötigen in dieser Zeit besonders viel Zuwendung.

## Ernährung und Bewegung

Auch wenn die Ernährung nicht unmittelbar Einfluss auf die Akneentstehung nimmt, ist es trotzdem wichtig, auf eine gesunde Kost und gute Verdauung zu achten. Am besten sind ballaststoffreiche Nahrungsmittel wie Vollkornprodukte, frisches Obst, Gemüse sowie Milchprodukte, z. B. Joghurt, Kefir und Buttermilch. Durch regelmäßige Bewegung wird der Stoffwechsel angekurbelt und die Haut besser mit Sauerstoff versorgt. Manche Akneformen werden durch Sonnenbestrahlung gemildert, andere aber auch eher verschlimmert.

## Homöopathika

Eine homöopathische Behandlung kann erfolgreich sein, um eine Akne ursächlich zu bekämpfen. Die Therapie gehört aber in die Hand eines Spezialisten, denn sie ist äußerst kompliziert und erfordert viel Erfahrung. Für jeden Patienten muss nämlich das passende, auf die jeweilige Persönlichkeit zugeschnittene und zusammengestellte Medikament gefunden werden.

# Altersflecken

Altersflecken bilden sich meist zunächst vereinzelt ab dem 40. Lebensjahr auf der Haut, können dann aber kontinuierlich an Zahl zunehmen. Dabei handelt es sich um hell- bis kaffeebraune Flecken, die sich bevorzugt auf Stirn, Nase, Handrücken und Armen ausbreiten. Diese Form der Altersflecken wird in der Fachsprache Lentigo solaris genannt. Sie entstehen durch eine verstärkte Pigmentansammlung in der Haut. Die Ursache ist langjährige Sonnenbestrahlung, die zu winzigen Lichtschäden führt. Menschen mit hellem Hauttyp haben häufiger Altersflecken als Dunkelhäutige. Manchmal zeigen sich die Altersflecken auch als warzenförmige Erhebungen oder rauhe Stellen, die in seltenen Fällen jucken können.

**Es gibt auch Kosmetika, die Altersflecken bleichen. Diese Präparate haben aber den Nachteil, die ohnehin schon trockene Haut noch mehr auszulaugen.**

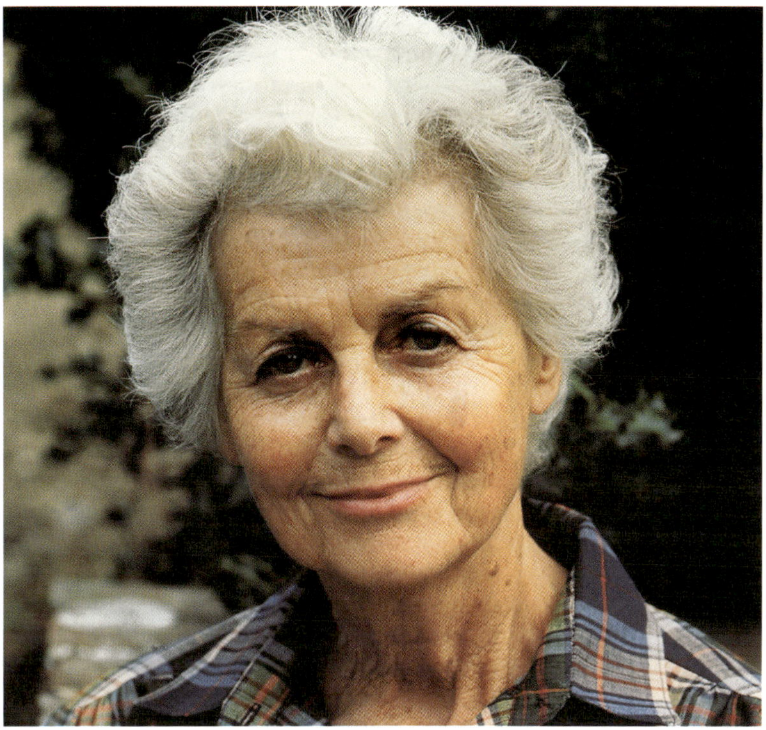

*Altersflecken sind gesundheitlich meist harmlos, stellen aber für Betroffene oft ein kosmetisches Problem dar.*

**Die Symptome**

- Bräunliche Flecken auf der Haut
- Manchmal warzenförmige Erhebungen oder rauhe Stellen

**Besonders ältere Frauen entwickeln häufig Alterswarzen im Gesicht, die bevorzugt um Mund oder Augen herum entstehen. Diese gutartigen Wucherungen kann der Hautarzt ambulant mit dem so genannten scharfen Löffel entfernen.**

## Altersfleck oder Muttermal?

Altersflecken sind oft kaum von Muttermalen zu unterscheiden. Das macht auch die Differenzierung zum malignen Melanom, einer sehr aggressiven Form von → Hautkrebs, häufig schwierig. Gerade bei erhabenen Veränderungen mit unregelmäßiger Pigmentierung oder den Stellen, die sich sehr rauh anfühlen, sollten Sie deshalb die Flecken in jedem Fall von einem Hautarzt untersuchen und bei Verdacht auf Bösartigkeit entfernen lassen.

## Behandlungsmöglichkeiten

Doch auch wenn sich die Pigmentveränderungen als harmlos erweisen, empfinden viele Menschen sie als Schönheitsfehler und möchten sie deshalb loswerden. Dazu kann der Hautarzt verschiedene Verfahren anwenden:

- *Vereisung mit flüssigem Stickstoff:* Die oberste Hautschicht der Flecken wird damit eingefroren. Unter den entstehenden Krusten bildet sich neue Haut, die nach etwa zehn Tagen zum Vorschein kommt. Dieses Verfahren hinterlässt gewöhnlich keine Narben.
- *Entfernung mit Hitze durch Elektrokaustik:* Hier wird mit Hitze gearbeitet. Die Methode eignet sich besonders für sehr kleine Hautstellen.
- *Operative Entfernung* (vor allem bei warzenähnlichen Veränderungen)
- *Laser:* Hier wird mit Hochenergielaser gearbeitet, also auch mit Hitze. Das Verfahren nimmt ziemlich viel Zeit in Anspruch und ist leider auch schmerzhaft.

Der Erfolg ist meist von Dauer, d. h. die behandelten Flecken kehren nicht wieder. Allerdings können im Lauf der Zeit neue Altersflecken auftreten. Für welche Verfahrensweise zur Entfernung sich Ihr Hautarzt auch entscheidet: Es sollten zunächst nur einige wenige Flecken zur Probe behandelt werden.

# Aphthen

Aphthen sind kleine Wundstellen im Mund. Meist treten sie auf der Zunge oder an den Innenseiten der Wangen auf. Sie sind äußerst schmerzhaft und führen zu vermehrter Speichelproduktion. Besonders unangenehm machen sie sich beim Essen bemerkbar, vor allem bei heißen und stark gewürzten Speisen.

**Aphthen entstehen oft auch an kleinen Verletzungen der Mundschleimhaut, z. B. durch versehentliche Bisse in die Zunge oder innere Wange beim Essen, oder auch durch Verbrennungen mit heißen Getränken und Suppen.**

**Die Symptome**
- Etwa linsengroße, wunde Stellen an der Mundschleimhaut
- Hellrote Färbung an den Wundrändern
- Schmerzen, besonders beim Essen

## Schmerzhaft, aber meist harmlos

Was die Bildung von Aphthen verursacht, ist noch nicht genau erforscht. Vermutlich beruhen sie aber auf einer Fehlreaktion des körpereigenen Abwehrsystems. Gesichert ist, dass sie besonders gern in Stresssituationen auftreten, also zu Zeiten, wenn die Immunabwehr geschwächt ist. Sie heilen normalerweise in etwa einer Woche vollständig ab, kehren bei manchen Menschen aber recht häufig wieder. Entwickeln sich großflächige Wundstellen oder weiße Beläge auf der Mundschleimhaut, die sich nicht wegwischen lassen, müssen Sie den Arzt zurate ziehen. Es kann sich hierbei um eine ernste Erkrankung bzw. sogar eine Vorstufe von Hautkrebs handeln.

## Behandlungsmöglichkeiten

Gegen den Wundschmerz kann man mehrmals täglich Mundspülungen mit Kamillen- oder Eibischtee machen, den man zuvor gut gekühlt hat. Der Arzt kann auch adstringierende Mittel oder in schweren Fällen kortisonhaltige Salben verschreiben. Sie sollten heißen Tee oder Kaffee und gewürzte Speisen meiden und stattdessen kühle Getränke, Speiseeis und eher breiige Nahrung bevorzugen. Leicht antiseptisch wirkt Honig, den Sie mehrmals täglich auf die betroffenen Stellen auftupfen.

# Ausschlag

Ein Hautausschlag kann die verschiedensten Ursachen haben. Um eine bessere Übersicht zu bekommen, unterscheiden die Mediziner zwischen dem akuten und dem chronischen Ausschlag. Die akute Hautveränderung wird im Allgemeinen als Dermatitis (derma: griech. für Haut) bezeichnet, die chronische eher als → Ekzem.

**Die Symptome**

- Flecken, Bläschen, Pusteln, Quaddeln in unterschiedlicher Größe und Ausprägung

## Akuter Hautausschlag

**Auch bei eingehender Ursachenforschung ist häufig kein Auslöser für den jeweiligen Ausschlag zu finden, der auch oft von allein wieder verschwindet.**

Die Haut kann bei vielen unterschiedlichen Krankheiten mitreagieren. Vor allem viral oder bakteriell bedingte Infektionskrankheiten spielen als Auslöser von Hautkrankheiten eine Rolle.

- Typisch sind z. B. die Hautausschläge bei den klassischen Kinderkrankheiten wie Masern, Windpocken, Röteln oder Scharlach. Es bilden sich charakteristische Veränderungen auf der Haut, z. B. Flecken, Knötchen, Pusteln oder eine flächenhafte Rötung. Oft ist der Ausschlag mit starkem → Juckreiz verbunden.
- Auch andere Infektionskrankheiten können sich auf der Haut niederschlagen. So werden bakterielle Krankheiten wie Mandelentzündungen häufig von einem Ausschlag begleitet.
- Allergische Hauterscheinungen sehen im Allgemeinen anders aus als bei einem infektbedingten Ausschlag. Bei Überempfindlichkeitsreaktionen – z. B. auf Pollen, Tierhaare oder Hausstaub – entwickeln sich auf der Haut zahlreiche Quaddeln – kleine Bläschen –, die extrem jucken. Diese Form des Ausschlags wird auch als → Nesselsucht bezeichnet. Oft kommt es zur Wasseransammlung im Gewebe, zu so genannten Ödemen. Außerdem reagieren auch die Schleimhäute auf die Allergene: Typische Begleiterscheinungen sind eine laufende Nase sowie tränende und brennende Augen.

• Auch Medikamente sind oft für einen akuten Hautausschlag verantwortlich. Die Reaktionen eines solchen so genannten Arzneimittelexanthems kommen in der Regel einem allergischen Hautausschlag gleich. Neben den Quaddeln können aber auch Flecken, Bläschen oder gar Blutungen auftreten, wenn ein spezielles Medikament nicht vertragen wird.

**Synthetische Stoffe können bei empfindlicher Haut oder allergisch veranlagten Menschen zu Rötungen oder anderen Überempfindlichkeitsreaktionen wie Juckreiz oder Ausschlag führen.**

# Chronischer Hautausschlag

Unter den chronischen Hauterkrankungen ist die → Neurodermitis die verbreitetste und bekannteste. Typisch für dieses Hautleiden ist ein vielgestaltiger Ausschlag mit Pusteln, Bläschen, Knötchen und nässenden Herden. Außerdem besteht ein starker Juckreiz.
Doch auch andere Krankheiten wie die → Psoriasis gehen mit Hautveränderungen einher, die immer wiederkehren.

## Die Behandlung von Hautausschlägen

Die Behandlung hängt von der zugrunde liegenden Krankheit ab. Oft verschwindet der Hautausschlag nach kurzer Zeit von selbst wieder, z.B. bei den Kinderkrankheiten oder bei einer akuten allergischen Reaktion. Besteht der Ausschlag länger, dann können örtlich anzuwendende Mittel wie Salben, Cremes oder Tinkturen oft Abhilfe schaffen. Bei den meisten Formen eines Hautausschlags müssen auch zusätzliche Mittel gegeben werden, um den → Juckreiz zu stillen. In schweren Fällen verordnet der Arzt Medikamente, die genau nach Vorschrift einzunehmen sind.
Die Naturheilkunde empfiehlt bei Ausschlägen, deren Ursache abgeklärt ist, Salben und Waschungen mit pflanzlichen Wirkstoffen, mit denen die äußerlichen Symptome gelindert werden können. Gegen den Juckreiz helfen Ringelblumen- oder Hamamelissalbe. Wohl tuend sind auch kalte Auflagen mit Schachtelhalm- oder Kamillentee, Heilerde oder einer Abkochung von Haferstroh. Bei Allergien kommt auch eine so genannte unspezifische Desensibilisierung infrage. Dabei wird mit auf das individuelle Krankheitsbild abgestimmten homöopathischen Mitteln das Immunsystem reguliert, um überschießende Abwehrreaktionen langsam abzubauen.

# B Besenreiser

Besenreiser sind kleine gewundene Venen, die sich dicht unter der Hautoberfläche befinden und nach außen als bläulich-rotes, geschlängeltes Gefäßgeflecht sichtbar werden. Am häufigsten entstehen Besenreiser an den Beinen, sowohl an Ober- als auch Unterschenkeln. Die Ursachen sind nicht genau bekannt. Es besteht eine gewisse erbliche Veranlagung, von der meist Frauen betroffen sind.

**Die Symptome**

- Bläuliche, geflechtartige Gefäßzeichnungen auf der Haut

## Harmlose Hautveränderung

**Bei der Veranlagung zu Besenreisern sollten Sie starke Heiß-Kalt-Reize wie Wechselduschen oder Sauna meiden: Die verstärkte Durchblutung fördert sonst die Bildung weiterer blauer Äderchen.**

Die blauen Gefäßlinien werden oft mit → Krampfadern in Zusammenhang gebracht. Im Gegensatz zu den Varizen, so der Fachbegriff für Krampfadern, sind Besenreiser aber vollkommen harmlos. Sie ziehen keine Durchblutungsstörungen nach sich und können auch nicht zu einer Venenentzündung führen. Allerdings möchten viele Betroffene Besenreiser aus kosmetischen Gründen entfernen lassen.

## Behandlungsmöglichkeiten

- *Verödung:* Der Arzt spritzt ein Verödungsmittel in die feinen Venen. Dieses reizt die Venenwände, das Gefäß klebt zusammen und ist äußerlich bald nicht mehr sichtbar.
- *Elektrokaustik:* Mit einer Spezialnadel wird für einige Zehntelsekunden gezielt Hitze an die Besenreiser herangeführt, die Minivenen werden quasi verkocht. Der Patient verspürt dabei aber nur ein leichtes Pieksen.
- *Laser:* Auch mit hochenergetischem Laserlicht kann gezielt Wärme ausgesendet und so das feine Venengeflecht zerstört werden.

Die Erfolge dieser Therapien sind umso besser, je früher die Besenreiser behandelt werden. Leider besteht aber aufgrund der genetischen Veranlagung ein gewisses Risiko, dass die Venenveränderungen immer wieder neu entstehen.

# Blutschwamm

Der Blutschwamm heißt im medizinischen Fachjargon Hämangiom. Es handelt sich dabei um eine angeborene, knäuelartige Wucherung und Aussackung der feinen Hautgefäße, der Kapillaren. Das Hämangiom kann schon von Geburt an als ein winziges rotes Stippchen vorhanden sein und sich dann in den nächsten Lebenswochen zu einem deutlich sichtbaren Knötchen bzw. Gefäßschwamm entwickeln. Etwa fünf Prozent aller Kinder sind von dieser Gefäßneubildung betroffen, die sich aber häufig schon im ersten Lebensjahr langsam wieder zurückbildet. Es gibt allerdings auch Hämangiome, die erst im Erwachsenenalter auftreten. Seltene Formen des Blutschwamms können auch bösartig werden. Sie werden Hämangiosarkom genannt und bilden sich meist erst bei älteren Menschen.

**Blutschwämmchen können an jeder Haut- oder Schleimhautstelle des Körpers auftreten. Auch wenn die meisten von selbst wieder verschwinden, empfiehlt es sich bei übermäßigem Wachstum, an eine Entfernung zu denken.**

**Die Symptome**

- Hell- bis dunkelroter, deutlich sichtbarer Hautknoten von unterschiedlicher Größe

## Hämangiom oder Feuermal?

Zu unterscheiden ist das Hämangiom von dem so genannten → Feuermal. Bei dieser – ebenfalls angeborenen – Gefäßfehlbildung sind die kapillaren Hautgefäße dauerhaft erweitert, eine Rückbildung ist nicht möglich.

## Behandlungsmöglichkeiten

Bei Kindern verschwinden bis zum zehnten Lebensjahr 90 Prozent der Hämangiome von selbst wieder. In seltenen Fällen kann es aber zu Komplikationen kommen. Die Hämangiome können bluten, sich entzünden oder aufbrechen.

Wegen der hohen Rückbildungsquote warten viele Mediziner erst einmal ab, bevor sie sich zu einer Behandlung entschließen. Sollten die Hautmale aber sehr groß sein oder sich verändern, können sie mit moderner Lasertechnologie behandelt werden. Die Erfolge sind dabei gut, und der Eingriff ist – auch für kleine Kinder – im Allgemeinen kaum belastend. Er dauert nur wenige Sekunden und verursacht so gut wie keine Schmerzen. Meist verspürt man nur einen leichten Stich wie den einer Stecknadel.

# E Ekzeme

Ekzeme können sich in einer Vielzahl ganz unterschiedlicher Erscheinungsformen äußern und praktisch an jeder Stelle des Körpers auftreten. Es gibt trockene, nässende, juckende und schuppende Ekzeme – Ekzeme, die sich durch Krusten, Schwielen, Rötungen, Risse oder kleine Knötchen und Bläschen zeigen. So facettenreich wie das Symptomenbild sind auch die Ursachen: Allergien, Infekte, aber auch Durchblutungsstörungen sowie Waschmittelrückstände, Schadstoffe, Strahlen, Medikamente u. v. m. können ein Ekzem auf der Haut hervorrufen.

**Ekzematöse Hautveränderungen können auch eine frühe Ausprägung einer atopischen Erkrankung wie Neurodermitis sein, die dann entsprechend behandelt werden muss.**

**Die Symptome**

- Rötungen, Bläschen, Schuppen, Krusten unterschiedlicher Ausprägung auf der Haut

## Die Veranlagung spielt eine große Rolle

Unter dem Oberbegriff »Ekzeme« werden in der Dermatologie viele verschiedene Hautveränderungen zusammengefasst. Im Allgemeinen handelt es sich allerdings um chronische, d. h. länger bestehende Hautleiden. Zur besseren Unterscheidung nennen die Hautärzte akute Hautprobleme dann meist Dermatitis.

Ob und in welchem Ausmaß die Haut durch Ekzembildung krankhaft reagiert, hängt stark von der individuellen Veranlagung ab. Dabei spielt auch der Hauttyp eine große Rolle, also ob man beispielsweise zu eher fettiger, trockener oder empfindlicher Haut neigt (siehe Kapitel »Die vier Hauttypen und ihre Probleme«, Seite 21ff.).

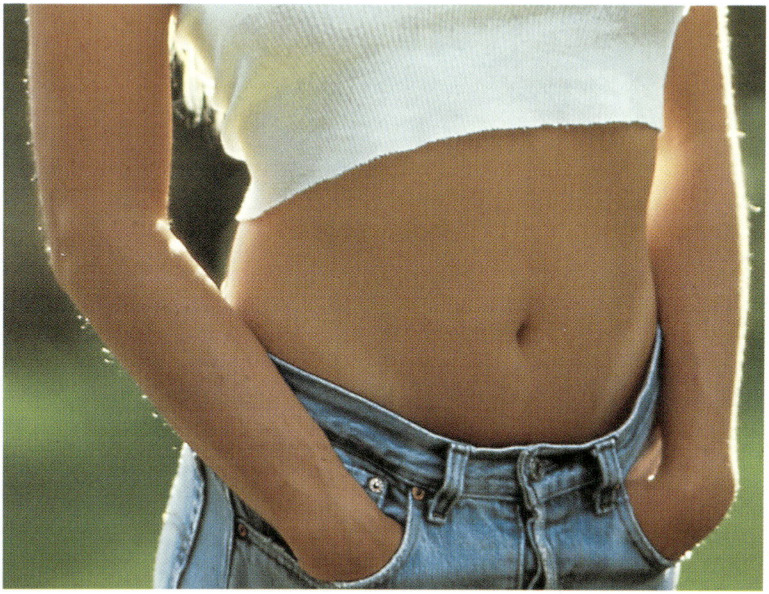

*In Verbindung mit Schweiß kann auch ein Jeansknopf auf nackter Haut zu einem Ekzem, dem so genannten Kontaktekzem, führen.*

## Die Ursachensuche

In manchen Fällen kann der Hautarzt schnell erkennen, welche Ursache sich hinter dem Ekzem verbirgt – etwa bei einem Kontaktekzem, das z. B. durch eine Nickelunverträglichkeit entsteht und durch Metallgegenstände wie Modeschmuck, Jeansknöpfe, Armbanduhren etc. hervorgerufen wird. Oft gestaltet sich die Suche nach dem Auslöser aber außerordentlich schwierig – z. B. bei einer Nahrungsmittelunverträglichkeit.

**Ekzeme sind schwierig zu diagnostizieren. Manchmal sehen sie anderen Hautkrankheiten so ähnlich, dass sie mit diesen verwechselt werden können (z. B. mit einer Schuppenflechte).**

## Behandlungsmöglichkeiten

Die Behandlung richtet sich weitgehend nach der Ekzemursache sowie der Ausprägung. Wenn man den Auslöser für die krankhaften Hautveränderungen kennt, sollte dieser möglichst gemieden werden – also beispielsweise bestimmte Chemikalien oder Metalle, die Kontaktekzeme auslösen. Ansonsten liegt der Schwerpunkt auf einer intensiven, dem Hauttyp angepassten Pflege sowie auf der Behandlung entzündlicher Reaktionen. In schwereren Fällen kann dann auch die lokale Anwendung eines Kortisonpräparats nötig werden.

F

# Faulecken (Perlèche)

Faulecken sind Entzündungen der Mundwinkel, die nicht nur hässlich aussehen, sondern oft ernste Störungen im Organismus anzeigen. Sie verursachen beim Sprechen und beim Essen Schmerzen und neigen dazu, immer wieder aufzureißen. Sie können in jedem Lebensalter auftreten.

**Bei Faulecken fällt es schwer, nicht immer wieder mit der Zunge über die wunden Stellen zu fahren. Ständige Feuchtigkeit verhindert aber die Abheilung der entzündeten Mundwinkel und verstärkt das Risiko einer Pilzinfektion.**

**Die Symptome**

- Entzündete Einrisse an den Mundwinkeln
- Krusten, die immer wieder einreißen
- Brennender Schmerz

## Mögliche Ursachen

Für die Entstehung der Faulecken kommen viele Ursachen infrage. Bei älteren Menschen ist manchmal die mechanische Reizung durch ein schlecht sitzendes Gebiss der Auslöser. Hier kann der Zahnarzt oder der Kieferorthopäde Abhilfe schaffen. Die Perlèche kann aber auch auf einen Mangel an Eisen oder Vitamin B12 hindeuten. Häufig sind die entzündeten Mundwinkel auch Begleiterscheinung einer chronischen Krankheit wie Diabetes mellitus oder Anämie. Außerdem können Infektionen mit Pilzen oder Bakterien vorliegen.

## Behandlungsmöglichkeiten

Die Therapie der Perlèche muss sich nach der Ursache richten, denn bei einer chronischen Krankheit oder Mangelerscheinungen als Auslöser würden die Beschwerden bei einer reinen Behandlung der Symptome rasch wiederkehren. Zur äußerlichen Anwendung eignen sich desinfizierende Salben mit Zink oder Kamille, bei einem Pilzbefall wird der Arzt antimykotische Cremes verschreiben. Bei einer fortgeschrittenen Entzündung mit Geschwürbildung ist eventuell auch die Einnahme von Antibiotika erforderlich. Wer zu Faulecken neigt, sollte auf peinliche Sauberkeit von Tassen und Essbesteck achten und die Mundwinkel möglichst trocken halten.

# Feuermal

Diese Fehlbildung der Haut ist angeboren und zeigt sich durch hellrot gefärbte Flecken, die häufig im Gesicht, besonders an der Stirn, oder auch im Nacken liegen. Sie können recht groß sein und treten oft halbseitig auf. Obwohl sie keine körperlichen Beschwerden verursachen und auch nicht bösartig werden können, wirken sie doch manchmal entstellend.

**Obwohl die Lasertherapie bei Feuermalen in jedem Lebensalter erfolgen kann, sollte man Kinder behandeln lassen, sobald sie verstehen, worum es dabei geht – die psychische Beeinträchtigung durch die auffällige Hautveränderung kann gerade im Schulalter erheblich sein.**

### Die Symptome

- Feuerrote Verfärbung der Haut in scharf abgegrenzten Flecken

## Andenken vom Klapperstorch

Kleinere Feuermale im Nacken werden im Volksmund auch Storchenbiss genannt. Manchmal verblassen sie im Lauf der Zeit etwas, verschwinden aber nur sehr selten ganz. Die rote Färbung kommt durch ein Übermaß an winzigen Blutgefäßen zustande, die sich in dem betreffenden Areal gebildet haben. Durch die sichtbare Durchblutung kann die Tönung des Mals je nach Außentemperatur und Gemütsverfassung des Betroffenen mal rötlicher, mal bläulich wirken. Sehr selten kann ein auf eine Gesichtshälfte beschränktes Feuermal auf Fehlbildungen auch anderer Organe hinweisen. Daher wird der Arzt in diesem Fall eine genaue Untersuchung des Neugeborenen vornehmen.

## Behandlungsmöglichkeiten

Die betroffenen Hautregionen müssen nicht unbedingt behandelt werden, stellen aber häufig eine große psychische Belastung dar. Neben einer speziellen kosmetischen Abdeckung, der so genannten Camouflage, kann durch Laserstrahlen eine Besserung durch Verschmelzung der überschüssigen Blutkapillaren erzielt werden. Die Hautoberfläche bleibt dabei unverletzt. Die Therapie dauert sehr lange, da jeweils nur kleine Areale behandelt werden können.

# Furunkel

Haare wachsen innerhalb der Hautschichten in einer speziellen Hülle und treten dann durch eine Öffnung nach außen auf die Hautoberfläche. Diese Austrittsöffnung eines Haars nennen die Mediziner Follikel. In diesem Gebiet kann es häufiger zu Entzündungen kommen. In aller Regel sind so genannte Staphylokokken die Verursacher. Das sind Bakterien, die normalerweise auf der Haut eines Gesunden leben und nur unter bestimmten Voraussetzungen (örtliche Abwehrschwäche, Verunreinigung, mechanische Reizung) zu einer Infektion führen. Der Bereich um den Haarfollikel rötet sich, schwillt an und füllt sich mit eitrigem Sekret; es bildet sich eine Follikultis, auch Furunkel genannt.

**Teebaumöl hat sich zur Behandlung von Furunkeln und Karbunkeln gut bewährt. Es dringt tief in die Haut ein und bekämpft den Eiterherd. Die Haut wird mit einem Wattebausch betupft, auf den fünf bis acht Tropfen reines Teebaumöl gegeben wurden. Die Behandlung kann zwei- bis dreimal täglich wiederholt werden.**

### Die Symptome

- Rötlicher Hautknoten
- Zentrale Eiterbildung
- Schwellung, Schmerzen

## Besonders betroffene Bereiche

Bevorzugte Körperstellen für Furunkel sind Nacken, Gesicht, Achselbeugen, Gesäß, Arme und Beine. Ist die Entzündung ausgeprägt, können auch die Lymphknoten in dem befallenen Bereich anschwellen. Breiten sich die Erreger über die Blutbahn in andere Regionen des Körpers aus, kann es zur allgemeinen Infektion mit Fieber, Schwäche und Abgeschlagenheit kommen.

## Gehäuftes Auftreten

Treten Furunkel wiederholt nacheinander auf, spricht man von Furunkulose. Wenn die einzelnen Knoten rasch an Größe zunehmen, sich entzündlich ausbreiten und ineinander fließen, werden sie Karbunkel genannt. Diese sehr harten, schmerzhaften und geröteten Hautbeulen machen dem Betroffenen oft schwer zu schaffen. Leider bilden sich nach dem Abheilen häufig Narben.

## Behandlungsmöglichkeiten

Furunkel oder Karbunkel müssen stets mit einem Antibiotikum behandelt werden. Im Allgemeinen werden Penizillinpräparate verordnet, weil diese sehr gut wirksam sind. Treten Furunkel im Bereich von Oberlippe und Nase auf, ist sogar Bettruhe nötig. Es besteht nämlich das Risiko, dass die Keime aus dem Nasen- und Lippenbereich hinauswandern und über Blut- und Lymphwege ins Gehirn gelangen. Manchmal verordnet der Arzt deshalb für einige Tage sogar eine Flüssigernährung sowie Infusionen. Sollten die Furunkel unter einer antibiotischen Behandlung nicht zurückgehen, muss eventuell operiert werden, d.h., der entzündete Hautknoten wird durch einen Schnitt mit dem Skalpell geöffnet, damit der Eiter abfließen kann.

**Die Reifung der Furunkel kann durch warme Kompressen unterstützt werden. Dazu legt man ein in 30 °C warmem Wasser ausgewrungenes Tuch etwa 20 bis 30 Minuten auf die entzündete Stelle. Der Umschlag muss erneuert werden, sobald er sich abkühlt.**

# Fußpilz

Diese lästige Hauterscheinung ist ebenso häufig wie hartnäckig – sie kehrt auch bei konsequenter Behandlung gern wieder. Männer sind besonders davon betroffen, vermutlich weil sie in der Regel mehr schwitzen und ihre Füße öfter in schweren Schuhen und dicken Socken stecken. Es werden aber auch hormonelle Auslöser in Betracht gezogen.

### Die Symptome

- Die Haut schält sich an den Zehen
- Runde, schuppig-rote Flecken
- Manchmal quälender Juckreiz

## Feuchte Schlupfwinkel bevorzugt

Zu seiner Entwicklung braucht der Pilz ein feuchtwarmes Milieu, wie es in Schwimmbädern, Saunen oder auch in Turnschuhen herrscht. Zusätzlich spielen Faktoren wie vorgeschädigte Haut, geschwächte Immunabwehr und mangelnde Durchblutung eine Rolle.

### Behandlungsmöglichkeiten

**Bei Durchblutungsstörungen der Beine kehrt Fußpilz trotz sorgfältiger Behandlung oft wieder. Hier helfen Massagen, Gymnastik und Kneipp-Anwendungen.**

Fußpilz ist nur durch sehr viel Geduld bei der Behandlung dauerhaft zu bekämpfen. In fortgeschrittenem Stadium mit offenen Wundstellen helfen Fußbäder mit antimykotischen Mitteln, die Sie mehrmals täglich anwenden müssen. Tragen Sie anschließend eine Creme oder Lösung, ebenfalls mit Pilz hemmenden Wirkstoffen, auf. Der Apotheker kann Sie bei der Wahl der Mittel beraten. Die infizierten Zehen sollten mit weichen Stoffstreifen voneinander getrennt werden, um Reibung und weitere Ausbreitung zu verhindern. Tragen Sie Baumwollsocken und Lederschuhe, die Sie mit antimykotischem Puder behandeln. Halten Sie die Füße möglichst trocken.

G

## Gesichtslupus

Der Gesichtslupus, auch Schmetterlingsflechte genannt, ist eine sehr ernst zu nehmende Erkrankung, die in zwei verschiedenen Formen auftritt. Es kann nur die Haut betroffen sein, aber der Lupus erythematodes – so der medizinische Fachausdruck – kann auch innere Organe befallen und dann zu lebensbedrohlichen Entzündungsprozessen führen. Wichtig ist daher eine frühzeitige Behandlung, damit die harmlosere Form nicht in die schwere Erkrankung übergeht.

#### Die Symptome

- Leicht erhabene Rötungen auf dem Sonnenlicht ausgesetzten Hautstellen, besonders im Gesicht (hier schmetterlingsförmig)
- Anhaftende Schuppungen

### Behandlungsmöglichkeiten

Die Krankheit entsteht durch die Bildung von Antikörpern im Blut, die körpereigene Substanzen angreifen; sie ist also eine Fehlsteuerung des Immunsystems. Ausgelöst werden kann dieser Vorgang (zusammen mit einer genetischen Veranlagung) u.a. durch intensive

Sonnenbestrahlung. Die Antikörper bleiben auch nach Abklingen der Symptome bestehen und können neue Schübe der Krankheit auslösen. Zur Diagnose muss der Arzt eine kleine Hautprobe entnehmen. Wenn die Gesichtsrose sich auf Hauterscheinungen beschränkt, können äußerliche Mittel wie Salben, eventuell mit Kortison, helfen. Bei der schwereren Form, die in erster Linie die Nieren in Mitleidenschaft zieht, müssen meist Medikamente zur Unterdrückung der Körperabwehr gegeben werden. Diese Behandlung darf nur unter strenger ärztlicher Kontrolle durchgeführt werden, da die Schwächung der Immunkräfte natürlich Krankheitserregern wie Viren, Bakterien und Pilzen Tür und Tor öffnet.

**Wer einmal Lupus erythematodes hatte, muss unbedingt ausgedehnte Sonnenbäder meiden – schon ein leichter Sonnenbrand kann einen heftigen Wiederausbruch der Krankheitssymptome verursachen.**

# Gürtelrose (Herpes zoster)

Die Gürtelrose wird von dem gleichen Erreger ausgelöst, der auch die Windpocken hervorruft. Er gehört in die Gruppe der Herpesviren und wird Varizella-zoster-Virus genannt (Varizellen = Windpocken, Zoster = Gürtelrose). Wer in der Kindheit an Windpocken erkrankt war, hat zwar eine Immunität gegen das Varizella-zoster-Virus aufgebaut. Allerdings kann es sein, dass der spezifische Virusschutz von Seiten des Immunsystems nicht ganz vollständig ist, so dass der Erreger irgendwann in späteren Lebensjahren wieder zu Krankheitserscheinungen führen kann. Dabei handelt es sich dann quasi um eine Windpockenzweiterkrankung. Allerdings breitet sich das Virus nicht mit dem typischen Windpockenausschlag auf der Haut aus, sondern führt zu den örtlich begrenzten Hauterscheinungen der Gürtelrose.

**Die Symptome**

- Gürtelförmiger Hautausschlag mit roten Bläschen und Pusteln, häufig im Lendenbereich, an Brust, Schulter, Nacken, Arm, fast immer einseitig, entlang eines Nervs
- Oft brennender und ziehender Schmerz

## Der Krankheitsverlauf

**Gegen die Infektion mit Varizella-zoster-Viren stehen sowohl ein aktiver als auch ein passiver Impfstoff zur Verfügung. Der Arzt kann entscheiden, wann eine Schutzimpfung zur Immunisierung sinnvoll ist.**

Nach einer Phase von Abgeschlagenheit, allgemeinem Krankheitsgefühl und Fieber bilden sich auf der Haut plötzlich zahlreiche rote Flecken und Knötchen, die in Gruppen angeordnet sind. Außerdem verspürt der Patient häufig einen stark brennenden und ziehenden Schmerz in der Region des Hautausschlags. Dieser breitet sich gürtelförmig von der Wirbelsäule zur Vorderseite des Körpers aus, bleibt aber fast immer auf eine Seite beschränkt. Am häufigsten tritt die Gürtelrose im Nacken-Schulter-Armbereich bzw. in der Höhe des Brustkorbs oder der Lendenwirbelsäule auf. In selteneren Fällen kann auch das Gesicht betroffen sein. Die Ursache für diese spezielle Art des Ausschlags liegt darin, dass der Erreger die so genannten Spinalganglien befällt. Spinalganglien sind die Nervenumschaltstellen des Rückenmarks. Diese befinden sich in der Höhe der einzelnen Wirbelkörper, und dort werden die vom Gehirn kommenden Nervenimpulse auf die zur Körperperipherie laufenden Nerven umgeschaltet. Der typische Hautausschlag ist äußerer Ausdruck der Nervenentzündung, die in einem bestimmten Wirbelsäulensegment von den Zosterviren hervorgerufen wurde.

## Behandlungsmöglichkeiten

Die Gürtelrose kann sich unbehandelt über Wochen und Monate hinziehen und den Patienten mit stark brennenden Nervenschmerzen peinigen. Auch nachdem der Ausschlag vollkommen abgeheilt ist, leiden immer noch viele Patienten mehr oder weniger stark an der Zosterneuralgie und fühlen sich dadurch in ihrer Lebensqualität stark beeinträchtigt.

Deshalb sollte die Krankheit so früh wie möglich behandelt werden. Es gibt wirkungsvolle Substanzen, die eine Vermehrung des Zostervirus hemmen, z.B. Aciclovir. Die Behandlung erfolgt in der Regel durch die Einnahme von Tabletten über einen Zeitraum von ca. 10 bis 14 Tagen. In schwereren Fällen wird der Arzt die Medikamente eventuell aber auch intravenös verabreichen. Zusätzlich kann der Arzt schmerzlindernde Medikamente über einen begrenzten Zeitraum verordnen. Auch mit höher dosierten Vitamin-B-Gaben lässt sich die Neuralgie manchmal bessern. Der Hautausschlag wird mit speziellen Präparaten behandelt, die austrocknen sowie desinfizierend und keimtötend wirken. Diese gibt es in Form von Puder oder Tinkturen zum Auftragen und Aufpinseln. Wichtig ist, die betroffenen Hautstellen möglichst trocken und warm zu halten – auch später noch, denn damit lässt sich am ehesten vermeiden, dass eine Neuralgie nach der Erkrankung noch allzu lange bestehen bleibt.

**Das Varizella-zoster-Virus ist ansteckend, und deshalb können Patienten mit Gürtelrose die Infektion an andere weitergeben. Kinder, die infiziert wurden, können an Windpocken erkranken, sofern sie diese Kinderkrankheit noch nicht durchgemacht haben.**

### Große Belastung für das Immunsystem

Während der akuten Phase der Gürtelrose braucht der Patient besondere Schonung und sollte am besten das Bett hüten. Doch auch einige Zeit danach ist es wichtig, körperliche und seelische Belastungen zu meiden, damit das Immunsystem wieder richtig gestärkt wird.

### Komplikationen

In seltenen Fällen kann es Komplikationen geben. Diese treten aber nur bei Menschen mit starker Abwehrschwäche auf, also beispielsweise aufgrund chronischer Krankheiten wie AIDS, Krebs oder einer fortgeschrittenen Stoffwechselstörung wie Diabetes mellitus. Zu den Komplikationen gehören ein Befall der Augen (Zoster ophthalmicus), ein Befall innerer Organe (Nieren, Blase, Gehirn, Lunge) oder eine Ausbreitung über den gesamten Körper (Zoster generalisatus). Diese Zosterformen stellen eine ernste Bedrohung dar, und deshalb müssen die betroffenen Patienten unbedingt stationär aufgenommen und intensivmedizinisch betreut werden.
Nach einer überstandenen Gürtelrose ist das Risiko einer nochmaligen Erkrankung extrem gering – meist besteht dann ein lebenslanger Infektionsschutz.

# Hautkrebs



Hautkrebs ist die am häufigsten vorkommende Krebsart. Leider hat die Zahl der Erkrankungen in den letzten Jahren beträchtlich zugenommen, was hauptsächlich auf die erhöhte Strahlenbelastung durch das Ozonloch und unvernünftiges Sonnenbaden, besonders bei heller und empfindlicher Haut, zurückgeführt wird.

**Auch der moderne Tourismus soll schuld sein an der Zunahme des malignen Melanoms. Urlauber aus nördlichen Regionen werden durch Flugreisen in kürzester Zeit in tropische Klimazonen versetzt, für die ihre Haut nicht gerüstet ist.**

**Verdächtige Symptome**

- Muttermale mit unregelmäßigen Rändern, die sich farblich verändern, vergrößern, jucken oder entzünden
- Rauhe, gerötete Hautveränderungen an Stellen, die stark der Sonne ausgesetzt sind
- Farblose oder hellbraune Knötchen, umgeben von Gefäßerweiterungen
- Nicht abwischbare weiße Beläge an den Schleimhäuten

## Die Risikogruppen

Die Gefahr, an Hautkrebs zu erkranken, wächst mit dem Lebensalter und der Häufigkeit von intensiver Sonnenbestrahlung. Aber auch anlagebedingte Faktoren entscheiden über den Grad der Gefährdung. Blasshäutige, blonde Menschen wie auch solche mit sehr vielen oder ungewöhnlichen Muttermalen haben ein höheres Risiko. Deshalb ist es wichtig, seine Haut auf Veränderungen zu beobachten und diese vom Arzt abklären zu lassen, auch wenn sie nur geringfügig erscheinen. Gerade bei Hautkrebs ist die frühe Diagnose ganz entscheidend: Im Anfangsstadium reicht meist die kleinflächige Entfernung der betroffenen Stelle für eine vollständige Heilung aus, während sich die Prognose später drastisch verschlechtert. Nur sehr wenige Muttermale neigen aber zu bösartiger Wucherung, und in den meisten Fällen wird Sie der Hautarzt mit einer harmlosen Diagnose beruhigen können, da sich hinter den Verdachtssymptomen häufig nur leichte Störungen verbergen.

## Behandlungsmöglichkeiten

Meist wird der Arzt eine Gewebeprobe der verdächtigen Hautstelle entnehmen, um die Zellart zu bestimmen. Im Frühstadium kann der Tumor oft mit einem kleinen Eingriff ambulant verödet oder operativ entfernt werden. Ist die Erkrankung fortgeschritten, muss in der Regel ein größerer Bereich operiert werden. Eventuell sind anschließende Hautverpflanzungen nötig. Haben sich bereits Metastasen (Tochtergeschwülste) gebildet, kommen zusätzlich zur chirurgischen Krebsentfernung noch Medikamenten- und Strahlentherapie infrage.

### Die häufigsten Hautkrebsarten

- *Basalzellenkrebs:* Dieser auch Basaliom genannte Tumor tritt meist erst im Alter auf und ist die am wenigsten gefährliche Form des Hautkrebses. Er gilt als relativ gutartig, weil er niemals Metastasen, Tochtergeschwülste, bildet. Er zeigt sich in so verschiedener Gestalt, dass die richtige Diagnose meist nur über eine Hautprobe möglich ist. Da er durch sein unaufhaltsames Wachstum Gewebe zerstört, sollte er möglichst frühzeitig entfernt werden.
- *Plattenepithelkarzinom:* Der auch Spinaliom genannte Haut- und Schleimhauttumor wuchert wie das Basaliom und kann aber auch metastasieren, also sich über die Blut- oder Lymphbahn durch einzelne Zellen weiter im Körper verbreiten. Männer sind häufiger von dieser Krebsart betroffen als Frauen. Sie entwickelt sich manchmal aus rauhen Hautstellen, den an sich harmlosen Keratosen. Bei einer frühzeitigen Entfernung stehen die Heilungschancen recht gut.
- *Malignes Melanom:* Diese äußerst bösartige Krebsform entsteht oft an Körperstellen, die meist bedeckt und nur zeitweise intensiver Sonnenbestrahlung ausgesetzt sind, wie Beine und Rücken. Fast immer ist die betroffene Stelle dunkel gefärbt. Das Melanom bildet sehr schnell Metastasen, daher sinken die zunächst guten Heilungsaussichten bei verspäteter Diagnose sehr rasch.

**Wer bereits in jungen Jahren ein Basaliom hatte, sollte in Zukunft sehr vorsichtig mit Sonnenbestrahlung sein und am besten Sunblocker verwenden. Bei älteren Menschen ist dies nicht so entscheidend, weil die Sonnenschäden erst nach etwa 30 bis 40 Jahren zu Krebs entarten.**

# Herpes

→ Gürtelrose, → Lippenbläschen.

# Hühneraugen

Hühneraugen liegt eine Hornhautverdickung und -vermehrung zugrunde. Sie haben eine typische Form, sind kreisrund und zwischen einem halben und einem Zentimeter groß. Oft haben sie ein dunkleres Zentrum und wirken daher ein wenig wie ein Auge.

**Die Symptome**

- Runde, etwa pfenniggroße Hornhautschwielen, bevorzugt an den Zehen

## Behandlungsmöglichkeiten

**Teebaumöl wirkt desinfizierend und entspannt die Haut. Ein tägliches warmes Fußbad, in dem fünf bis acht Tropfen Teebaumöl gelöst sind, macht die Haut weich, und Hornhaut lässt sich problemlos abziehen.**

Hühneraugen entstehen an den Stellen, an denen über längere Zeit stärkerer Druck auf das Hautgewebe ausgeübt wird. Das ist vor allem in zu engen und zu schmal geschnittenen Schuhen der Fall. Deshalb bilden sich Hühneraugen oft direkt auf den Zehen oder an den seitlichen Partien. Sie sind in der Regel harmlos, können aber kosmetisch störend sein und Schmerzen bereiten. Deshalb sollte man sie auch entfernen. Sie sind aber nicht einfach mit einer Feile abzureiben, weil die Hornhaut bei Hühneraugen wie ein Zapfen auch nach innen wächst. In der Apotheke bekommen Sie Spezialpflaster, die Hornhaut aufweichende Substanzen enthalten. Mit diesen Pflastern können Sie die verdickten Stellen aufweichen. Nach ein paar Tagen lässt sich das Hühnerauge dann vorsichtig ablösen. Sollte das Pflaster keine Hilfe bringen oder sollten Sie Beschwerden haben, wenden Sie sich am besten an eine Kosmetikerin, die medizinische Fußpflege durchführt.

**I**

# Impetigo

Von dieser äußerst ansteckenden Hautkrankheit sind vor allem Babys und Kinder betroffen. Sie ist nicht nur durch Körperkontakt, sondern auch durch Kleidung, Handtücher und andere vom Patienten benutzte Gegenstände übertragbar.

**Die Symptome**

- Eitergefüllte Blasen
- Juckende, gelbe Krusten

### Häufig eine Folgeinfektion

Impetigo wird durch zwei Bakterienstämme, die zu den Streptokokken und Staphylokokken gehören, verursacht. Die Krankheit entwickelt sich besonders leicht auf vorgeschädigter Haut, z. B. durch Schürfwunden, Akne oder nach einer Windpockeninfektion. Den Beinamen »Schmutzflechte« bekam sie, weil sie manchmal in Verbindung mit Parasitenbefall durch Läuse oder Krätzmilben erscheint. Die eitrigen Blasen, die sich vorwiegend im Gesicht oder an Armen und Beinen bilden, brechen bald auf und wandeln sich zu stark juckenden Krusten. Die Hauterscheinungen heilen aber gut ab, ohne Narben zu hinterlassen.

**Kinder mit Impetigo sollte man zu Hause behalten, bis der Ausschlag völlig abgeheilt ist – aufgrund der hohen Ansteckungsgefahr entwickeln sich in Kindergärten und Schulen manchmal Epidemien der lästigen Hautkrankheit.**

### Behandlungsmöglichkeiten

Um die weitere Ausbreitung des Ausschlags zu vermeiden, muss die ihn umgebende Haut mit Wasser und milder Seife gut sauber gehalten werden. Die Krusten weicht man mit Kompressen mit warmem Salzwasser auf und löst sie vorsichtig ab. Der Ausschlag wird mit antibakteriellen Salben behandelt, die auch den Juckreiz mildern. Nach dem Abfallen der Krusten muss die Haut noch etwa eine Woche weiter behandelt werden. Kleider, Bettwäsche und Handtücher des Patienten sollte man getrennt waschen.

# Juckreiz

**J**

Juckreiz ist eine typische Begleiterscheinung vieler Hauterkrankungen. Eine stark juckende Hautkrankheit ist z. B. die → Neurodermitis. Aber auch Allergien, Insektenstiche oder ein Windpockenausschlag führen zu einem quälenden Jucken auf der Haut.

### Striktes Kratzverbot

Vor allem bei chronischen Hautleiden wie der Neurodermitis versuchen die Betroffenen oft, den quälenden Juckreiz durch Kratzen zu stillen. Die Haut hat dann keine Gelegenheit abzuheilen, und es können sich sogar Krankheitserreger ausbreiten und zu einer so genann-

**In manchen Fällen haben auch innere Erkrankungen, z.B. der Nieren oder der Leber, Juckreiz zur Folge. Nicht zuletzt können Stress und innere Anspannung zu diesem Symptom führen und den Patienten zusätzlich belasten.**

ten Superinfektion führen. Besonders Kinder kann man kaum vom Kratzen abhalten, wenn sie unter einem juckenden Hautproblem wie beispielsweise einem Windpockenausschlag leiden. Durch das heftige Kratzen besteht die Gefahr, dass Narben entstehen, die das Kind später in seinem Selbstwertgefühl einschränken können.

## Wenn die Haut zu trocken ist

Aber auch in höherem Lebensalter werden viele Menschen von Juckreiz gequält. Die so genannte Asteatose ist eine trockene Haut durch zu geringe Talgproduktion. Besonders an Armen und Beinen, wo die Haut nur schwach gepolstert ist, wird sie schuppig und juckt, am schlimmsten nach dem Kontakt mit Wasser. Hier helfen Ölbäder oder auch regelmäßiges Einreiben mit Vaseline vor dem Duschen, Baden oder Schwimmen.

Ebenfalls mit extrem trockener Haut geht die Krankheit Ichthyose einher. Sie ist genetisch bedingt, also vererbbar. Das Hautbild erinnert an Fischschuppen und juckt stark. Meist helfen Sonnenbestrahlung und ständiges Eincremen mit fetten Salben. In schweren Fällen schaffen Medikamente mit Retinoiden Abhilfe.

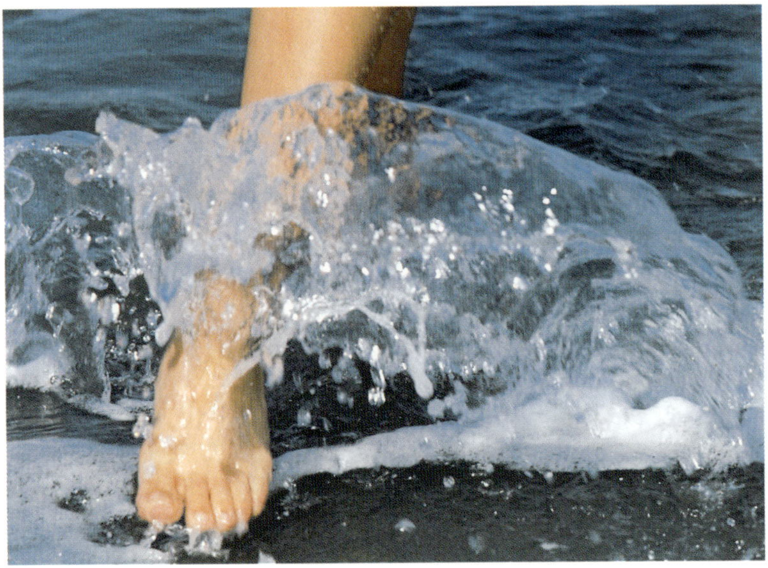

*Bei extrem trockener Haut sollte man nicht zu lange baden, da das Wasser der Haut zusätzlich Feuchtigkeit entzieht. Im Anschluss immer gut eincremen!*

### Behandlungsmöglichkeiten

Bei akutem Hautausschlag, chronischem Ekzem oder anderen Erkrankungen ist es sehr wichtig, den Juckreiz zu lindern. Dazu gibt es gut wirksame Medikamente, die auf die Haut aufgetragen werden, z.B. Puder oder Schüttelmixturen. Bei Insektenstichen oder allergischen Reaktionen können Sie auch Gels oder Cremes mit so genannten Antihistaminika anwenden.
Bei chronischen Hautleiden wie der Neurodermitis haben Sie die Möglichkeit, spezielle Cremes oder Tinkturen nach der Empfehlung des Arztes in der Apotheke zubereiten zu lassen. Dabei bewähren sich auch naturheilkundliche Präparate. So ist z.B. bei entzündetem Ekzem die Anwendung einer Zinkschüttelmixtur mit fünfprozentiger Calendulaessenz geeignet, die Hautveränderungen zu behandeln und den Juckreiz zu mildern.
Oft aus Peinlichkeit verschwiegen wird Juckreiz im Analbereich. Sehr häufig sind die Ursachen dafür innere Hämorrhoiden, die der Arzt verödet oder mit Salben und Zäpfchen behandelt. Es kann sich aber auch um ein allergisches Ekzem durch eine Nahrungsmittelunverträglichkeit oder um eine Pilzerkrankung handeln.

**Bei Juckreiz durch zu trockene Haut sollen auch Einreibungen mit Melkfett sehr gut helfen. Die preiswerte Alternative zu Körperlotionen und Salben erhält man in Drogerien und Geschäften für landwirtschaftlichen Bedarf.**

# Krampfadern

**K**

Venenprobleme sind sehr verbreitet. Jeder Zweite hat damit zu tun. Vor allem Frauen sind betroffen, oft schon in einem Alter von 20 Jahren. Die Ursachen liegen zu einem großen Teil in den veränderten Lebensgewohnheiten mit vielen Tätigkeiten im Sitzen und wenig ausgleichender Bewegung, z.B. Spazierengehen oder Gymnastik, oder Übergewicht durch dauerhafte Fehlernährung.

**Die Symptome**

- Blaue Venenzeichnungen, vor allem an den Beinen
- Manchmal knotenförmige Verdickungen

## Genetische Veranlagung

Die Neigung zu Krampfadern ist aber auch erblich bedingt. Wenn das Venenleiden in der Familie gehäuft vorkommt, besteht ein großes Risiko, selbst einmal davon betroffen zu sein. Dahinter verbirgt sich eine angeborene Bindegewebsschwäche, die sich ungünstig auf die Elastizität der Haut und der Gefäße auswirkt. Vor allem die Wandspannung der Venen wird dadurch herabgesetzt, was zur Folge hat, dass diese aufgedehnt werden. In den erweiterten Venen können die Venenklappen ihre Ventilfunktion nicht mehr optimal gewährleisten – nämlich das Blut daran zu hindern, entgegen der normalen Richtung zum Herzen hin zu fließen. Das Blut staut sich in den Venen – Krampfadern sind die Folge.

## Hormonelle Ursachen

**Überwiegend stehende oder sitzende Tätigkeiten und zu wenig Bewegung können die Krampfaderbildung begünstigen. Eine sanfte Beinmassage mit einem Massageöl, das Teebaumöl enthält (100 Tropfen Teebaumöl auf 100 Milliliter Olivenöl), schafft Entlastung. Die Massagerichtung verläuft von den Füßen zur Hüfte.**

Bei Frauen können Krampfadern aufgrund der veränderten Hormoneinflüsse in der Schwangerschaft erstmals auftreten oder – wenn sie schon vorhanden waren – auch verstärkt werden. Die weiblichen Sexualhormone haben einen hemmenden Effekt auf die Muskulatur und so auch auf jene Muskeln, die in den Wänden von Venen und Arterien für die nötige Gefäßspannung sorgen. Aber auch das typischerweise in der Schwangerschaft gelockerte Bindegewebe trägt zu einer verstärkten Krampfaderbildung bei.

## Bei Beschwerden zum Arzt

Eine Venenschwäche kann zu Beschwerden wie geschwollenen Beinen, Taubheitsgefühl und einem typischen Jucken und Kribbeln wie von Ameisen auf der Haut führen. Wenn diese Beschwerden bei Ihnen ausgeprägt sind und häufiger auftreten, sollten Sie sich unbedingt ärztlich untersuchen lassen, vielleicht sogar von einem Gefäßspezialisten. Manchmal kommt es vor, dass sich Krampfadern entzünden und starke Schmerzen hervorrufen, oder es droht sogar eine Thrombose, eine Venenverstopfung durch ein Blutgerinnsel. Auch dann ist dringend eine ärztliche Behandlung nötig. Weitere mögliche Komplikationen bei Krampfadern sind die Entstehung von Unterschenkelgeschwüren, den gefürchteten offenen Beinen, oder braun verfärbten Hautstellen. Durch die verminderte Durchblutung ist die Wundheilung stark gestört.

# Wie Sie Krampfadern vorbeugen

Wenn die Anlage dafür besteht, sind Krampfadern leider oft unausweichlich. Es besteht dann nur die Chance, ihre Ausprägung so weit wie möglich zu vermindern. Wichtig ist dabei, Übergewicht abzubauen oder besser von vornherein zu vermeiden. Außerdem sollten Sie die Wasserausscheidung des Körpers unterstützen mit Kräutertees aus Brennnessel- oder Birkenblättern. Ebenfalls entwässernd wirken Spargel, Petersilie und Wacholderbeeren.

## Tips für Ihre Venengesundheit

- Bewegen Sie sich viel – Spazierengehen, Wandern, Laufen. Das regt die Muskelpumpe an, das bedeutet, durch den Druck der Wadenmuskulatur wird das Blut besser aus den Beinen in Richtung Herz befördert.
- Machen Sie spezielle Venengymnastik: Zehen wippen, Beine zur Kerze heben, Radfahren in der Luft, beim Sitzen öfter mit den Füßen kreisen.
- Legen Sie die Beine häufig hoch, vermeiden Sie zu langes Stehen und Sitzen.
- Führen Sie Wechselduschen durch, und massieren Sie Ihre Beine anschließend mit einem Massageöl. Auch eine Trockenbürstenmassage regt die Gefäßtätigkeit an (immer zum Herzen hin massieren).
- Vermeiden Sie Hitze, also intensive Sonnenbäder, Solarien etc. Wärme führt zu Gefäßerweiterung und verstärkt damit das Risiko der Krampfaderbildung.
- Lassen Sie sich von Ihrem Arzt Kompressionsstrümpfe verschreiben. Sie erzeugen einen leichten Druck von außen und unterstützen so das geschwächte Bindegewebe. Kompressionsstrümpfe werden maßgenau angepasst. Anfangs kann es unangenehm sein, sie zu tragen, doch mit der Zeit gewöhnt man sich daran – und der Erfolg ist unumstritten.
- Es gibt verschiedene Salben, Cremes oder Gels, die vor allem durch ihren kühlenden Effekt die Beschwerden lindern.

**Das wohl effektivste Gefäßtraining sind Kneipp-Güsse. Der kalte Wasserstrahl wird langsam am rechten Bein außen vom Fuß zur Hüfte geführt und innen wieder zurück zum Fuß. Ebenso wird mit dem linken Bein verfahren. Die Anwendung kann mehrmals täglich erfolgen.**

## Verfahren zur Entfernung von Krampfadern

Bei ausgeprägten Krampfadern gibt es verschiedene medizinische Verfahren, um sie zu entfernen.

### Venenstripping

Das ist eine operative Methode, bei der die verdickte Vene durch einen kleinen Hautschnitt in der Leiste herausgezogen wird. Nach dem Eingriff muss der Patient für mehrere Wochen Kompressionsstrümpfe tragen und sollte alles, was die Venen belastet (Sonnenbäder, Sauna, langes Sitzen etc.), meiden.

### Verödung

Diese Methode ist zur Behandlung oberflächlicher Varizen – so der medizinische Fachausdruck – geeignet. Der Arzt spritzt ein Verödungsmittel in die erweiterte Vene. Das führt zu einer Art Entzündung (keine Angst, diese bleibt auf die krankhaft veränderte Vene beschränkt und verursacht kaum Beschwerden), die Venenwände kleben zusammen, und das Gefäß wird auf diese Weise verschlossen. Mit der Zeit bildet sich die verödete Krampfader zurück. Auch nach einer Verödung sollte alles vermieden werden, was die Venen belastet. Außerdem wird der Behandlungserfolg durch das Tragen von elastischen Binden oder Stützstrümpfen verbessert. Die beste Zeit für eine Venenverödung ist die kältere Jahreszeit.

**Herpesviren können für Menschen mit chronischen Erkrankungen wie z. B. Diabetes mellitus gefährlich sein. Eine Herpesinfektion sollte dann unter ärztlicher Kontrolle stehen.**

# Lippenbläschen (Herpes labialis)

Gletscherbrand, Fieberbläschen, Ekelbläschen – unter diesen Namen sind sie den meisten Menschen bekannt. Die typischen eitrigen und krustigen Pusteln an der Lippe treten bevorzugt dann in Erscheinung, wenn man sie am wenigsten gebrauchen kann – beim Skifahren im Hochgebirge, während eines Sommerurlaubs am Meer, bei sportlichen Aktivitäten, beim Freizeitvergnügen in Biergärten oder auf Partys. Ausgelöst werden sie durch ein Virus, das bei 90 Prozent der Bevölkerung im Körper schlummert und nur zu bestimmten Anlässen aktiv wird. Sein Name ist Herpes simplex Typ I. Andere Viren der Herpesgruppe können zu ähnlichen Beschwerden an anderen Stellen des Körpers führen, z. B. in der Genitalregion.

**Die Symptome**

- Bläschenartiger Ausschlag im Lippenbereich
- Juckreiz
- Später Eiterbildung und Verkrustung

## Auslöser einer Herpes-simplex-Erkrankung

Die Faktoren, die zu Herpes labialis führen, sind ganz unterschiedlicher Natur. Neben mechanischen Reizen durch Küssen, Essen oder die Verwendung von Lippenstiften spielt Sonneneinstrahlung eine große Rolle. In Regionen mit starkem UV-Licht – z. B. am Meer oder auf dem Gletscher – treten die Lippenbläschen daher besonders häufig in Erscheinung. Aber auch psychische Faktoren, etwa eine starke Abneigung gegen bestimmte Dinge oder Ekel, z. B. vor verunreinigten Tellern oder Tassen, sowie starke körperliche Belastungen, Stress und bei Frauen die Menstruation haben einen Einfluss.

**Herpesviren sind sehr ansteckend – auch dann noch, wenn die Bläschen bereits abheilen und verschorfen. Besondere Hygiene schützt einen selbst vor einer Zweitinfektion und verhindert, dass andere angesteckt werden. Regelmäßiges Händewaschen und ein eigenes Handtuch, das häufig gewechselt wird, tragen zum Schutz bei.**

## Meist harmlos

Der Lippenherpes ist fast immer harmlos. Nur sehr selten – wenn z. B. eine extreme Abwehrschwäche besteht – kann sich die Infektion über das Gesicht ausbreiten und dann auch die Augen gefährden. Auch bei Patienten mit einer chronischen Hautkrankheit wie Neurodermitis können sich die Viren auf der ganzen Haut ausbreiten und zum so genannten Ekzema herpeticatum führen. Bei plötzlichem Fieber und einem bläschenartigen Hautausschlag im Gesicht oder am Körper sollte daher immer der Arzt aufgesucht werden. Im Fall einer schwereren Herpesinfektion kann er spezielle Medikamente geben (Aciclovir), die verhindern, dass sich die Viren zu stark vermehren. Bei einem akuten Herpesausschlag sollte man vermeiden, Bestecke, Gläser oder Lippenstifte gemeinsam mit anderen zu benutzen, da die Flüssigkeit in den Bläschen hochansteckend ist.

### Behandlungsmöglichkeiten

Die Lippenbläschen lassen sich gut mit Salben behandeln. Sie können natürliche Präparate nehmen, z. B. Cremes mit Propolis-, Kamillen- oder Arnikaextrakt. Auch das Virus hemmende Medikament Aciclovir gibt es als Salbe. Wenn es rechtzeitig – bei den ersten Anzeichen von Juckreiz und Spannung – aufgetragen wird, kann es die Beschwerden erheblich mindern.

## Wissenswertes über Herpesviren

Herpesviren können zu Infektionskrankheiten an Haut und Schleimhäuten führen.

### Die vier Erregertypen von Herpes

1. Herpes simplex Typ I und II
2. Varizella-zoster-Virus
3. Epstein-Barr-Virus
4. Cytomegalievirus

### Herpes simplex

**Auch Zahnbürsten bieten das ideale Milieu für Herpesviren. Sie sollten möglichst trocken aufbewahrt und mindestens alle acht Wochen erneuert werden.**

Am bekanntesten und am meisten verbreitet sind die Viren Herpes simplex und Varizella zoster. Herpes simplex Typ I verursacht die Mundfäule beim Kleinkind und die Lippenbläschen. Er wird auch Herpes labialis genannt. Herpes simplex Typ II führt zu ähnlichen Erscheinungen im Bereich der Geschlechtsorgane (Herpes genitalis). Er wird durch Sexualverkehr übertragen; daher erfolgt die Infektion meist erst nach der Pubertät.

### Varizella zoster

Das Varizella-zoster-Virus ist der Erreger der Windpocken (Varizellen). Außerdem kann es zur → Gürtelrose (Zoster) führen, einer Krankheit, die mit windpockenähnlichen Bläschen und Pusteln einhergeht. Meist tritt sie in höherem Lebensalter auf, wenn der Organismus nicht durch Windpocken vollständig immunisiert wurde.

## Epstein-Barr- und Cytomegalievirus

Das Epstein-Barr-Virus ruft u.a. das Pfeiffersche Drüsenfieber hervor. Das Cytomegalievirus führt zu einer ähnlichen Krankheit und spielt ganz selten auch bei Infektionen im Mutterleib eine Rolle.

**Die Naturheilkunde empfiehlt bei häufig wiederkehrenden Lippenbläschen eine bis zu achtwöchige Kur mit Echinazinpräparaten, um die Abwehrkräfte zu steigern. Gegen den Juckreiz soll Salbeitee helfen.**

## Lebenslang im Körper zu finden

Herpesviren zeichnen sich durch eine ganz besondere Eigenart aus. Nach dem Erstkontakt – meist in der frühen Kindheit oder, bei Herpes genitalis, in der Pubertät – gehen sie in ein latentes Infektionsstadium über, wie Experten den Rückzug der Viren in eine Art Warteposition nennen. Herpes simplex und Varizella zoster z.B. wandern nach der Primärinfektion an Haut oder Schleimhaut über die Nervenbahnen zum Rückenmark und nisten sich dort ein. Oft schlummern sie über Jahre oder Jahrzehnte, um plötzlich aufgrund irgendeines Reizes wieder in Erscheinung zu treten und eine Infektion auszulösen. Im Gegensatz zu den anderen Herpeserregern, die oft ein Leben lang inaktiv in ihrem Versteck bleiben, ist es dieses Virus, das am häufigsten wieder an der Oberfläche auftaucht und die typischen Hauterscheinungen hervorruft.

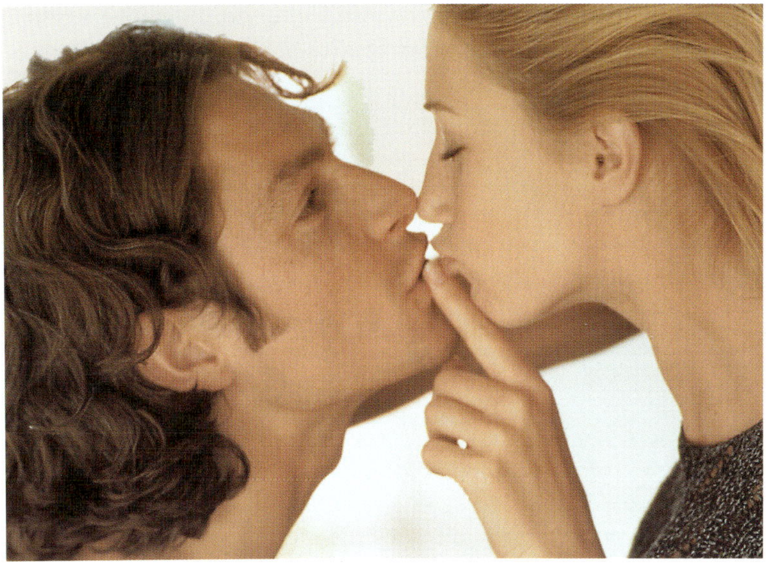

*Leider wird das Herpes-simplex-Virus auch durch Küsse übertragen. Man sollte daher vorsichtig sein, solange die Infektion akut ist.*

# M Milchschorf

Der Milchschorf ist ein quälender Ausschlag, der Säuglinge vom dritten Lebensmonat an befallen kann. Er tritt vor allem im Gesicht, manchmal auch an der Kopfhaut, auf; der Rumpf sowie Arme und Beine bleiben meist verschont.

**Die Symptome**

- Nässende, schuppende Hautrötungen
- Anschließende Krustenbildung
- Heftiger Juckreiz

## Oft ein schlimmer Vorbote

Für an Milchschorf erkrankte Säuglinge besteht ein hohes Risiko, dass sich später eine Neurodermitis entwickelt. Viele Hautärzte bezeichnen den Milchschorf sogar als eine Frühform dieser Krankheit. Ein sehr ähnliches Bild mit nässendem Ausschlag und Krusten zeigt der so genannte Gneis, ein harmloser Ausschlag durch übermäßige Talgproduktion der Kopfhaut bei Babys. Im Gegensatz zum Milchschorf juckt dieser aber nicht.

**Homöopathische Mittel bei Milchschorf sind Tabletten und Tropfen mit Natrium tetraboracicum oder Nerium oleander – gerade bei Säuglingen sollte aber vor einer Medikation ein erfahrener Kinderarzt zurate gezogen werden.**

## Behandlungsmöglichkeiten

Manchmal heilt der Milchschorf von allein ab, ohne in die Ekzemform überzugehen. Es muss untersucht werden, ob eventuell eine Nahrungsmittelallergie vorliegt. Wenn möglich, sollte das erkrankte Kind möglichst lange gestillt werden, ansonsten ist hypoallergene Milch eine sinnvolle Alternative. Der Arzt verschreibt juckreizstillende Salben und eventuell auch Medikamente. Es ist sehr wichtig, dass das Kind die betroffenen Hautstellen nicht aufkratzt, weil sich dort leicht noch eine Infektion durch Bakterien, Viren oder Pilze einstellt. Dickere Krusten auf der Haut kann man mit Babyöl oder auch mit speziellen, vom Arzt verschriebenen Salben aufweichen und vorsichtig ablösen. Die Haut darunter heilt schneller, wenn Luft an die Wundstellen kommt.

# Muttermale

Muttermale sind im Allgemeinen angeborene Hautveränderungen. In späteren Lebensjahren können sie aber auch neu entstehen. Es handelt sich bei Muttermalen um Pigmentansammlungen, die zu typischen hell- bis dunkelbraunen oder sogar fast schwarzen Punkten oder Flecken führen. Meist sind sie nur wenige Millimeter groß, liegen plan im Hautniveau und haben eine scharfe Grenze zur übrigen Haut. Es gibt aber auch Muttermale, die leicht erhaben sind.

**Es kommt praktisch nie vor, dass ein Mensch frei von Muttermalen ist. Nur sehr wenige dieser auch Leberflecken genannten harmlosen Hauterscheinungen entwickeln sich manchmal zu einem bösartigen Tumor.**

### Die Symptome

- Bräunliche bis schwarze Flecken oder Erhebungen unterschiedlicher Größe auf der Haut

## Kontrolle durch den Arzt

An sich sind Muttermale vollkommen harmlos. Allerdings bergen bestimmte Male das Risiko in sich, irgendwann im Leben zu entarten und sich zum → Hautkrebs zu entwickeln. Deshalb sollten gerade Menschen mit vielen Muttermalen diese sorgfältig beobachten und sicherheitshalber auch eine Untersuchung vom Hautarzt vornehmen lassen. Es gibt bestimmte atypische Zeichen, das bedeutet, die Gefahr der Krebsentwicklung ist dann besonders groß.

### Krebsverdächtige Zeichen an Muttermalen

- Besondere Größe (größer als fünf Millimeter)
- Unregelmäßige Pigmentierung
- Unscharfe Begrenzung
- Unregelmäßige Oberfläche
- Veränderliche Größe
- Variierende Farbe
- Juckreiz
- Blutungen

### Selbstkontrolle

Tun Sie also selbst etwas für Ihre Gesundheitsvorsorge, und nehmen Sie in regelmäßigen Abständen die Muttermale kritisch in Augenschein. Der Arzt kann bei Verdachtsmomenten die Muttermale mit einem speziellen optischen Gerät, dem Dermatoskop, genauer untersuchen. Wenn ein Muttermal, das sich zu einer Krebserkrankung entwickelt, frühzeitig entfernt wird, liegen die Heilungschancen bei nahezu 100 Prozent.

## N Narben

Narben entstehen als Folge von Verletzungen, Verbrennungen oder operativen Eingriffen. Wie stark sich Narbengewebe bildet, hängt vom Wundheilungsverlauf und der Gewebebeschaffenheit von Haut und Unterhaut ab. Auch die Tiefe einer Verletzung beeinflusst die Narbenbildung. Bei leichten Schürfwunden beispielsweise, die nur auf die obersten Schichten der Haut beschränkt bleiben, ist eine narbenfreie Abheilung sehr wahrscheinlich. Je tiefer die Verletzung jedoch in die Schichten von Binde-, Fett- oder gar Muskelgewebe eingreift, desto größer ist das Risiko, dass Narben zurückbleiben.

**Nicht in allen Kulturen ist eine unversehrte Haut erstrebenswert. Bei vielen Völkern gehören Tattoos und Schmucknarben zum Erwachsensein. Sie zeigen Reife an oder demonstrieren dynastische Zugehörigkeiten.**

### Regenerationsfähigkeit der Haut

Im Allgemeinen verfügt die Haut über ausgezeichnete Mechanismen der Wundheilung. Aus frischen Bindegewebszellen, feinen Gefäßen und Fasergewebe werden neue Hautschichten aufgebaut, die den Defekt ausfüllen und die Verletzung langsam wieder verschließen. Diese Reparaturzellen werden als Granulationsgewebe bezeichnet. Je nach Ausprägung kann die Hautregeneration wenige Tage bis Wochen betragen. Wird der Wundheilungsverlauf nicht durch unsaubere Wundränder, Infektionen oder Neuverletzungen (z. B. in Gelenknähe durch starke Bewegungen) gestört, ist auch mit keiner allzu großen Narbe zu rechnen. Wenn bei einer chirurgischen Naht der Operateur auf möglichst feines Nahtmaterial achtet und eine korrekte Wundversorgung erfolgt – sorgfältige Reinigung, Desinfektion, Auftragen entzündungshemmender und hautregenerierender Salben, sauberer Verband –, dann ist oft schon nach kurzer Zeit von der ursprünglichen Wunde kaum mehr etwas zu sehen. Selbst Narben, die zunächst sehr rot und wulstig wirken, werden mit der Zeit immer blasser und gehen langsam ins Hautniveau zurück. Es stehen auch spezielle Cremes (die u.a. Stoffe wie Enzyme enthalten) zur Verfügung, mit denen sich Narbengewebe etwas aufweichen lässt. Das fördert die schnellere Hautregeneration in diesem Bereich.

## Wuchernde Narben

In seltenen Fällen liegt eine Veranlagung für die Bildung überschießenden Narbengewebes vor. Dies geht von den Kollagenfasern im Bindegewebe aus. Es bilden sich an der Stelle der ehemaligen Wunde hellrote bis hautfarbene wulstartige Stränge mit glatter Oberfläche. Solche so genannten Keloide behandeln Hautärzte in der Regel durch Einspritzen von Medikamenten, z.B. kortisonhaltigen Lösungen.

## Wundheilungsstörungen

Sollten Wundheilungsstörungen auftreten, liegt das meist daran, dass Krankheitserreger eingedrungen sind und durch einen schwelenden Entzündungsprozess den glatten, sauberen Verschluss der Wunde verhindern. Nach operativen Eingriffen können auch Narbenbrüche daran schuld sein, dass die Wunde nicht richtig abheilt. Narbenbrüche treten häufig durch zu frühe Belastung bei körperlicher Arbeit oder beim Sport auf.

**Das Schicksal einer Narbe entscheidet sich in den ersten Minuten nach der Verletzung. Eine wirksame erste Hilfe kann das Schlimmste verhindern.**

### Drei Regeln der Narbenbehandlung

**1.** Offene Wunden müssen innerhalb der ersten sechs Stunden gereinigt werden. Wichtig ist, dass der gesamte Schmutz entfernt wird.
**2.** Tiefe und stark blutende Wunden sollten von einem Arzt versorgt werden.
**3.** Jod behindert den natürlichen Heilungsverlauf. Es gibt genügend andere Desinfektionsmittel, die Bakterien bekämpfen, aber lange nicht so unangenehm brennen wie Jod.

### Hautreizungen behandeln

Das Risiko von Narben infolge ständiger Hautreizungen und Entzündungen besteht auch bei Krankheiten, die mit einem akuten oder chronischen Hautausschlag einhergehen. Das sind z. B. Windpocken, Neurodermitis oder Akne. Bei Windpocken und Neurodermitis kratzen vor allem Kinder die Haut wegen des heftigen Juckreizes oft blutig; es können Krankheitserreger eindringen und die Kratzstellen infizieren. Von großer Bedeutung ist es bei diesen Krankheiten daher, den → Juckreiz mit entsprechenden Mitteln wie Puder oder Schüttelmixturen zu stillen und so das Kratzbedürfnis zu verringern. Außerdem müssen offene Stellen sorgfältig gereinigt, desinfiziert und mit Wundschutzpräparaten behandelt werden.

### Operative Narbenbehandlung

Dank moderner Technologien wie Laserverfahren und den Fortschritten der plastischen Chirurgie ist es heute oft möglich, schwere Narbenveränderungen, wie sie z. B. nach Verbrennungen, Schnittverletzungen oder bei einer ausgeprägten Akne auftreten können, so gut zu behandeln, dass sie den Patienten nicht mehr ein Leben lang zeichnen und er sich in seiner Haut wieder wohl fühlen kann.

# Nesselsucht (Urtikaria)

**Die Ursachenforschung für Nesselsucht erfordert große Geduld. Doch letztendlich lässt sich Nesselsucht nur vermeiden, indem man den Auslösern aus dem Weg geht.**

Die Nesselsucht, im medizinischen Sprachgebrauch Urtikaria genannt, ist äußerlicher Ausdruck einer akuten Allergie bzw. Unverträglichkeit bestimmter Stoffe. Das können die verschiedensten Substanzen sein: Nahrungsmittel, Pollen, Insektengifte, Medikamente, um nur einige Beispiele zu nennen.

Meist bildet sich innerhalb kurzer Zeit, oft binnen weniger Minuten, ein Hautausschlag mit heftig juckenden Bläschen und Quaddeln. Diese können auf eine bestimmte Region, z. B. Arme, Beine oder Gesicht, begrenzt bleiben, aber auch den ganzen Körper befallen. In ausgeprägten Fällen bilden sich sogar → Ödeme, d. h. es kommt zu Wassereinlagerungen im Gewebe, dieses schwillt an und wird teigig.

**Die Symptome**

- Plötzlich auftretender Hautausschlag mit roten oder durchsichtigen Bläschen und Quaddeln
- Starker Juckreiz
- Manchmal Ödeme

## Ursache Histamine

Die Urtikaria wird durch bestimmte Botenstoffe im Körper ausgelöst, den Histaminen. Diese Botenstoffe finden sich in größerer Menge in den Mastzellen des Hautgewebes. Wird die Mastzelle durch Stoffe, die sie als fremd und unverträglich erkennt, gereizt, dann gibt sie das Histamin frei –, und dieses dringt in das Gewebe ein. Dort führt es zu einer Erweiterung der Blutgefäße, zu einem Austritt von Flüssigkeit aus den Blutbahnen ins Bindegewebe und in der Folge zu Hautausschlag, Juckreiz und Ödemen.

**Ein anaphylaktischer Schock ist eine lebensbedrohliche Situation, die innerhalb kurzer Zeit zum Tod führen kann. Es ist deshalb sehr wichtig, die richtigen Erste-Hilfe-Maßnahmen zu kennen und anwenden zu können.**

## Achtung, Schockgefahr

Die Nesselsucht tritt manchmal zusammen mit dem so genannten anaphylaktischen Schock auf. Ein solcher Schock ist eine hochakute und lebensbedrohliche Reaktion auf Allergene, also Stoffe, die das Immunsystem zu überschießenden Reaktionen veranlassen. Bei einem anaphylaktischen Schock ist die Histaminausschüttung so gewaltig, dass blitzschnell alle Gefäße erweitert sowie große Mengen an Flüssigkeit ins Gewebe gedrängt werden. Dadurch tritt ein Volumenmangel in den Blutbahnen ein. Diese Umverteilung der Körperflüssigkeit belastet den Kreislauf in ähnlich hohem Maß wie ein größerer Blutverlust, es kommt zu Schocksymptomen wie Blutdruckabfall, Herzrasen und Ohnmacht.

Anaphylaktische Schockreaktionen werden häufig bei einer Insektengift-, Penizillin- oder Kälteallergie beobachtet. Doch auch jede andere Allergieform kann zu diesem lebensbedrohlichen Zustand führen. In solch einer Notfallsituation muss sofort ein Arzt gerufen werden. Er kann intravenös Medikamente verabreichen, die das allergische Geschehen möglichst rasch unterbinden und den Kreislauf wieder stabilisieren.

**Erste Hilfe bei anaphylaktischem Schock**
- Notarzt benachrichtigen
- Patienten auf den Boden legen und Beine hochlagern
- Bei Bewusstsein: viel trinken lassen
- Bei Bewusstlosigkeit: Atemwege freihalten, stabile Seitenlage

### Behandlungsmöglichkeiten
Bei weniger stark ausgeprägter Nesselsucht helfen Antihistaminika, die entweder örtlich angewendet oder in Form von Tabletten eingenommen werden. Sie mildern den Juckreiz und lassen die Quaddeln schneller wieder verschwinden.

### Nesselsucht vermeiden
Ansonsten ist der beste Schutz vor Urtikaria, den auslösenden Stoff ganz zu meiden. Wenn man ihn kennt und z. B. weiß, dass man auf Penizillin hochallergisch reagiert, sollte man dies in einen persönlichen Allergiepass eintragen lassen und dieses Antibiotikum in keinem Fall zu sich nehmen. Bei einigen Allergenen gestaltet sich die Vermeidungstaktik jedoch schwierig. Dann kann auch eine Hyposensibilisierungsbehandlung versucht werden. Hierbei bekommt man den allergieauslösenden Stoff in kleinsten Mengen verabreicht. Mit dieser Behandlung soll der Körper an die Stoffe gewöhnt werden.

**Blau zieht die Aufmerksamkeit auf sich und bewirkt, dass das Jucken weniger stark empfunden wird. Blaue Kleidung, blaue Bettwäsche und blaue Einrichtungsgegenstände tragen zum Wohlbefinden bei, wenn das Jucken unerträglich wird.**

# Neurodermitis (atopische Dermatitis)

Die Neurodermitis entwickelt sich zu einer der häufigsten Krankheiten unserer Zeit. Schätzungsweise 15 bis 30 Prozent der Bevölkerung in den westlichen Industrieländern sind von dem Hautleiden betroffen. Die Neurodermitis wird von den Hautärzten zu den Krankheiten des allergischen Formenkreises gezählt. Neurodermitiker leiden besonders häufig unter Allergien gegen die verschiedensten Stoffe, vor allem gegen Lebensmittel. Auch in den Familien der Betroffenen kommen allergische Krankheiten wie Heuschnupfen oder Asthma bronchiale gehäuft vor.

**Die Symptome**
- Entzündliche Hautekzeme
- Juckreiz
- Als Baby häufig Milchschorf
- Oft Unverträglichkeit von Nahrungsmitteln

## Krankheitsverlauf der Neurodermitis

Die Neurodermitis – die auch endogenes Ekzem oder atopische Dermatitis genannt wird – ist eine chronische, meist in Schüben verlaufende Hautkrankheit. Häufig beginnt sie etwa mit dem dritten Lebensmonat als so genannter → Milchschorf. Die Wangenhaut des Babys ist trocken und gerötet, dann bilden sich Bläschen, die Haut nässt, und anschließend entstehen Krusten. Die Veränderungen können sich auf Stirn, Kopfhaut und den übrigen Körper ausbreiten. An Armen und Beinen sind bevorzugt die Innenseiten der Handgelenke, Ellenbogen und Knie betroffen.

In späterem Alter, also bei Schulkindern, gehen die nässenden Ekzeme und Bläschen oft zurück. Die Haut wird insgesamt trockener, dafür bilden sich kleine Knötchen. In der folgenden Zeit wird die Haut häufig immer schuppiger und rissiger und verwandelt sich an manchen Stellen in große Schwielen.

Am quälendsten ist für die Kinder wie auch die Erwachsenen der starke Juckreiz. Dieser tritt häufig attackenartig auf und kann vor allem in der Nacht zur unerträglichen Belastung werden. Mit dem Versuch, den Juckreiz durch Kratzen zu stillen, kommt es häufig noch zu Entzündungen und Infektionen, d.h. die ohnehin schon stark angegriffene Haut verschlechtert sich weiter. Daher ist es sehr wichtig, das Kratzen unbedingt zu unterbinden, damit sich nicht ein entstellendes Hautbild entwickelt. Bei Erwachsenen und größeren Kindern können auch Entspannungstechniken wirksam sein.

**In feuchter Wärme wird der neurodermitische Juckreiz besonders quälend. Glattgebügelte Leinentücher als Bettlaken und zum Zudecken reizen die Haut am wenigsten und verhindern oder lindern auch den Juckreiz.**

# Woher kommt die Neurodermitis?

Die Enstehungsmechanismen der Neurodermitis sind genauso wie die anderer Allergieformen noch nicht ganz geklärt. Es scheint jedoch sicher, dass mehrere Faktoren eine Rolle spielen. Erbliche Veranlagung, äußere Einflüsse wie Klima, Kleidung, Wasch- und Pflegemittel, Umweltbelastungen und besonders auch seelische Probleme – bei Kindern beispielsweise ein gestörtes emotionales Verhältnis zu den Eltern, Schulstress oder Ängste – gehören dazu.

Meist erkennt der Arzt schon am Hautbild, ob eine Neurodermitis vorliegt. Zusätzliche allergische Erkrankungen verstärken den Verdacht. Oft gibt auch die Familiengeschichte Hinweise, denn häufig sind Geschwister, Cousins und Cousinen ebenfalls betroffen.

## Behandlungsmöglichkeiten

**Wichtige Unterstützung, Rat und Hilfe finden Sie in Neurodermitis-Selbsthilfegruppen, die heute überall unkompliziert zu erreichen sind.**

Eine ursächliche Therapie gibt es leider nicht. Allerdings stehen zahlreiche Behandlungsmöglichkeiten zur Verfügung, um den Verlauf zumindest zu mildern und die Beschwerden so weit abzuschwächen, dass sich mit ihnen im Alltag leben lässt. Ganz wichtig ist eine konsequente Hautpflege. Die Haut benötigt vor allem Fett und Feuchtigkeit, und das in reichlichen Mengen. Lassen Sie sich vom Arzt beraten, er kann auch spezielle Pflegeprodukte verschreiben. Ölbäder und Salben geben der Haut ihre Geschmeidigkeit zurück. Außerdem lindern sie den Juckreiz. Sollte die Pflege nicht ausreichen, um das Hautjucken zu reduzieren, können zusätzlich Arzneistoffe wie Antihistaminika Abhilfe leisten. In manchen Fällen ist es auch nötig, Cremes zu verwenden, die entzündungshemmende Wirkstoffe enthalten. Sind offene Stellen vorhanden, können Sie Zinkschüttelmixturen auftragen und Umschläge mit gerbstoffhaltigen Zusätzen (Eichenrinde) auflegen. Bei starken Schüben wird der Arzt zu einer äußerlichen Kortisonbehandlung raten oder auch Kortisonpräparate zum Einnehmen verschreiben. Mit den modernen Medikamenten ist es heute möglich, eine sehr differenzierte Therapie vorzunehmen und so die Nebenwirkungen möglichst gering zu halten. So stehen Kortisonpräparate in verschiedenen Dosierungen zur Verfügung, und nur in seltenen Fällen – und dann meist auch nur kurzzeitig – wird man zur stärksten Dosis greifen müssen.

**Therapien bei Neurodermitis**

- Intensive Hautpflege mit fett- und feuchtigkeitsspendenden Präparaten
- Medizinische Salben mit Zusätzen wie beispielsweise Harnstoff, Zink oder eventuell auch Teer
- Kortisonpräparate zur äußeren Anwendung auf der Haut oder zum Einnehmen
- Antihistaminika
- Gamma-Linolensäure
- Gelée Royale
- Klimakuren

**Kortison ist ein Medikament, das sehr präzise eingesetzt werden kann. Je besser ein Patient seinen Körper und seine Krankheitssymptome kennt und beobachtet, umso individueller kann Kortison dosiert werden.**

# Kinder und Neurodermitis

Trotz des Juckreizes und der manchmal blutig gekratzten Haut sind vor allem kleinere Kinder fröhlich, unbeschwert und scheinen die Krankheit während des Spielens oder anderen Beschäftigungen weitgehend vergessen zu können. Die Eltern hingegen machen sich oft große Sorgen und leiden auch unter Selbstvorwürfen, weil sie meinen, unbewusst etwas falsch gemacht zu haben und ihrem Kind vielleicht nicht genug Liebe und Fürsorge zu geben. Um das zu kompensieren, sind die Eltern dann besonders fürsorglich und gehen auf jedes Zeichen, jede kleine Reaktion ihres Kindes ein. Es ist selbstverständlich, dass Neurodermitiskinder viel Zuwendung und Geborgenheit brauchen, und sie müssen erfahren, dass sie trotz der äußerlich sichtbaren Störungen so geliebt werden, wie sie sind. Allerdings dürfen die Eltern nicht überprotektiv reagieren, d. h. sie dürfen dem Kind nicht zu viel an Aufmerksamkeit und Schutz zukommen lassen.

Versuchen Sie, möglichst gelassen zu bleiben und dem Kind – auch wenn es weint, schimpft und sich häufig kratzt – zwar Trost und Zuspruch zu geben, dann aber auch wieder ein wenig auf Distanz zu gehen. Geben Sie Ihrem Kind Ruhe, und schirmen Sie es möglichst vor Stresssituationen ab. Kinder mit Neurodermitis sind oft unruhiger und nervöser, und seelische Herausforderungen können das Hautleiden verschlimmern.

**Oft leiden die Eltern mehr unter der Krankheit als das Kind selbst. Das haben psychologische Untersuchungen sowie die Erfahrungen von Hautärzten ergeben.**

Wenn Sie die Möglichkeit haben, fahren Sie mit Ihrem Kind öfter einmal an die See oder in die Berge. Der Klimawechsel wirkt häufig Wunder; in der frischen, allergenarmen Luft der Berge oder am Meer können sich die kleinen Neurodermitispatienten oft sehr gut erholen. Bei kleineren Kindern ist ein spezieller Overall nützlich, um das Kratzen einzudämmen. Dieser Overall umschließt Hände und Füße. Die Kinder können dem Juckreiz begegnen, indem sie über dem Stoff die Haut massieren, sie kratzen sich aber nicht blutig. Die sanfte Massage fördert die Durchblutung und bewirkt dadurch sogar eine schnellere Regeneration der Haut.

O

# Ödeme

Ödeme sind Wassereinlagerungen im Gewebe. Die Bindegewebsschichten der Haut verfügen über eine hohe Kapazität, Wasser zu speichern, wenn dieses aus den Blutbahnen ins Gewebe abgegeben wird. Vor allem im Bereich der Knöchel kommen Ödeme relativ häufig vor. Die Füße können so anschwellen, dass die Ränder von Strümpfen stark einschnüren oder die Füße gar nicht mehr in die Schuhe passen. In seltenen Fällen treten Ödeme auch an den Armen, Handgelenken oder im Gesicht auf.

**Die Symptome**

- Schwellungen und teigige Hautbeschaffenheit, vor allem an den Beinen
- Dicke, schwere Beine

## Ödeme – meist harmlos …

Ödeme haben verschiedene Ursachen. Fast jeder von uns hatte sicher schon einmal mit harmlosen Formen von Ödemen zu tun, wenn beispielsweise im Sommer bei starker Hitze der Kreislauf etwas überlastet war oder wenn man lange stehen musste. Auch Frauen beobachten

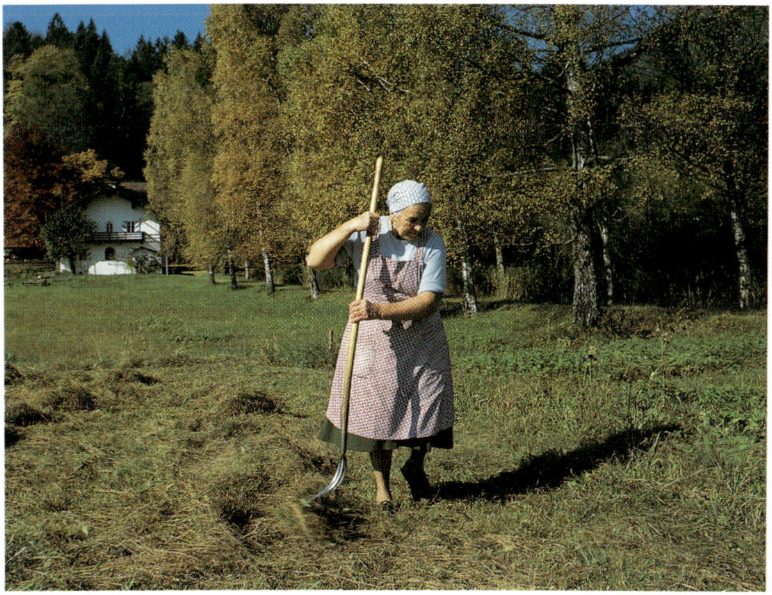

*Wer im Sommer viel in der prallen Sonne stehen muss, sollte im Anschluss seine überlasteten Beine besonders intensiv pflegen.*

im Zusammenhang mit der Menstruation oft eine vermehrte Wassereinlagerung ins Gewebe. Während der Schwangerschaft tritt das Phänomen aufgrund von Hormoneinflüssen und des veränderten Stoffwechsels ebenfalls auf. Diese Ödeme verschwinden aber in aller Regel wieder von selbst oder wenn man sich vermehrt bewegt, gezielte Gymnastik macht oder die Beine kühlt und damit Kreislauf und Stoffwechsel in Schwung bringt.

## … aber manchmal bedenklich

Anders verhält es sich bei Ödemen, die bestehen bleiben und sich über größere Körperpartien ausbreiten, also Arme, Gesicht und Beine gleichzeitig betreffen. Sie treten einseitig oder in Verbindung mit anderen Symptomen auf; so kann es z. B. zu einer Blaufärbung der Haut kommen. Sehr ernste Krankheiten können sich dahinter verbergen: Herzschwäche, Nierenprobleme, eine schwere und akute Form der Allergie oder eine Thrombose, z. B. in einer Beinvene. In diesen Fällen muss rasch ärztlicher Rat eingeholt werden, damit die auslösende Ursache so schnell wie möglich behandelt werden kann.

**Auch Insektenstiche, besonders von Bienen oder Wespen, können größere Ödeme verursachen. Hier hilft es am besten, die Schwellungen ausgiebig mit Wasser und eventuell auch essigsaurer Tonerde zu kühlen und den betroffenen Körperteil hochzulagern.**

### Behandlungsmöglichkeiten

**Natürlich ist Wassertreten im Meer oder in einem Fluss am schönsten, aber seine Wirkung tut es auch in der Badewanne.**

Sind die Augenlider morgens geschwollen, und sehen Sie ein bisschen verkatert aus, bringt kaltes Wasser wieder Frische in Ihr Gesicht. Auch feuchtkühle Kompressen auf den Lidern lassen Wassereinlagerungen schneller verschwinden. Sanft kreisende Bewegungen mit einer weichen Gesichtsbürste regen die Durchblutung an.
Gegen dicke Beine hilft am besten gezielte Gymnastik. Legen Sie sich auf den Boden, und richten Sie die Beine zur Kerze auf. Dann radeln Sie einige Minuten in der Luft. Auch Wassertreten erzielt eine gute Wirkung. Waten Sie wie ein Storch durch kniehohes Wasser, indem Sie das Bein jeweils ganz weit nach oben heben.

### Entwässernde Kräutertees

Trinken Sie Kräutertees, die eine leicht entwässernde Wirkung entfalten. Gut sind Heilkräuter wie Birken-, Mate-, Brennnesselblätter sowie Korianderfrüchte und Wacholderbeeren. Sie wirken auf sanfte und schonende Weise gewebsentwässernd und haben eine verdauungs- und stoffwechselfördernde Funktion.

P

## Pilzerkrankungen

Pilzbedingte Hautkrankheiten werden medizinisch Mykosen genannt. Sie äußern sich oft durch rötliche, schuppende und juckende Hautveränderungen mit auffälliger Ausformung, z.B. kreisförmig oder tellerartig. In der Regel sind so genannte Dermatophyten an der Infektion schuld. Die Krankheit wird dann als Tinea bezeichnet. Die Entzündung kann sich auch auf die Haare übertragen.

**Die Symptome**

- Meist kreisförmige Hautrötungen
- Rötliche Flecken und Pickel
- Weiße Beläge auf Schleimhäuten

## Candidainfektionen

Neben den Dermatophyten spielen Hefepilze eine wichtige Rolle. Sie verursachen eine so genannte Candidainfektion, auch Soor genannt. Candida entwickelt sich vorzugsweise in der Haut der Geschlechtsregion und ruft linsenförmige, rötliche Flecken und Pusteln hervor. Bei Säuglingen entsteht ein typischer Windelausschlag, der als Windelsoor bezeichnet wird. Die Hefepilze haben auch die Neigung, Schleimhäute zu befallen. Bei Frauen kommen Candidainfektionen der Scheide sehr häufig vor. Doch auch die Schleimhaut von Mund und Rachen kann betroffen sein, was sich durch rote Flecken und weißliche Beläge im Mundbereich zeigt.

**Babys sind häufig von Soor befallen. Soor wird durch den Hefepilz Candida albicans hervorgerufen, der vor allem die Schleimhäute befällt. Myrrhentinktur, Salbeiöl oder Kamillensud fördern die Abheilung und werden auch von Säuglingen gut vertragen.**

## Hautflecken durch Pityriasis

Eine spezielle Pilzkrankheit, die sich vor allem auf Hautarealen mit höherem Talganteil ausbreitet – bevorzugt auf Rücken und Brust –, ist die so genannte Pityriasis versicolor. Dabei bilden sich kleieartige, leicht schuppende Hautflecken, die unter Sonnenbestrahlung weiß hervortreten, wenn die übrige, nicht befallene Haut einen Sonnenteint entwickelt. Der Pilz, eine Hefe namens Malassezia furfur, hat nämlich die Eigenart, die Pigmentbildung zu stören. Die Krankheit darf nicht mit der Vitiligo, der → Weißfleckenkrankheit, verwechselt werden.

## Vorsicht – geschwächte Immunabwehr

Viele Pilzarten leben zusammen mit unzähligen anderen Mikroorganismen auf Haut und Schleimhäuten, ohne jedoch Krankheitssymptome hervorzurufen. Sie werden vom Immunsystem in Schach gehalten, und das verhindert eine krankhafte Ausbreitung. Erst wenn die Körperabwehr geschwächt ist und das Gleichgewicht gestört wird, können sich Pilze ungehindert vermehren oder durch eine andere Person übertragen werden. Doch auch weitere Faktoren tragen dazu bei, z.B. hormonelle Veränderungen wie Einnahme der Antibabypille oder Schwangerschaft, die bei Frauen eine Vaginalinfektion begünstigen. Auch ein feuchtwarmes Milieu, also in Saunen, Schwimmbädern, bei starkem Schwitzen, wenig atmungsaktiver Kleidung und luftundurchlässigen Schuhen, mögen die Schmarotzer – es regt sie zur Ausbreitung an.

### Behandlungsmöglichkeiten

Vor der Behandlung sollte der Pilz klar diagnostiziert werden. Dazu stehen dem Arzt neben der körperlichen Untersuchung verschiedene mikroskopische Nachweismethoden zur Verfügung. Bei manchen Pilzerkrankungen ist eine lokale Behandlung ausreichend. Dazu werden auf die entzündeten Hautstellen oder befallenen Schleimhäute Mittel aufgetragen, welche die Pilze in ihrer Vermehrung hemmen oder abtöten. Die Mittel sollten konsequent so lange angewendet werden, wie es der Arzt verordnet hat. Ansonsten besteht das Risiko, dass die Infektion erneut aufflackert. Bei sehr hartnäckigem Pilzbefall kann es eventuell auch nötig sein, Medikamente einzunehmen. Oft handelt es sich dabei aber um eine Kurzzeittherapie.

## Psoriasis

**Im allgemeinen Sprachgebrauch ist die Psoriasis unter dem Namen »Schuppenflechte« bekannt.**

Die Psoriasis ist eine chronische Hauterkrankung. Sie ist erblich bedingt, d. h. es besteht ein erhöhtes Erkrankungsrisiko, wenn in der Familie Psoriasis bereits vorkommt. Die Schuppenflechte gehört zu einer der häufigsten Hautkrankheiten. Ungefähr drei Prozent der Gesamtbevölkerung sind davon betroffen.

**Die Symptome**

- Ekzeme mit silbriger Schuppung und punktförmiger Blutung
- Manchmal Nagelveränderungen
- Selten Gelenkentzündungen

### Ursachen für Schuppenflechte

Die Ursachen sind nicht genau geklärt. Es scheint aber eine erhöhte Empfindlichkeit der Haut zu bestehen, sowohl gegen Stoffe, die von außen einwirken, als auch gegen Substanzen, die aufgenommen werden. Meist entwickelt sich die Krankheit erst im jungen Erwachsenenalter. Die Psoriasis bewirkt typische Hautveränderungen.

### Drei typische Anzeichen für Psoriasis

Durch Abkratzen eines kleinen Krankheitsherdes zeigen sich nacheinander:

- Eine silbrige Schuppung (das so genannte Kerzenfleckphänomen)
- Ein feines Häutchen in der Größe des Herdes
- Eine punktförmige Blutung (der so genannte blutige Tau)

Die krankhaften Hautstellen treten bevorzugt an Handtellern, Fußsohlen, Knien, Ellenbogen und in der Kopfregion auf, können sich aber auch über den ganzen Körper ausbreiten.

## Gefahr der Isolation

Im Allgemeinen verläuft die Schuppenflechte chronisch und in Schüben. Im Gegensatz zur Neurodermitis besteht nicht die Gefahr einer Narbenbildung. Auch gibt es – wie bei einigen anderen Hautleiden – nicht das Risiko, dass die kranken Stellen bösartig werden können. Trotzdem ist die Schuppenflechte für die Betroffenen sehr belastend. Sie hat vor allem seelische Folgen, denn die Kranken empfinden sich durch die Hautveränderungen als abstoßend und scheuen sich, mit anderen Menschen in Kontakt zu treten. Außerdem reagieren viele Personen auf Psoriasiskranke aufgrund mangelnder Information vollkommen falsch. Sie glauben, das Hautleiden könne ansteckend sein, und zeigen gegenüber Psoriasispatienten Ekel und Abscheu. Oft bildet sich daraus eine soziale Isolation, d.h. aus Angst vor Ablehnung und aus Scham ziehen sich die Kranken mehr und mehr zurück.

**Es gibt Sonderformen der Psoriasis, bei denen zum einen die Nägel verändert sind, zum anderen die Gelenke in Mitleidenschaft gezogen werden und mit Entzündungen reagieren.**

## Behandlungsmöglichkeiten

Erfreulicherweise gibt es heute einige therapeutische Möglichkeiten, der Psoriasis wirkungsvoll zu begegnen. Um die Schuppen zu lösen und die entzündlichen Prozesse einzudämmen, werden spezielle Cremes angewendet, die Wirkstoffe wie Salizylsäure, Harnstoff und Zink enthalten. Oft verbessert sich unter einer solchen Behandlung das Hautbild sehr schnell. Bei akuten und schweren Schüben kann es manchmal nötig sein, kurzzeitig Präparate mit Kortison oder anderen Stoffen einzusetzen.

Eine weitere erfolgreiche Maßnahme zur Behandlung der Schuppenflechte ist die Phototherapie. Diese Therapie erfolgt mit UV-Strahlen und gegebenenfalls auch speziellen Medikamenten. Bei dieser Behandlungsform, der PUVA-Therapie, muss der Patient ein Arzneimittel einnehmen, das die Haut für UV-A-Strahlen besonders empfänglich macht. Ungefähr zwei Stunden nach der Einnahme des Medikaments wird dann die Bestrahlung durchgeführt. Oft werden die Psoriasisherde unter dieser Behandlung schon nach wenigen Wochen deutlich besser oder verschwinden manchmal fast ganz.

Allerdings ist die PUVA-Therapie nicht nebenwirkungsfrei. Bei unsachgemäßer Anwendung und falscher Dosierung von Medikamenten und Strahlenmenge können die Haut geschädigt werden und sich sogar Krebserkrankungen entwickeln. Deshalb sollte die PUVA-Therapie grundsätzlich nur in Spezialkliniken oder von Hautärzten durchgeführt werden, die mit dieser Behandlung nachweislich große Erfahrung besitzen.

## Behandlung der Psoriasis im Überblick

### Äußerlich

- Ablösung der Schuppen mit Salizylsäurepräparaten
- Salben mit Zusätzen wie Harnstoff oder Zink
- Kurzzeittherapie mit äußerlicher Anwendung von Cignolin, einem entzündungshemmenden Wirkstoff
- Kortisonsalben
- UV-Phototherapie
- PUVA – Kombination von UV-Bestrahlung mit Medikamenten (Photochemotherapie)

### Innerlich

- Methotrexat
- Ciclosporin A
- Retinoide
- Unterstützend: Vitamin-A-Präparate
- Pflanzliche Präparate aus Sarsaparillawurzel

**Innerlich wirkende Therapien werden in der Regel nur bei sehr schweren Formen der Psoriasis angewendet, etwa wenn die Gelenke mitbetroffen sind.**

### Kuren als wirksame Hilfe

Kuren sind bei der Schuppenflechte oft eine große Hilfe. In Kurkliniken an der Nordsee, im Hochgebirge oder am Toten Meer werden ganzheitliche Behandlungen durchgeführt, das bedeutet, durch Bäder, alternative Heilmethoden, Medikamentenanwendung, Ernährungsmaßnahmen und eine psychische Betreuung wird versucht, die Krankheit zu heilen. Außerdem wirken sich in den Kurorten die speziellen klimatischen Bedingungen oft äußerst günstig auf den Heilungsverlauf aus.

**Längere Aufenthalte im Reizklima (Nordsee, Hochgebirge) können die Beschwerden oft dauerhaft lindern.**

# Rhagaden

**R**

Rhagaden sind schmerzhafte Hauteinrisse, die u.a. bei chronischen oder falsch behandelten Ekzemen entstehen können. Bereits gebildeter Wundschorf reißt tief ein, die offene Stelle schließt sich nicht und wird sehr leicht von Bakterien oder Pilzen infiziert.

### Die Symptome

- Hautrisse in vorgeschädigtem Gewebe
- Nässende, manchmal auch blutende Wundstelle
- Brennende Schmerzen

### Verschorfte Haut ist besonders anfällig

Neurodermitiker sind häufig von Rhagaden betroffen, wenn ihr Ekzem schon lange besteht und sich Folgeschäden wie Verdickungen und Strukturveränderungen der Haut eingestellt haben. Auch ein chronisches Handekzem mit Schwielenbildung neigt zu Rhagaden. Äußerst schmerzhaft sind tiefe Einrisse der Hornhaut an den Fersen, die das Gehen behindern und schlecht heilen. Schon Kinder haben manchmal winzige Einrisse am After, so genannte Analfissuren, die durch chronische Verstopfung entstehen und sich durch die dauernde Verunreinigung und Reizung kaum wieder schließen.

### Behandlungsmöglichkeiten

Durch die verzögerte Heilung müssen die Einrisse besonders vor Infektionen geschützt werden. Der Arzt kann dazu antibiotische Salben verschreiben. Feuchte Auflagen mit Tinkturen aus Kamille oder Hamamelis unterstützen die Wundheilung. Bei Analfissuren helfen Sitzbäder mit Eichenrinde. Verhornungen und Verdickungen der Haut bei Ekzemen und Wunden sollten vermieden oder durch sorgfältige Pflege möglichst elastisch gehalten werden.

# Rotlauf (Erysipel)

**Da die Erreger des nicht ungefährlichen Rotlaufs über kleine Wundstellen eingeschleppt werden, sollte man auch winzige Hautverletzungen nie als Bagatelle betrachten, sondern sorgfältig desinfizieren und möglichst keimfrei abdecken.**

Der Rotlauf ist eine hochansteckende Krankheit, die durch bestimmte Bakterien, nämlich Streptokokken, ausgelöst wird. Diese Keime dringen in die Haut ein und breiten sich über die feinen Lymphbahnen aus. Die häufigste Ursache für die Infektion sind kleine Verletzungen, die den Erregern als Eintrittspforte dienen. Am ehesten tritt das Erysipel im Bereich der Extremitäten auf, seltener im Gesicht.

**Die Symptome**

- Flammend rotes Hautareal
- Schwellung, Schmerzen
- Lymphknotenverdickung

### Der Krankheitsverlauf bei Rotlauf

Wenige Tage nach der Ansteckung wird die Haut in dem infizierten Areal flammend rot, schwillt an und schmerzt. Daneben entwickelt sich hohes Fieber, die regionalen Lymphknoten schwellen an, und der Patient fühlt sich sehr krank.

Unbehandelt breitet sich das Erysipel immer weiter aus, kann große Körperbereiche befallen und bei einer Einschwemmung der Bakterien in die großen Lymphbahnen und Blutgefäße zur Sepsis, der Blutvergiftung, führen.

### Behandlungsmöglichkeiten

Wegen der raschen Ausbreitung muss möglichst frühzeitig, das bedeutet, gleich bei den ersten Krankheitszeichen, ein Arzt aufgesucht werden, der Antibiotika verordnet.
Diese Medikamente müssen konsequent über den verordneten Zeitraum (in der Regel etwa acht bis zehn Tage) eingenommen werden. Außerdem kann man das betroffene Hautgebiet lokal mit desinfizierenden und entzündungshemmenden Präparaten behandeln, die abschwellend wirken und den Schmerz lindern.

S

# Sonnenallergie (polymorphe Lichtdermatose)

Das, was im Volksmund zumeist als Sonnenallergie bezeichnet wird, nennen die Hautärzte polymorphe Lichtdermatose, kurz PLD. Ungefähr 10 bis 20 Prozent der Bevölkerung sind von diesem lichtbedingten Hautproblem betroffen, vor allem junge Frauen. Stunden oder wenige Tage nach dem Einwirken stärkerer UV-Strahlung, z.B. während eines Urlaubs am Meer, treten auf der Haut plötzlich rote, juckende Pickel auf und breiten sich bevorzugt an Dekolletee, Oberarmen und Schultern, selten auch im Gesicht aus. Warum die Haut von PLD-Patienten überschießend auf eine hohe und plötzlich einsetzende UV-Einstrahlung reagiert, ist noch nicht genau geklärt. Die Hauterscheinungen können ausgesprochen vielgestaltig (= polymorph) sein und sich als Knötchen, Bläschen, Quaddeln und Rötungen zeigen. Typisch ist, dass der Hautausschlag zu Anfang besonders stark auftritt, mit einer Sonnengewöhnung im Verlauf des Sommers zunehmend schwindet und im Herbst dann schließlich ganz vergeht. Zu 60 Prozent sind UV-A-Strahlen für diese Reaktion verantwortlich, UV-B-Licht spielt als Auslöser der PLD eine geringere Rolle. Neuere Untersuchungen zeigen, dass auch freie Radikale – aggressive Moleküle, die den Zellen zusetzen – wesentlich an der Entstehung der polymorphen Lichtdermatose beteiligt sind.

**Haut reagiert manchmal auf bestimmte Zutaten in Sonnenschutz- oder Hautcremes (Fett, Emulgatoren) und wird dadurch besonders lichtempfindlich. Dieser paradoxe Effekt kann zu dem Ausschlag führen, der häufig als Sonnenallergie bezeichnet wird.**

**Auch Medikamente, Nahrungs- oder Genussmittel und Aromastoffe kommen als Auslöser für eine Photoallergie infrage. Bekannte Beispiele sind Earl-Grey-Tee, aber auch die Süßstoffe Saccharin und Cyclamat.**

**Die Symptome**

- Rote Pickel, Pusteln, Bläschen, vor allem an Dekolletee, Schultern und Armen
- Rote Flecken oder Striemen auf der Haut mit Juckreiz
- Sonnenbrandähnliche Hautrötungen

## Photoallergie

Auch die Photoallergie gehört zu den polymorphen Lichtdermatosen. Auf der Haut bildet sich ein juckender Ausschlag mit Bläschen und Quaddeln. Diese werden aber nicht direkt durch die UV-Strahlen hervorgerufen, sondern durch bestimmte Stoffe, die unter dem Lichteinfluss eine chemische Umwandlung erfahren haben. Meistens handelt es sich um Substanzen, die auf die Haut aufgetragen wurden, wie z. B. Duftstoffe in Parfums oder Cremes, UV-Lichtschutzfilter in Sonnenschutzmitteln, Arzneistoffe in medizinischen Salben. Die Stoffe, die

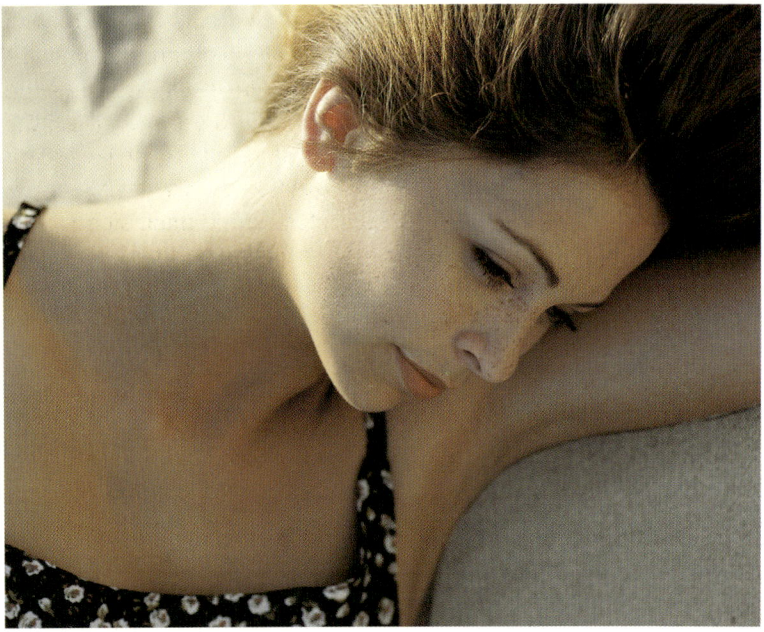

*Generell sollte man sich nicht zu lange in der prallen Sonne aufhalten. Wer zu Hautreizungen durch Sonne und auch Sand neigt, muss sich durch Hüte und langärmlige Kleidung besonders sorgfältig schützen.*

zunächst gut vertragen wurden, verändern unter der UV-Einwirkung ihre chemischen Eigenschaften derart, dass sie zu Allergenen werden, die das Immunsystem zu einer überschießenden Reaktion veranlassen. Die Hauterscheinungen ähneln denen einer Kontaktallergie (etwa einer allergischen Reaktion auf Metall) und sind zunächst meist auf die Stellen begrenzt, die dem Licht ausgesetzt waren. Später können die Hautveränderungen aber auch auf bedeckte Areale übergreifen.

## Phototoxische Reaktion

Diese Lichtdermatose beruht auf einer direkten Wechselwirkung zwischen UV-Licht und bestimmten Stoffen, d.h. hier ist nicht das Immunsystem zwischengeschaltet. Im Unterschied zur Photoallergie – die unabhängig von der UV-Dosis ist (der Ausschlag kann schon bei geringer Sonneneinstrahlung auftreten) – spielt die Stärke der UV-Strahlung bei der phototoxischen Reaktion eine große Rolle. Die photosensiblen Stoffe können Medikamente sein, z.B. Antibiotika, aber auch Wiesenpflanzen und verschiedene Nahrungsmittel wie Zitrusfrüchte, Sellerie oder Feigen. Unter dem Einfluss von UV-A-Strahlen wird die Molekülstruktur dieser Stoffe so verändert, dass sie auf der Haut eine phototoxische Reaktion hervorrufen – und diese ist umso stärker, je mehr UV-Strahlung und photosensible Moleküle vorhanden sind. Die Haut verändert sich ganz ähnlich wie bei einem Sonnenbrand. Die Stellen, die dem Licht ausgesetzt waren, röten sich und beginnen zu brennen. Im schlimmsten Fall können sich (ebenfalls wie bei einem schweren Sonnenbrand) Ödeme und Blasen bilden. Eine charakteristische phototoxische Reaktion ist die Wiesengräserdermatitis, bei der nach dem Aufenthalt in einer Wiese zahlreiche bizarre Pflanzenabdrücke mit roten Streifen und Linien auf der Haut entstehen.

**Auch Johanniskraut kann die Lichtempfindlichkeit erhöhen und eine phototoxische bzw. photoallergische Reaktion hervorrufen.**

Ebenfalls eine phototoxische Reaktion ist die so genannte Berloque-Dermatitis, die zu einer Dunkelfärbung der Haut an den betroffenen Stellen führt. Auslöser ist das Bergamotteöl, das in manchen Parfums, Eau de Cologne oder Erfrischungstüchern enthalten ist. Es bewirkt eine gesteigerte Aktivität der Melanozyten, der Pigment bildenden Zellen. Die verfärbten Hautstellen können jahrelang bestehen bleiben und besonders im Sommer deutlich hervortreten.

**Schutz gegen die immer aggressiveren Sonnenstrahlen ist unverzichtbar: Im besonders vom Ozonloch betroffenen Neuseeland fordern neuerdings Tierschutzverbände, sogar hellhaarige Hunde und Katzen mit Präparaten mit hohem Lichtschutzfaktor zu behandeln.**

## Behandlungsmöglichkeiten

Es gibt verschiedene Möglichkeiten, sich vor einer Sonnenallergie zu schützen. Dazu muss man jedoch wissen, von welcher Form der Lichtdermatose man betroffen ist. Die Suche nach den Auslösern der Hauterscheinungen kann sich ziemlich schwierig gestalten. Der Arzt sollte in Zweifelsfällen versuchen, mit Hilfe von künstlichem UV-Licht die typische Hautreaktion zu provozieren, um seine Diagnose abzusichern.

### Tips gegen Sonnenallergie

- *UV-Hardening:* Vor der Sommersaison die Haut vorsichtig und wohldosiert einer gewissen UV-Bestrahlung aussetzen (mit dem Hautarzt absprechen), z. B. innerhalb eines sechswöchigen Behandlungszeitraums drei bis vier spezielle Bestrahlungen beim Dermatologen
- *Gezielter Hautschutz:* Einnahme von Zellschutzpräparaten wie z.B. Beta-Karotin (= Provitamin A, erhöht in gewissem Umfang die Strahlentoleranz der Haut), Vitamin E, Selen. Anwendung von Sonnenschutzcremes mit Radikalefängersystem
- *Schrittweise Sonnengewöhnung:* Keine ausgiebigen Sonnenbäder, Aufenthalt im Schatten, bei starker Sonneneinstrahlung die Haut durch entsprechende Kleidung schützen

## Die Allergene identifizieren

Eine Photoallergie kann durch spezielle Tests vom Dermatologen diagnostiziert werden (Photopatchtest). Wenn die allergieauslösenden Stoffe identifiziert wurden, gilt es, diese zukünftig zu meiden. Außerdem ist ein konsequenter Lichtschutz erforderlich. Im akuten Fall helfen Medikamente, die der allergischen Reaktion entgegenwirken (Antihistaminika, Kortisonpräparate).

Auch bei der phototoxischen Reaktion sollte der auslösende Stoff, also der Photosensibilisator, gemieden werden. Ist dies nicht ohne weiteres möglich, etwa weil die Therapie mit einem bestimmten Medikament fortgesetzt werden muss, darf man sich keinesfalls der UV-Strahlung aussetzen.

# Verbrennungen/Verbrühungen

**V**

Verbrennungen gehören zu den häufigsten Hautverletzungen. Besonders Hausfrauen und Kinder sind gefährdet durch Bügeleisen, Kerzenflammen, heiße Herdplatten u. v. m. Verbrühungen entstehen durch kochende Flüssigkeiten oder heißen Dampf. Bei der Versorgung der Verletzung kommt es hauptsächlich auf Ausdehnung und Tiefe der Brandwunde an.

## Die Grade der Verbrennung

- *Grad 1:* Nur die obere Hautschicht ist betroffen, Rötung, Schwellung, Schmerz, Heilung ohne Narben
- *Grad 2:* Es bilden sich Blasen, auch tiefere Schichten sind geschädigt, heilen aber ohne Narben, wenn nicht auch die Blutgefäße der Haut geschädigt sind
- *Grad 3:* Die Haut ist graufleckig, weiß oder verkohlt, kein Schmerz, da Hautnerven zerstört sind, Narben bleiben zurück

**Wie bei anderen offenen Verletzungen auch, ist es bei einer Verbrennung oder Verbrühung nötig, den Tetanusimpfschutz zu prüfen und eventuell mit einer Injektion aufzufrischen.**

## Die Versorgung von kleinen Hautschäden

Kühlen Sie die verbrannte Stelle sofort unter kaltem Wasser, bis der Schmerz nachlässt. Wenn Blasen entstehen, sollten sie auf keinen Fall geöffnet werden, da dies die Infektionsgefahr erhöht. Gehen die Blasen später von selbst auf, sollte man die schützende Blasenhülle nicht entfernen, bis sich die Haut darunter vollständig erneuert hat. Kleinere Wunden werden nach dem Kühlen steril verbunden, eventuell können Sie vorher ein schmerzlinderndes Gel oder eine Salbe auftragen. Alte Hausrezepte wie Bepudern mit Mehl oder Bestreichen mit Butter können erhebliche Schäden anrichten. Sie behindern die Wundheilung, verkleben die verletzte Haut und bilden einen Nährboden für Bakterien. Bei ausgedehnten Verbrennungen wie einem leichten Sonnenbrand helfen die Kühlung mit feuchten Kompressen und ein schmerzlinderndes Wundgel am besten. Zusätzlich sollten Sie reichlich Wasser trinken, um den erhöhten Flüssigkeitsverlust durch die Haut auszugleichen.

## Große Brandwunden – Schockgefahr

**Bei einer größeren Verbrennung sollten Sie dem Verunglückten – sofern er bei Bewusstsein ist – rasch etwas zu trinken geben, da durch die verletzte Haut viel Flüssigkeit verloren geht. Am besten geeignet ist Wasser mit einer kleinen Prise Kochsalz.**

Sobald Verbrennungen oder Verbrühungen mehr als zehn Prozent der gesamten Hautfläche betreffen, droht der lebensbedrohliche Schockzustand. Bei Kindern und alten Menschen kann es sogar schon bei etwas kleineren Brandverletzungen dazu kommen. Als Anhaltspunkt: Die Hautfläche eines Arms sind etwa neun Prozent der Gesamtfläche. Bei ausgedehnten Verbrennungen muss daher sofort der Notarzt gerufen werden. Verkohlte oder bei Verbrühungen mit heißer Flüssigkeit getränkte Kleidung muss entfernt werden. Wenn Stoff mit der verbrannten Stelle verklebt ist, darf man ihn allerdings nicht ablösen. Verletzungen der ersten beiden Grade können Sie als Sofortmaßnahme für mindestens 15 Minuten mit reichlich kaltem Wasser – aber nicht mit Eis oder Eiswasser – kühlen. Das lindert nicht nur den Schmerz, sondern verhindert auch weitere Schädigungen des Gewebes. Verbrennungen dritten Grades dürfen nur mit speziell beschichteten Brandfolien oder einem sterilen Tuch locker abgedeckt werden. Bei Schockgefahr lagert man den Verletzten flach mit erhöhten Füßen und spricht beruhigend mit ihm.

Wie ernst die Verbrennungen sind, ist oft erst nach einigen Tagen zu sehen. Häufig sind Nachbehandlungen mit Hauttransplantationen nötig, um das zerstörte Gewebe zu ersetzen.

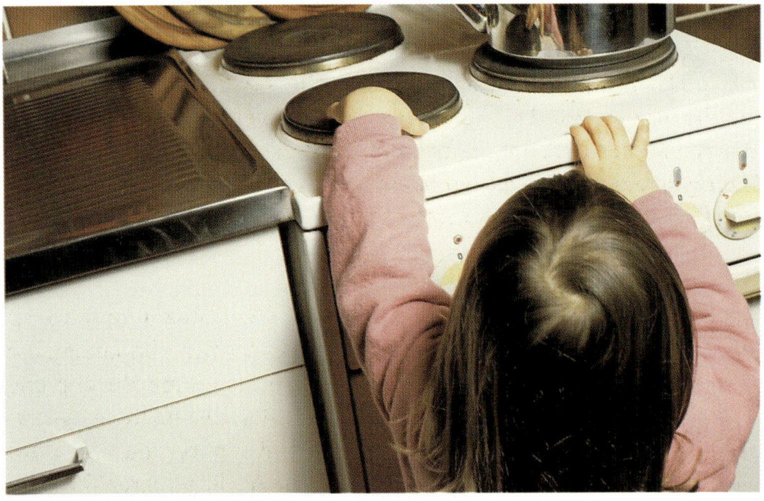

*Nicht nur heiße Herdplatten sind für Kinder gefährlich; auch Töpfe mit kochendem Inhalt sollte man so stellen, dass Kinderhände die Griffe nicht erreichen können.*

# Warzen

W

**Die Symptome**

- Einzelne oder mehrere stecknadelkopf- bis linsengroße Hauterhebungen
- Glatte oder zerklüftete Oberfläche, hell- oder auch dunkelpigmentiert

## Gemeine Warzen – Verrucae vulgares

**Was gegen die eine Warze hilft, muss noch lange nicht gegen alle helfen. Es kann durchaus vorkommen, dass Sie drei verschiedene Warzen mit drei verschiedenen Methoden behandeln müssen.**

Diese Warzen sind am meisten verbreitet und werden durch Viren – so genannte Papillomaviren, von denen es viele verschiedene Typen gibt – hervorgerufen. Es handelt sich dabei um gutartige Hautveränderungen mit ganz typischem Erscheinungsbild. Drei bis fünf Millimeter große Wucherungen mit meist unregelmäßiger, zerklüfteter Oberfläche treten einzeln, aber auch in Gruppen auf. Charakteristisch ist eine Anordnung von mehreren kleinen Tochterwarzen um eine größere Mutterwarze herum.

### Infektion mit Warzen

Die Übertragung der Warzenviren erfolgt durch direkten Kontakt, z. B. im Schwimmbad oder in der Turnhalle. Am häufigsten entstehen die Warzen an Händen, Fußsohlen oder Knien. Sie tun selten weh; Warzen an der Fußsohle können aber beim Gehen ein Druckgefühl erzeugen und auch zu bluten beginnen, wenn sie durch mechanische Reizung an der Oberfläche aufgerissen werden.

### Behandlungsmöglichkeiten

Oft heilen die lästigen Hauterscheinungen von selbst wieder ab. Es lohnt sich also abzuwarten. Sind aber viele Warzen vorhanden, die kosmetisch sehr stören, dann kann der Arzt auch eine Behandlung vornehmen. Es gibt einen speziellen Lack, der verschiedene, gegen die Warzen wirksame Inhaltsstoffe enthält. Wenn man den Lack auf die betroffenen Stellen aufträgt, entsteht eine Art luftdichter Verband,

**Warzen können leicht mit Hautkrebsgeschwüren verwechselt werden und sollten deshalb, wenn sie sich nach dem 30. Lebensjahr entwickeln, zur Sicherheit von einem Hautarzt untersucht werden.**

unter dem die Medikamente wirken und so die Warzen zerstören können. Besonders hartnäckige Wucherungen können vom Hautarzt aber auch mit flüssigem Stickstoff abgetragen, chirurgisch oder mit der Elektrokaustikmethode entfernt werden.

# Feigwarzen – Condylomata acuminata

Feigwarzen werden ebenfalls von verschiedenen Subtypen des Papillomavirus ausgelöst. Sie befinden sich ausschließlich in der Genitalregion und werden z.B. über Toilettenpapier oder Handtücher übertragen. Feigwarzen gehören zu den häufigsten sexuell übertragbaren Krankheiten der heutigen Zeit. Besonders junge Menschen im Alter von 18 bis 35 Jahren sind davon betroffen.
Nach einer Inkubationszeit von ungefähr vier Wochen bilden sich an Haut und Schleimhäuten der Genitalregion, z.B. an Peniseichel oder Schamlippen, kleine Knötchen. Diese können einzeln auftreten oder ganze Warzengruppen bilden. Oft entwickelt sich im späteren Verlauf eine blumenkohlartig zerklüftete Oberfläche.
Im Allgemeinen sind Feigwarzen harmlos. Bestimmte Subtypen des Papillomavirus, welche beim Menschen Genitalwarzen auslösen – vor allem HPV 16 und 18 – stehen aber unter dringendem Verdacht, Gebärmutterhalskrebs zu verursachen. Deshalb ist es wichtig, dass Feigwarzen frühzeitig erkannt und behandelt werden. Dazu werden in jüngerer Zeit spezielle Nachweismethoden angewandt. Mit den so genannten LCR- oder PCR-Verfahren (Ligase- und Polymerasekettenreaktion) können die Erreger exakt identifiziert werden.

## Behandlungsmöglichkeiten

Die Therapie richtet sich nach dem Stadium des Feigwarzenbefalls. Bei geringerer Ausprägung reichen meist spezielle Wirkstofflösungen aus, die aufgepinselt oder aufgetupft werden. Man kann den Condylomen, wie Feigwarzen in der Fachsprache heißen, aber auch mit anderen Methoden wie der Kryotechnik (Kältetherapie) oder der elektrischen Schlinge den Garaus machen. Ebenfalls zur HPV-Therapie eingesetzt wird die Laserbehandlung in Kombination mit einer Immuntherapie, z.B. mit dem Medikament Interferon.

## Seborrhoische Warzen

Bei dieser Warzenform handelt es sich um eine harmlose Verdickung der Hornhautschicht, die vor allem mit zunehmendem Alter anzutreffen ist (→ Altersflecken). Sie treten an Gesicht und Körper auf und können Juckreiz verursachen. Wenn die Warze kosmetisch beeinträchtigend ist, kann sie mit speziellen Verfahren – Elektrokaustik, Laser oder chirurgischen Instrumenten – entfernt werden.

**Auf einer gut durchbluteten Haut entwickeln sich Warzen weitaus seltener. Viel frische Luft und kaltes Wasser auch im Winter sorgen für eine gute Hautdurchblutung.**

# Weißfleckenkrankheit (Vitiligo)

Die Weißfleckenkrankheit ist ein relativ seltenes Hautleiden. Für die Betroffenen kann es jedoch sehr belastend sein, weil sie sich vor allem bei ausgeprägteren Formen in ihrem Äußeren beeinträchtigt fühlen. Besonders bei dunkler pigmentierten Hauttypen wirken die weißen Flecken wie ein krankhafter Ausschlag. Abgesehen von dem fehlenden Sonnenschutz an den betroffenen Stellen bleibt die Haut aber unbeeinträchtigt; die Erscheinung ist keinesfalls ansteckend.

**Die Symptome**

- Helle Flecken unterschiedlicher Größe auf der Haut

### Krankheitsverlauf

Bei der Vitiligo bilden sich auf der Haut helle, fast weiß erscheinende Stellen. Diese können vereinzelt auftreten und die Größe eines Pfennigs haben, sich aber auch zu größeren Flächen ausdehnen und ineinander fließen. Die Ursache für die weißen Flecken ist ein plötzlicher Verlust an Pigment. Der Hautfarbstoff Melanin, der für den bräunlichen Teint sorgt, wird von speziellen Zellen, den Melanozyten, gebildet. Aus Gründen, die bisher noch nicht genau erforscht sind, verschwinden bei der Vitiligo an manchen Stellen diese Melanozyten, und es entsteht ein Pigmentmangel.

## Ursachen der Vitiligoentstehung

Die Vitiligo hängt vermutlich mit Störungen des Immunsystems zusammen. Wissenschaftler glauben, dass es sich um eine Autoimmunkrankheit handelt, bei der die Körperabwehr versehentlich eigenes Gewebe angreift, in diesem Fall die melaninproduzierenden Zellen der Haut. Es gibt Menschen mit einer erhöhten Neigung zur Weißfleckenkrankheit, so z.B. Personen, die gehäuft unter Schilddrüsenfunktionsstörungen leiden. Auch psychische Faktoren wie starker Stress oder Sorgen scheinen die Vitiligo zu begünstigen.

## Behandlungsmöglichkeiten

**Braune und weiße Flecken, die im Kindesalter auftreten, sollte man von einem Haut- oder Kinderarzt beurteilen lassen, da hier ernste Erkrankungen vorliegen können.**

Leider gibt es keine ursächliche Therapie. Man kann versuchen, mit speziellen Photo- oder Photochemotherapien (PUVA-Methode), die auch bei Psoriasis eingesetzt werden, das Hautpigment teilweise wieder aufzubauen. Doch sind die Verfahren zeitaufwändig, nicht ganz nebenwirkungsfrei und gehören in die Hand eines erfahrenen Hautarztes. Deshalb sollten sie nur schweren Fällen vorbehalten sein, wenn der Patient stark unter seiner Hautkrankheit leidet.

## Kosmetische Behandlung

Es gibt die Möglichkeit, die weißen Stellen kosmetisch zu behandeln, indem man Make-up aufträgt, das dem persönlichen Hautton entspricht. Hierfür gibt es Spezialprodukte, die besonders gut haften und wasserfest sind. Wichtig ist es, die weißen Flecken gut vor Sonneneinstrahlung zu schützen, da in den pigmentfreien Arealen der natürliche Hautschutz aufgehoben und hier das Risiko für einen Sonnenbrand extrem hoch ist.

## Vitiligo oder Pityriasis?

Vitiligo darf nicht mit der so genannten Pityriasis versicolor verwechselt werden. Das ist eine → Pilzerkrankung der Haut, bei der ebenfalls weiße Flecken auf der Haut auftreten. Allerdings zeigen sich diese nur, wenn die Haut sonnengebräunt ist. Man nimmt an, dass die Ausscheidungsprodukte der Pilze die melaninbildenden Zellen hemmen. Da die Pilze nur in der obersten Hautschicht sitzen, können sie gut mit äußerlichen Mitteln bekämpft werden. Die Flecken können allerdings noch lange bestehen bleiben.

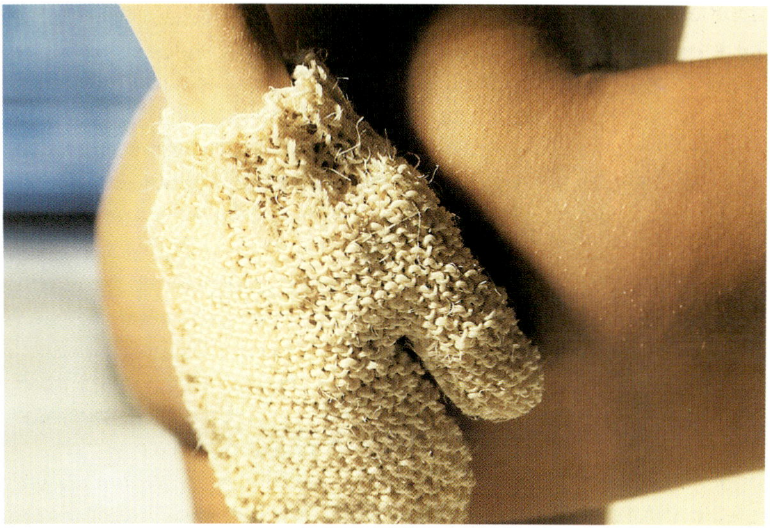

***Gegen Zellulite gibt es kein Patentrezept, doch durchblutungsfördernde Massagen regen den Stoffwechsel an und können beim Abbau von Fettpölsterchen helfen.***

# Zellulite

**Z**

Zellulite, auch Orangenhaut genannt, ist ein klassisches Frauenproblem. Männer haben damit so gut wie nie Sorgen. Bei der Zellulite verändert sich das äußere Erscheinungsbild der Haut. Sie wirkt nicht mehr glatt und ebenmäßig, sondern es bilden sich kleine Dellen und Hügel, die sehr unschön sein können.

**Zellulite ist eine Fettverteilungsstörung, die durch bestimmte Bindegewebsstrukturen gefördert wird. Da Frauen ein weicheres Bindegewebe haben, sind in den meisten Fällen sie von diesem kosmetischen Problem betroffen.**

**Die Symptome**

- Unregelmäßiges Hautrelief mit kleinen Einbuchtungen, bevorzugt an Oberschenkeln, Po, Bauch

## Medizinisch harmlos – kosmetisch unschön

Die Orangenhaut ist keine Krankheit, wohl aber für viele Frauen ein großes kosmetisches Problem. Sie bildet sich im Rahmen des natürlichen Alterungsprozesses und resultiert aus dem Verlust an Hautelastizität. Daneben spielen aber auch erbliche Faktoren sowie Stoff-

**Die Wirkung von Bürstenmassagen zur Bekämpfung der Orangenhaut ist umstritten. Vorbeugend scheinen sie jedoch geeignet zu sein, da sie die Durchblutung und damit den Abtransport von Schlacken fördern.**

wechseleinflüsse eine große Rolle. Frauen mit einem schwachen Bindegewebe und der Neigung zu Krampfadern haben ein höheres Risiko, auch eine Zellulite zu entwickeln. Bewegungsmangel, Übergewicht und eine unausgewogene Ernährung mit viel Süßem und Fettem statt Rohkost und Vollkornprodukten verstärken die Orangenhaut. Auch in der Schwangerschaft lockern sich unter dem Einfluss der Hormone die Bindegewebsstrukturen der Haut und erhöhen die Gefahr von Zellulitebildung.
Je mehr Unterhautfettgewebe vorhanden ist, desto ausgeprägter wird die Orangenhaut sein. Durch das lockere Bindegewebe hindurch werden die Fettpolster als kleine Buckel nach außen sichtbar. Am häufigsten treten die Hautveränderungen im Bereich von Po, Bauch, Hüften und Oberschenkeln auf. An diesen Stellen lagert der weibliche Organismus nämlich am ehesten Fett ein.

## Große Auswahl, aber meist mäßige Wirkung

Die Kosmetikindustrie überschwemmt den Markt mit Gels, Cremes und Lotionen, die gegen Zellulite wirksam sein sollen. Auch durch Fettabsaugen, Akupunktur, Wärmebehandlung, Elektrostimulation und viele andere Techniken wird versucht, der Orangenhaut Einhalt zu gebieten. Der Erfolg der meisten Präparate und Verfahren ist jedoch mäßig und meist nur von kurzer Dauer.

## Behandlungsmöglichkeiten

**Kräuter wie Salbei, Wacholder oder Zypresse haben einen gewissen durchblutungsfördernden Effekt. Sie wirken besonders als Vollbadzusatz, aber wohl auch eher vorbeugend.**

Die einzigen Chancen gegen Zellulite liegen in einer gesunden Ernährung und in viel Bewegung. Eine ballaststoff- und vitaminreiche Kost mit viel frischem Obst und Gemüse sowie Vollkornprodukten gibt Ihrer Haut die Vitalstoffe, die sie benötigt, und hält Sie schlank. Achten Sie auf salzarme Kost (Salz bindet Wasser, und das wird besonders ins Gewebe eingelagert), trinken Sie reichlich (am besten ungesüßte Kräutertees und Mineralwässer), und legen Sie öfter mal einen Entschlackungstag ein, z. B. einen Reis- oder Obsttag. Bewegen Sie sich, so viel es nur geht, am besten an der frischen Luft. Schwimmen, Radfahren, Gymnastik sind ideale Sportarten, um das Bindegewebe zu straffen, die Hautelastizität zu verbessern und Fettpölsterchen abzubauen. Pflege- und Massageprodukte haben bei regelmäßiger Anwendung einen unterstützenden Effekt.

## Literaturhinweise

*Gorys-Könemann, Corinna:* Gesunde Haut, schöne Haare. Deutscher Taschenbuch Verlag. München 1996

*Gschnait, Fritz/Exel, Wolfgang:* Das große Buch über die gesunde Haut. Orac Verlag. Wien 1997

*Pflugbeil, Karl J./Niestroj, Irmgard:* Schutzorgan Haut. BLV Verlagsgesellschaft. München 1994

*Treben, Maria:* Probleme mit der Haut. Ennsthaler Verlag. 2. Auflage, Steyr 1995

*Voelk, Marianne:* Gesunde Haut durch die Kräfte der Natur. Südwest Verlag. München 1996

## Bildnachweis

Bavaria, Gauting: 12, 123 (TCL), 23 (Schäfer-Stiel), 43 (B.P.), 64 (Hans Schmied), 106 (Hans Reinhard), 148 (Campiglio), 202 (Azul), 206 (Matheisl); Bilderberg, Hamburg: 110 (Andrej Reiser); Das Fotoarchiv, Essen: 116 (Jörn Sackermann); Image Bank, München: 2 (Britt Erlanson), 73 (Alan Becker), 133 (Regine M.), 161 (John P. Kelly), 181 (Jean Mahaux); Südwest Verlag, München: 211 (Anne Menke), 32 (Michael Nagy); Tony Stone, München: Titelbild/Einkl. (Claude Guillaumin), 11 (David Muscroft), 20, 174 (James Darell), 44 (Doug Armand), 50 (Andre Perlstein), 56, 138 (Peter Correz), 77 (Jay S. Simon), 82 (John Turner), 86, 129 (Ralf Schultheiß), 118 (Laurence Monneret), 142 (Jerome Tisne), 153 (Derek Kartun), 193 (Ralf Gerard); Wildlife, Hamburg: 102 (D. Harms)

## Hinweis

Das vorliegende Buch ist sorgfältig erarbeitet worden. Dennoch erfolgen alle Angaben ohne Gewähr. Weder Autorinnen noch Verlag können für eventuelle Nachteile oder Schäden, die aus den im Buch gegebenen praktischen Hinweisen resultieren, eine Haftung übernehmen.

## Impressum



**Redaktion:** Dr. Judith Schuler, Marion Onodi
**Projektleitung:** Nicola von Otto
**Redaktionsleitung und medizinische Fachberatung:** Dr. med. Christiane Lentz
**Bildredaktion:** Sabine Kestler
**Produktion:** Manfred Metzger
**Umschlag und Layout:**
Heinz Kraxenberger, München
**DTP-Produktion:**
AVAK Publikationsdesign, München

Printed in Italy

Gedruckt auf chlor- und säurearmem Papier

ISBN 3-517-07768-2

# Sachregister

# Anwendungsregister